科学出版社"十四五"普通高等教育研究生规划教材

医学遗传学基础与进展

主　编　黄　雷　马　端

主　审　王铸钢

副主编　彭鲁英　赵　倩　曹　轩　王秀敏

编　者（以章节先后为序）

黄　雷（上海交通大学医学院）　　　　　马　端（复旦大学上海医学院）

韩泽广（上海交通大学系统生物医学研究院）　倪萦音（上海交通大学医学院）

顾鸣敏（上海交通大学医学院）　　　　　马　竞（复旦大学附属耳鼻喉
　　　　　　　　　　　　　　　　　　　　　　　科医院）

彭鲁英（同济大学医学院）

杨　文（上海交通大学医学院）　　　　　赵　倩（上海交通大学医学院）

唐玉杰（上海交通大学医学院）　　　　　石铁流（华东师范大学）

王秀敏（上海交通大学医学院）　　　　　曾凡一（上海交通大学医学院）

曹　轩（华中科技大学同济医学院）

秘　书　倪萦音（上海交通大学医学院）

科 学 出 版 社

北　京

内 容 简 介

《医学遗传学基础与进展》以经典医学遗传学理论架构为基础，有机整合人类基因组学、染色体病、单基因病、多基因病、线粒体遗传病、肿瘤遗传、表观遗传（包括 DNA 甲基化、组蛋白修饰及非编码 RNA），以及临床遗传学等领域，介绍基本理论、研究进展、技术方法、信息资源和人文伦理等内容。本教材瞄准医学遗传学学科前沿，注重实践应用，聚焦遗传病发病机制和研究方法，力求帮助医学院临床与基础研究生领悟遗传病的遗传规律和发病机制，把握前沿科学问题和发展方向，了解科学研究的思路、技术与方法，培养创新性思维能力和科研实践能力。

本教材适用于生命科学、基础医学及临床相关专业研究生，也可作为上述专业本科生知识拓展的参考书。

图书在版编目（CIP）数据

医学遗传学基础与进展 / 黄雷，马端主编. -- 北京：科学出版社，2025.4. -- （科学出版社"十四五"普通高等教育研究生规划教材）. -- ISBN 978-7-03-081701-3

Ⅰ. R394

中国国家版本馆 CIP 数据核字第 2025YW9516 号

责任编辑：胡治国/责任校对：宁辉彩
责任印制：张　伟/封面设计：陈　敬

科学出版社 出版
北京东黄城根北街 16 号
邮政编码：100717
http://www.sciencep.com
北京富资园科技发展有限公司印刷
科学出版社发行　各地新华书店经销
*

2025 年 4 月第 一 版　开本：787×1092　1/16
2025 年 4 月第一次印刷　印张：14
字数：413 000

定价：98.00 元
（如有印装质量问题，我社负责调换）

前　言

医学遗传学是我国高等医学院校研究生的核心课程，也是连接基础医学和临床医学的桥梁课程。教材是人才培养的重要支撑、引领创新发展的重要基础。为适应国家"深入实施科教兴国战略、人才强国战略、创新驱动发展战略"，更好地服务于高水平科技自立自强、拔尖创新人才培养，我们以科学出版社启动"十四五"普通高等教育研究生规划教材建设为契机，在十余位编委的共同努力下，最终完成《医学遗传学基础与进展》教材的编写。

本教材吸收国内外教材之所长，有机整合人类基因组学、染色体病、单基因病、多基因病、线粒体遗传病、肿瘤遗传、表观遗传（包括 DNA 甲基化、组蛋白修饰和非编码 RNA），以及临床遗传学等方面的基本理论、最新研究进展和热点、技术方法、信息资源和人文伦理等内容。针对研究生创新思维和研究能力的培养目标，在介绍基本理论的基础上，我们还介绍了各部分前沿进展和研究方向；同时，在第二章至第十二章中分别介绍了各个部分的主要研究方法，并将常用研究方法归纳为第十三章。教材力图结合医学遗传学经典与前沿、理论与实践、基础与临床、专业与人文，满足权威性、高阶性、前沿性、创新性、拓展性和时代性的要求。

本教材编委来自上海交通大学医学院、上海交通大学系统生物医学研究院、复旦大学、同济大学医学院、华东师范大学及华中科技大学同济医学院。教材内容是他们在科研和教学一线实践经验的总结，凝聚了全体编委及其团队的智慧和心血，体现了他们对教育事业的崇高使命感和责任心。作为主编，谨向参编本教材的所有专家同仁表示崇高的敬意和由衷的感谢！同时，感谢科学出版社在教材建设中给予的全面指导和支持。

为了保证教材的质量，我们进行了多方位的审稿，包括编写大纲讨论、编委互审、主编及副主编审稿、学生审读、主审修订及统稿等。但由于是初版，受编写能力和专业学识的局限，本教材难免存在不足之处。我们诚恳希望使用本教材的师生提出批评意见，以便再版时予以改进和提高。

黄　雷　马　端

2024 年 7 月 22 日

目　　录

第一章 绪 论

医学遗传学（medical genetics）是研究人类遗传病的遗传与变异的学科，主要探讨人类遗传病发生和发展的规律，旨在为该类疾病的诊断、治疗和预防提供理论依据。医学遗传学属于人类遗传学的分支学科，也是遗传学与临床医学相互渗透的一门学科。其研究内容包括人类疾病在家族中的遗传规律、疾病基因在染色体特殊区带的定位和致病的分子机制，以及遗传病的诊断和防治措施。其中，为遗传病患者提供临床服务的部分称为临床遗传学（clinical genetics）即遗传医学（genetics medicine），包括患者及其亲属的遗传病的诊断、治疗、筛查、预防、咨询及随访等内容。

一、医学遗传学的重要性

随着细胞和分子生物学的发展，医学遗传学从一个仅关注罕见遗传病的临床亚专科发展为独立的医学专业，其理念和方法已逐渐成为疾病诊断和治疗的重要组成部分。医务工作者都必须了解医学遗传学：①由于人体的所有组织器官均受到基因的影响，因此遗传病（inherited disease，genetic disease）与所有医学临床专科均有关系，包括儿童疾病及常见的成人疾病，如心脏病、糖尿病、癌症和精神疾病等；②遗传病在临床疾病中占比较高，而且这个比例将会随着我们对疾病基因的认识而继续增长；③现代医学越来越重视疾病的预防，医学遗传学是认识人体基本生物结构的基础学科，对疾病遗传机制的解析自然导致对疾病进展的认识，从而在为疾病带来有效治疗方法的同时，也为预防疾病的发生提供思路，而疾病的预防和治疗正是医学的最高目标。

据统计，全球罕见病已超过 7000 种，罕见病患者已达到 2.63 亿~4.46 亿人。我国罕见病患者超过 2000 万人，其中约 80% 是遗传病（详见第十章和第十一章）。由于某些原因，遗传病的比例还在不断增加。如围生期死亡率中，遗传原因所导致的死亡人数可能保持不变，但由于其他原因，如生活水平的提高、感染导致的死亡人数下降等，也会导致遗传病在总体疾病中的相对比例有所增加。20 世纪前，儿童死亡原因绝大多数是非遗传的致病因素，如营养不良、卫生条件差和病原体感染等。随着全球许多地区公共卫生状况的极大改善，儿童死亡病因中遗传病的占比越来越高。如英国医院的统计数据表明，儿童因遗传原因死亡的百分比从 1914 年的 16.5% 增加到 1976 年的 50%。此外，因遗传病在儿科住院的人数也占了一部分。调查显示，30%~70% 的住院患者与遗传病有关（如单基因病、染色体病或先天畸形）。据估计，仅单基因病患者就约占儿科住院患者的 10%，约占死亡婴儿的 20%。

对于成人疾病来说，如阿尔茨海默病（Alzheimer disease）、黄斑变性、心肌病和糖尿病等成人慢性病，遗传的贡献度也在不断增加，这是由于人均寿命的延长为不利的基因与环境相互作用提供了更多的机会。

有数据表明，我国遗传病也是婴幼儿期或围生期患儿死亡的主要原因，占总病死率的 40%，活产新生儿中患有不同种类遗传病者占 4%~5%，其中单基因病占 1%，多基因病占 2%~3%，染色体病占 0.5%，其他疾病占 0.5%~1.0%。

一般很难准确回答人群中遗传病患者的比例，因为其影响因素众多，如种族差异导致一些疾病在某些种族群体中的发生频率较高。囊性纤维化（cystic fibrosis，MIM 219700）在欧洲患者中尤为常见，而镰状细胞贫血（sickle cell anemia，MIM 603903）在非洲人后裔中比较常见。又如有些疾病常见于老年人，如结肠癌、乳腺癌和阿尔茨海默病，虽然其中小部分（5%~10%）为显性遗传，但通常直到晚年才发病。因此，这些遗传病的流行病学数据在老年人群中会更高。另外，诊断和记录的变化也可能导致流行病学数据不同。因此，流行病学数据的范围通常比较宽泛（表 1-1）。如果全面考虑基因变异的因素，人群中的遗传病占比至少有 3%~7%；如果包括成人的常见疾病，如心脏病、糖尿病和癌症，遗传病在临床疾病中的占比将会更多。

表 1-1 人群中遗传病的近似发病率

遗传病类型	患病率（‰）
常染色体显性遗传病	3～9.5
常染色体隐性遗传病	2～2.5
X 连锁遗传病	0.5～2
染色体病	6～9
先天畸形	20～50
总计	31.5～73

二、医学遗传学的发展简史

（一）遗传学的早期发展

生物性状遗传的奥秘是人类数千年来一直探寻的问题。最早希伯来人和希腊人以及后来中世纪的学者，描述了许多疾病的遗传现象，并对此提出了理论解释。例如，大约 1500 年前，人们就认识到血友病在家系中遗传的规律，犹太法典（*Talmud*）提出对某些"易出血者"家族中的男性家属免除割礼的规定。18 世纪，皮埃尔·德·莫佩尔蒂（Pierre de Maupertuis）和约瑟夫·亚当斯（Joseph Adams）提出多指（趾）与皮肤和毛发缺乏色素（白化病）两种性状在家系中的遗传方式各不相同。

1865 年，孟德尔遗传定律的提出标志着现代遗传学的开始，因此格雷戈尔·约翰·孟德尔（Gregor Johann Mendel）也被称为遗传学之父。孟德尔通过一系列精心设计的豌豆实验，总结了 3 个遗传学的基本定律，即一致性定律（law of uniformity）、分离定律（law of segregation）和自由组合定律（law of independent assortment）。一致性定律是指当两个不同的等位基因纯合子杂交时，所有 F1 代都是杂合子。换而言之，两个等位基因不会融合，而是在后代中重现。分离定律是指每一个性状都由一对等位基因控制，正常情况下传递给一个子代的只有一个等位基因。自由组合定律是指非等位基因在传递给后代时彼此互不相关，可以自由组合。事实上，这一理论并非完全正确，后来的研究发现在同一染色体上靠得很近的基因传给后代时往往是"连锁的"。孟德尔提出的分离定律和自由组合定律与之后托马斯·亨特·摩尔根（Thomas Hunt Morgan）提出的连锁与交换定律一起被称为遗传学三大定律，为遗传学的发展奠定了基础。但如此重要的遗传学发现在之后的 35 年却无人问津，成为生物科学领域的最大遗憾。大约在与孟德尔同一时期，查尔斯·达尔文（Charles Darwin）提出了进化论；达尔文的堂兄弗朗西斯·高尔顿（Francis Galton）对双胞胎的性状进行了广泛的研究，以了解遗传对身高、肤色和智力等人类性状的影响。他认为双胞胎之间的差异在很大程度上是环境因素影响的结果。

1900 年，3 位欧洲植物学家——荷兰的德·弗里斯（De Vries）、德国的科伦斯（Correns）和奥地利的冯·切尔马克（Von Tschermak）分别独立重新发现了孟德尔遗传定律；同年，兰德施泰纳（Landsteiner）发现 ABO 血型系统。1902 年，威廉·贝特森（William Bateson）和阿奇博尔德·爱德华·加罗德（Archibald Edward Garrod）描述了第一个单基因性状——"先天性代谢缺陷"尿黑酸尿症。患者的主要症状是无法代谢尿黑酸，使尿液在空气中氧化变为黑色；成年后可能会发生关节炎。1908 年，Garrod 发现这是一种涉及生物化学过程的遗传病，由此创造了"先天性代谢缺陷"（inborn error of metabolism）这一术语，从而开辟了生化遗传学领域。除了尿黑酸尿症之外，Garrod 认为白化病和胱氨酸尿症也可能是隐性遗传病。1909 年，丹麦植物学家约翰森（Johannsen）创造了"基因"（gene）一词来表示遗传的基本单位。该词最早源于达尔文 1868

年创造的"生命起源"（pangenesis）一词。医学遗传学大纪事见表 1-2。

表 1-2 医学遗传学大纪事

时间（年）	重大事件	主要学者
1900	重新发现孟德尔遗传定律	德·弗里斯、科伦斯、切尔马克
1905	首次报道短指（趾）畸形的大家系	法拉比
1908	"先天性代谢缺陷"概念的提出	加罗德
1908	遗传平衡定律的建立	哈迪、温伯格
1909	基因概念的提出	约翰森
1919	遗传距离及厘摩概念的提出	霍尔丹
1927	证明 X 射线可诱发基因突变	穆勒
1944	证明遗传信息是 DNA 而不是蛋白质	埃弗里
1953	揭示 DNA 双螺旋结构	弗朗西斯·克里克、詹姆斯·沃森
1955	LOD 积分方法的建立	莫顿
1956	确定人类体细胞染色体数为 46 条	蒋有兴、莱文
1959	发现 21-三体可引起先天愚型	勒热纳
1962	首次证明存在 DNA 限制性内切酶	阿尔伯
1966	阐明 DNA 遗传密码	尼伦伯格、奥乔亚、霍拉纳
1967	发现 DNA 连接酶	盖勒特
1970	首例试管内合成基因	霍拉纳
1970	人类常染色体 Q 带技术建立	卡斯佩松
1973	DNA 克隆技术建立	博耶、科恩、伯格
1975	凝胶转移杂交检测特异性 DNA 序列	萨瑟恩
1975	单克隆抗体技术建立	科勒、米尔斯坦
1975～1977	快速 DNA 测序技术建立	桑格、巴雷尔、马克西姆等
1977	首例人类基因克隆	夏因
1976～1978	首例 RFLP 和首例 DNA 诊断	简悦威
1981	人类线粒体 DNA 完成测序	安德森
1984	首例 DNA 指纹图	杰弗里斯
1985	发明聚合酶链反应（PCR）	穆利斯、斋木、埃尔利赫
1986	提出通过人类基因组测序解释肿瘤发病机制	杜尔贝科
1990	首例腺苷脱氨酶缺乏症作基因治疗	安德森
1991	人类基因组研究规划启动	沃斯顿、科林斯
1994	人类基因组连锁图完成	默里、韦森巴赫等
1998	人类基因组物理图完成	德劳卡斯、舒勒等
2001	根据人类基因组 94% 序列草图作出初步分析	国际人类基因组测序联合体（六国组成）、Celara 公司
2004	人类基因组完成序列，该序列覆盖了约 99% 的常染色质区域	美、英、日、法、德、中六国国际人类基因组测序联合体
2022～2023	人类完整基因组测序完成	中、美、英等国

注：LOD 为优势对数记分法（log odds score method）；RFLP 为限制性片段长度多态性（restriction fragment length polymorphism）

（二）细胞遗传学的发展

19 世纪下半叶，细胞学染色技术的发展帮助人们观察到了染色体。人们发现每个细胞中都有一个细胞核，核内存在一些线状结构，因为它们能与某些特定染料结合而被着色，因此被称为染色体（chromosome）。19 世纪 80 年代末，又观察到人类细胞的有丝分裂现象。1902 年，美国生物学家沃尔特·萨顿（Walter Sutton）和德国生物学家博韦里（Boveri）分别提出染色体可能是遗传物质的载体。之后，摩尔根在萨顿染色体理论的基础上，建立了基因理论；比利时生物学家弗朗斯·阿尔方斯·让森斯（Frans Alfons Janssens）观察到减数分裂时同源染色体间形成交叉的现象。20 世纪 20 年代末和 30 年代，西里尔·达林顿（Cyril Darlington）通过对郁金香的研究阐明了染色体机制。同时，genom（德语中"gene"的意思）和 chromosome 中"ome"的融合，出现了基因组（genome）的概念。

1921 年，博韦里的学生美国生物学家西奥菲勒斯·佩因特（Theophilus Painter）报道人类染色体为 48 条。由于当时染色体标本制备质量较差，直到 20 世纪 50 年代初，细胞生物学家仍然认为正常人类染色体的数目是 48 条。1955 年，蒋有兴（Joe-HinTjio）和阿尔贝特·莱文（Albert Levan）才发现正确的染色体数目是 46 条，这一项细胞遗传学上的重要发现于次年发表。20 世纪 60 年代后期发现染色体显带技术，即利用荧光染料可使染色体显示明暗相间的结构。

染色体计数和识别技术的改进催生了一系列细胞遗传学的发现。1959 年，勒热纳（Lejeune）发现唐氏综合征存在一条额外的 21 号染色体（21-三体）。同年，雅各布斯（Jacobs）和斯特朗（Strong）还发现了克兰费尔特综合征（Klinefelter syndrome，又称 XXY 综合征、先天性睾丸发育不全）的核型为 47，XXY；福特（Ford）发现特纳综合征的核型为 45，X。1960 年，美国费城研究组在慢性粒细胞白血病（chronic myelocytic leukemia，CML）患者的细胞中发现了特定的畸变染色体，称为费城染色体或 Ph[1] 染色体。1970 年，染色体显带技术的发展进一步促进了染色体异常的识别。该技术可识别致病的染色体异常，包括染色体上微小片段的缺失或重复。后来发现，几种罕见病和生理特征异常均是由于微小染色体缺失所致，这些疾病被称为染色体微缺失综合征（chromosome microdeletion syndrome）。有些异常即使用最高分辨率的光学显微镜也难以检测到，但可以使用荧光原位杂交（fluorescence in situ hybridization，FISH）技术进行诊断，该技术将传统细胞遗传学的染色体分析与分子遗传学的 DNA 诊断技术巧妙地结合起来。目前，比较基因组杂交（comparative genomic hybridization，CGH）技术使临床研究发生了革命性的变化，它可检测十分微小的基因组不平衡，该技术未来可能成为临床检测染色体异常的首选方法。

接下来的几十年科学家们进行了大量实验和理论工作，包括利用黑腹果蝇（果蝇）和粗糙脉孢菌（面包霉）在内的几种模式生物研究行为和基因的相互作用。例如，穆勒（Muller）阐明了果蝇电离辐射后导致的基因突变可稳定遗传的现象。在此期间，以罗纳德·费舍尔（Ronald Fisher）、霍尔丹（Haldane）和休厄尔·赖特（Sewall Wright）3 位科学家为核心的研究人员提出了许多群体遗传学的理论基础。群体遗传学部分将在本书第六章进行讨论。

（三）分子遗传学的发展

1. DNA 结构及遗传功能的发现　在蛋白质分子结构的复杂性被解析之前，人们一直认为遗传特征是由蛋白质控制的，1928 年，弗雷德·格里菲斯（Fred Griffith）研究了两种链球菌菌株，他意识到一种菌株的性状可以通过转化而进入另一菌株。1944 年，在纽约洛克菲勒学院的奥斯瓦尔德·艾弗里（Oswald Avery）、麦克林·麦卡蒂（Maclyn McCarty）和科林·麦克劳德（Colin MacLeod）3 位科学家在对肺炎链球菌（*Streptococcus pneumoniae*）的研究中发现 DNA 为其遗传物质。

20 世纪 50 年代，最重要的成就是詹姆斯·沃森（James Watson）和弗朗西斯·克里克（Francis Crick）在 1953 年解析了 DNA 的物理结构，奠定了分子遗传学的基础。当时在剑桥大学学习的詹姆斯·沃森和弗朗西斯·克里克发现了 DNA 的双螺旋结构，很好地解释了生物繁殖的遗传本质。而在伦敦大学国王学院（King's College London）工作的研究生技术员雷蒙德·戈斯林（Raymond Gosling）获得的 DNA 晶体 X 射线衍射图像，对双螺旋结构的提出发挥了关键作用。雷蒙德·戈斯林的导师正是莫里斯·威尔金斯（Maurice Wilkins）和罗莎琳·富兰克林（Rosalind Franklin）。

但是，DNA 结构模型的提出仅仅只是分子遗传学的开始，因为还不知道 DNA 中的基因是如何指导蛋白质的精确组装和组织构建的。20 世纪 60 年代，遗传密码通过一系列生化实验被解开，人们认识到 DNA 中的碱基序列与蛋白质中的氨基酸序列的关联性，从而可以通过蛋白质中氨基酸的变化预测 DNA 序列的改变。随后，弗朗西斯·克里克、保罗·詹美尼克（Paul Zamecnik）和马伦·霍格兰（Mahlon Hoagland）等科学家的实验进一步证明了转运 RNA（transfer RNA，tRNA）根据遗传信息指导细胞内核糖体上蛋白质合成的现象。然而，有趣的是，第一个遗传性镰状细胞贫血分子机制的发现，是 1957 年通过对纯化的蛋白质进行测序而确定的，该疾病是由于基因突变影响血红蛋白的氨基酸序列所致。1960 年以后，分子技术的发展催生了大量重大发现，尤其是分子遗传学领域取得了令人瞩目的进展。

2. 基因诊断技术的发展 20 世纪 70 年代初，分子遗传学进入基因工程阶段，限制性内切酶的发现及 DNA 分子杂交技术的建立为解决临床问题提供了新的手段。其中限制性片段长度多态性（restriction fragment length polymorphism，RFLP）检测方法的原理是，限制性内切酶能特异性识别 DNA 序列并进行切割，因此当 DNA 碱基发生突变时，可能导致酶切位点改变，从而导致酶切产物的大小发生变化。20 世纪 70 年代中期，简悦威（Y. W. Kan）等利用该原理，建立了 RFLP 技术，并用该方法完成了首例对胎儿羊水细胞 DNA 的 α 地中海贫血产前诊断。随后，镰状细胞贫血、苯丙酮酸尿、血友病等遗传病也实现了 DNA 水平的诊断。同期，弗雷德里·桑格（Frederick Sanger）等建立了 DNA 测序技术，使人们能直接解读 DNA 中的碱基序列。1981 年，人类线粒体 DNA 完成测序。20 世纪 80 年代中期，穆利斯（Mullis）等发明的聚合酶链反应（polymerase chain reaction，PCR）技术，可以快速、特异地扩增目的 DNA 片段，并进行体外分析。该技术很快在基因诊断中得到广泛应用。1997 年，香港中文大学卢煜明等首次证实胎儿 DNA 在母体外周血中以游离 DNA 的形式稳定存在的现象，并建立利用母体外周血进行无创产前诊断的方法。遗传病的诊断方法详见第十一章。

3. 基因治疗方法的发展 基因治疗是指将正常基因导入靶细胞替代遗传缺陷的基因，或者关闭、抑制异常表达的基因，以达到预防和治疗疾病目的的一种临床治疗技术。早在 1972 年，西奥多·弗里德曼（Theodore Friedmann）和理查德·罗布林（Richard Roblin）就明确提出了基因治疗（gene therapy）的概念。对致病基因的认识加速了基因治疗的发展。20 世纪 90 年代初期，基因治疗进入了临床试验阶段。1990 年，安德森（Anderson）首次完成基因治疗临床试验，他们对 2 名重症联合免疫缺陷病的患者进行基因治疗并取得令人鼓舞的结果。1994 年，我国薛京伦等也报道了对血友病 B 患者进行基因治疗临床试验的初步结果。1998 年，美国食品药品监督管理局（FDA）批准了第一个基因治疗药物——Vitravene（Fomivirsen），该药用于治疗免疫功能低下患者的巨细胞病毒性视网膜炎。但是，由于更高效的以逆转录病毒为载体的治疗药物的开发，Vitravene 于 2002 年退出欧洲市场，2006 年退出美国市场。由于转运载体的安全性和靶细胞的局限性，直到 2000 年基因治疗都没有取得令人满意的结果。2012 年，细菌免疫系统中成簇规律间隔短回文重复及相关蛋白 9（clustered regularly interspaced short palindromic repeat-associated protein 9，CRISPR/Cas9）的发现以及其在哺乳动物中的应用，使简便快速的基因组编辑成为可能。截至 2022 年 2 月，全球共有 37 种基因治疗药物在世界各地获得批准。相关内容详见第十二章。

4. 人类基因组测序的完成 DNA 技术的应用同样推动了肿瘤遗传学的发展，科学家发现肿瘤发生的分子基础是癌基因（oncogene）和肿瘤抑制基因（tumor suppressor gene）的突变，从而确定肿瘤是一种体细胞遗传病。体细胞突变也可能是自身免疫病和衰老过程的分子基础。为了研究肿瘤的发病机制，诺贝尔奖得主杜尔贝科（Dulbecco）提出对细胞基因组进行测序。由此，美国启动了人类基因组计划（Human Genome Project，HGP），该计划旨在对整个人类基因组进行测序，是一项大型国际合作项目，其复杂性可与"阿波罗登月计划"相媲美。HGP 原打算从 1990年开始到 2005 年结束，拨款 30 亿美元，但考虑到新知识对公共卫生政策、疾病筛查计划和个人选择等方面的潜在影响，HGP 单独划出约 5% 的预算用于研究新知识的伦理和社会影响。最后，2003 年初步完成了 30 亿个碱基对的 DNA 序列草图。2004 年 10 月提前公布了完整的 DNA 序列。项目结束前，人们认为人类基因组中可能有大约 10 万个编码基因，但令人惊讶的是，这个数字比预想的要低得多，目前估计人类细胞中具有约 2 万个编码基因。而且，许多基因还能执行多种功能，这一现象给疾病的传统分类提出了挑战。同时，HGP 和相关计划产生了大量的数据和信息，计算机技术的发展为它们的破译提供了重要帮助。数千个基因被定位到染色体的特定区带，除了基因定位以外，遗传学家还阐明了数千种遗传病的分子缺陷。这一成果极大地促进了我们对基因缺陷的致病机制的理解，为寻找更有效的治疗方法开辟了道路。本书第二章将对人类基因组进行详细介绍。

（四）我国科学家在医学遗传学领域的代表性研究成果

20 世纪 90 年代以来，我国学者在遗传病研究方面也取得了令人瞩目的成就。

1. 单基因病研究领域　夏家辉等率先克隆了一个新的耳聋致病基因——间隙连接蛋白 β3（gap junction protein beta 3，GJB3），并通过 FISH 技术将该基因定位于 1 号染色体 1p33-p35。贺林等不仅发现了常染色体显性遗传的 A-1 型短指/趾症（brachydactyly type A1，BDA1）及其致病基因印度刺猬基因（Indian Hedgehog，IHH），而且阐明了 IHH 参与指骨早期发育调控的分子机制。沈岩等发现牙本质涎磷蛋白（dentin sialophosphoprotein，DSPP）基因突变可导致遗传性牙本质发育不全 II 型（dentinogenesis imperfecta shields type II，DGI-II）；同时，孔祥银等报道 DSPP 基因突变导致 DGI-I 或伴耳聋；孔祥银等还发现热休克转录因子 4（heat-shock transcription factor 4，HSF4）基因突变可导致板层状白内障。陈义汉和黄薇等合作证明了 KCNQ1 基因突变与心房颤动相关。王铸钢、顾鸣敏等先后确定 FGF9 基因突变可导致多发性骨性连接综合征 3 型、DHTKD1 基因突变可导致腓骨肌萎缩症 2Q。张学等先后确定 HOXD13 基因突变可导致不同类型的多指和并指、U2HR 基因突变可导致 Marie Unna 遗传性少毛症。

2. 肿瘤遗传学研究领域　陈竺、陈赛娟等首次发现并证明了急性早幼粒细胞白血病（acute promyelocytic leukemia，APL）发生与 t（11;17）易位所产生的 PLZF-RARa 融合基因有关；首次阐明了 APL 经典易位 t（15;17）所致 PML-RARa 变异型转录物的形成机制；揭示了三氧化二砷与PML 直接结合并靶向降解癌蛋白 PML-RARa 的分子机制；还利用高通量测序（又称第二代测序技术）确定 DNA 甲基转移酶（DNMT3A）基因在急性髓细胞性白血病 M5 亚型（the M5 subtype of acute myeloid leukemia，AML-M5）中存在高频突变，并证明 DNMT3A 突变很可能在单核细胞系受累的急性白血病的发病机制中发挥重要作用。张学军等确定圆柱瘤病（cylindromatosis，CYLD1）基因突变可导致多发性毛发上皮瘤和圆柱瘤。

此外，我国学者还利用全基因组关联分析（genome-wide associated study，GWAS）法定位了精神分裂症、糖尿病等数十种多基因病的易感基因，为遗传病的防治奠定了基础。

医学遗传学发展至今，已经成为一门涉及基础与临床的综合性学科，其分支学科见表 1-3。

表 1-3　医学遗传学的分支学科

细胞遗传学（cytogenetics）	药物遗传学（pharmacogenetics）
生化遗传学（biochemical genetics）	肿瘤遗传学（cancer genetics）
分子遗传学（molecular genetics）	体细胞遗传学（somatic cell genetics）
群体遗传学（population genetics）	辐射遗传学（radiation genetics）

免疫遗传学（immunogenetics）	遗传流行病学（genetic epidemiology）
临床遗传学（clinical genetics）	生态遗传学（ecogenetics）
基因组学（genomics）	行为遗传学（behavioral genetics）

三、遗传病的分类

目前，遗传病的分类大多采用 McKusick 的分类法，即将遗传病分为五大类，包括染色体病、单基因病、多基因病、线粒体病，以及体细胞遗传病。

（一）染色体病

人类正常体细胞为二倍体（2n），具有 46 条染色体。生殖细胞发生过程或受精卵早期发育过程中出现差错，致使染色体整条（或部分）缺失、重复或发生其他变异而导致的疾病称为染色体病（chromosome disorder）。染色体异常包括染色体数目畸变和染色体结构畸变。最常见的染色体数目畸变是非整倍体畸变，即染色体数目非整倍地增加或缺失而导致的异常。例如，唐氏综合征患者的体细胞中有 3 条 21 号染色体；而特纳综合征（Turner syndrome，又称性腺发育不全、先天性卵巢发育不全）患者的体细胞中则少了一条性染色体，即患者的性染色体只有一条 X 染色体。染色体数目畸变通常不在家系中传递，但部分染色体结构畸变可遗传。在新生儿中，染色体病的发病率为 7‰，但在早期妊娠流产胎儿中，染色体病的发病率约占 50%。目前已知的染色体病有300 多种，是导致早期妊娠自然流产、胎儿畸形、患者智力低下及闭经的重要原因（相关内容详见第三章）。

（二）单基因病

由单个基因改变而导致的疾病称为单基因病（single gene disease），如囊性纤维化、镰状细胞贫血和血友病。根据疾病在家族中遗传的方式不同，单基因病又分为常染色体显性遗传、常染色体隐性遗传、X 连锁显性遗传、X 连锁隐性遗传和 Y 连锁遗传。单基因病在后代中的传递规律符合孟德尔遗传定律，因此也被称为孟德尔病（Mendelian disease）。大部分单基因病是罕见的，总体发病率为 1/1000～1/500。据估计严重单基因病的发病率在儿童中约为 1/300，全年龄段单基因病的发病率约为 1/50，在儿科住院人数中占 7%。尽管有近 10% 的单基因病会在青春期出现，但在出生后即出现表型的仅为 1%。到 1966 年，约有 1500 种单基因病或性状已被确认，美国医师Victor McKusick 发表论文收录了当时所有已知的单基因病。1998 年，该目录已出版第 12 版，其中包含 8500 多个条目。"McKusick 目录"呈指数级增长并于 1987 年发表电子版的在线人类孟德尔遗传（Online Mendelian Inheritance in Man，OMIM）。截至 2023 年 10 月，OMIM 已包含 27 211个条目。其中 25 714 个为常染色体病或性状，1363 个为 X 连锁遗传病或性状，63 个为 Y 连锁遗传病或性状，还有 71 个疾病或性状由线粒体基因组控制。随着研究的不断发展，这些数字将会继续增加（相关内容详见第四章）。

（三）多基因病

由多种遗传因素和环境因素共同导致的疾病称为多基因病（polygenic disease）。许多出生缺陷，如唇裂（cleft lip）和腭裂（cleft palate），以及大部分成人慢性病，包括心脑血管疾病、癌症、糖尿病（diabetes mellitus）和阿尔茨海默病，均属于多基因病。人群中有近 2/3 的人受累。由于多基因病是多个位点的基因相互作用产生对不利环境因素的易感性，因此，这些疾病往往在家系中聚集，即患者亲属患同样或类似疾病的比例高于一般人群，但疾病的遗传模式并不遵循孟德尔遗传定律（相关内容将在第五章进行详细介绍）。

（四）线粒体病

线粒体病（mitochondrial disease）包括由线粒体 DNA 突变导致的疾病和由编码线粒体蛋白的核基因突变导致的疾病。由细胞质中线粒体 DNA 的变异导致的疾病称为线粒体遗传病（mitochondrial genetic disease）。线粒体遗传病数量相对较少，有的分类方法将其归类于单基因病。根据线粒体 DNA 的遗传特征和线粒体的生物学功能，线粒体遗传病在家系中呈现母系遗传特点，患者表现为多器官受累，且神经系统和肌肉系统等高能耗的器官表现最为明显（相关内容详见第七章）。

（五）体细胞遗传病

并非所有的遗传变异都是从受精卵开始的，体细胞中遗传物质突变导致的疾病为体细胞遗传病（somatic cell genetic disease），这些突变只在特异的体细胞中发生。人的一生中有许多细胞发生有丝分裂，每次有丝分裂都有可能出现等位基因的突变、DNA 拷贝异常或染色体数目畸变。体细胞基因突变和染色体异常的积累可能导致癌症的发生（相关内容详见第八章），这也可以解释衰老过程及随着年龄的增长许多其他严重疾病发病率上升的现象。因此，并非所有具有遗传基础的疾病都是在世代间遗传的。

虽然有些遗传病，尤其是单基因病在很大程度上是由基因决定的，但是大部分疾病是由遗传因素和非遗传因素（环境因素）共同决定的。因此，可以将遗传病按致病因素排在一个连续的疾病谱上（图 1-1），主要由遗传因素决定的疾病，如囊性纤维化和进行性假肥大性肌营养不良（Duchenne muscular dystrophy，DMD，MIM 310200）等疾病位于一端；主要由环境因素决定的疾病，如外伤等位于另一端；位于中间的包括出生缺陷和许多常见疾病，如糖尿病、高血压、心脏病和癌症。这些疾病受到不同程度的遗传因素和环境因素影响。

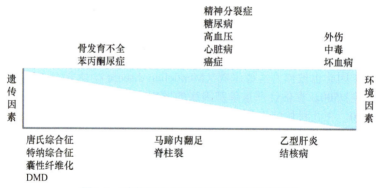

图 1-1　遗传因素和环境因素对疾病的影响

四、医学遗传学最新进展及其对社会的影响

遗传学及其在人类疾病中作用的研究，是医学研究中最令人兴奋和最有影响力的领域之一。自 1962 年克里克、沃森和威尔金斯因阐明 DNA 结构而获诺贝尔生理学或医学奖以来，从事人类遗传学或分子遗传学或相关领域的科学家又获得了 24 次诺贝尔生理学或医学奖和 6 次化学奖。这些开创性的研究催生了一个繁荣的分子技术产业，并得到广泛应用，如转基因抗病作物的开发、使用遗传工程动物来生产治疗性药物、DNA 疫苗和 RNA 疫苗在疾病治疗和预防中的应用，以及未来消费者对疾病易感性测试的需求。制药公司正在大力投资基于 DNA 的药物基因组学，即根据个人基因构成进行药物治疗。

（一）基因组医学的发展及其影响

人类基因组的第一幅草图发表已过去 20 年，HGP 对生物医学研究、计算机信息技术和整个科学界都产生了巨大影响。

HGP 产生的大型数据集和参考序列图谱已成为指导科学和临床研究、药物开发和医疗实践的宝贵资源，在新生儿罕见疾病和癌症的诊断、治疗甚至预防等方面发挥重要作用。根据人类遗传学信息确定的基因靶标，大大提高了靶向药物研发的成功率。基于大数据的多基因风险评分（polygenic risk score），可用于评估个体多种疾病的风险。

当前，在 HGP 的基础上已经衍生出人类多组学计划，如剑桥大学桑格中心（Sanger Centre，Cambridge）的"破译发育障碍（Deciphering Developmental Disorders，DDD）"项目和英国的"十万人基因组（100 000 Genomes）"计划，以及千人基因组计划（1000 Genomes Project）、癌症基因组图谱（Cancer Genome Atlas，TCGA）、国际癌症基因组联盟（International Cancer Genome Consortium，ICGC）、DNA 元件百科全书（Encyclopedia of DNA Elements，ENCODE）、基因组聚合数据库（Genome Aggregation Database，gnomAD）、脑计划（Brain Project）和人类细胞图谱（Human Cell Atlas）等。这些研究也同时促进了生物信息学（bioinformatics）领域的飞速发展。生物信息学结合了生物学、计算机科学和信息技术，已应用于基因图谱、DNA 序列、比较基因组学和功能基因组学等研究。熟悉相互联系的数据库对于分子遗传学家来说已是必不可少，而对于临床医师来说对疾病进行遗传学分析也越来越重要。

多组学数据的产生使我们可以对人类基因组及其产物进行大规模分析，包括基因表达的调控、人类基因变异，以及基因和环境之间的相互作用，并将其应用于医疗服务，从而形成了基因组医学。此外，科学家预测到 2030 年，人类基因组学可能实现的十大突破：①检测和分析完整的人类基因组序列将成为实验室研究的常规工作，就像目前纯化 DNA 一样简单；②每个人类基因的生物功能都将被解析，而对人类基因组中的非编码元件的认知将成为常规；③表观遗传和转录输出的一般特性将被常规地纳入基因型对表现型影响的预测模型；④人类基因组的研究将超越历史性社会结构（如种族）的人群；⑤涉及分析数百万人的基因组序列和相关表型的研究，将定期在学校的学术汇报上展出；⑥基因组信息的使用将从科研过渡到临床应用，基因组检测将和全血细胞计数一样成为常规；⑦所有基因组变异体的临床相关性将很容易预测，"意义未明变异（variation of uncertain significance，VUS）"的诊断术语将过时；⑧如果需要的话，人们从智能手机上可安全地、随时地获取个人的完整基因组序列和信息注释；⑨不同种族的个体将从人类基因组学的进步中公平地受益；⑩基因组编辑技术的突破将产生数十种遗传病治疗的新方法。

总之，基因组学逐渐在基础和转化研究中发挥了核心和催化作用。越来越多的基因组学信息有效地用于医疗卫生领域。随着未来技术开发、生物研究和临床应用的深入，基因组学将更广泛地应用于几乎所有的生物医学研究、主流医疗和公共卫生领域，基因组学与日常生活的关系也将会越来越密切。相关内容将在第四章和第十章进行讨论。

（二）遗传病的治疗前景

常规治疗方法对大多数遗传病没有效果，因此，遗传病的诊断和治疗常常是割裂的。虽然大部分疾病的遗传是复杂的，但诸如囊性纤维化、亨廷顿病、进行性假肥大性肌营养不良和镰状细胞贫血等均为单个基因异常而导致的单基因病。目前发现的单基因病已超过 5000 种，涉及全球至少 2.5 亿人。患者的致病基因突变与疾病严重程度相关，反之，也说明只要改变或修正致病基因，就可阻断有害基因或回补必需基因的功能，进而达到治疗遗传病的目的。因此，旨在修正患者细胞中遗传密码的基因治疗（gene therapy）就变得非常有吸引力。美国食品药品监督管理局（FDA）将基因治疗定义为一种通过修饰基因而治疗疾病的技术，其修饰机制包括：①用正常的基因替换致病基因；②灭活功能异常的致病基因；③导入新的或修饰的基因以帮助治疗疾病。

　　基因治疗根据编辑基因的靶细胞主要分为体外和体内两种。体外（*ex vivo*）法是指取出靶细胞进行基因编辑之后再输给患者。例如，镰状细胞贫血等血液系统疾病的基因治疗，常通过取出造血干细胞/祖细胞进行基因改造；肿瘤的免疫治疗通过改造 T 细胞，形成表达嵌合抗原受体 T 细胞（chimeric antigen receptor T cell，CAR-T），以激活患者免疫反应。体内（*in vivo*）法则是将编辑系统直接导入受累组织，如进行性假肥大性肌营养不良之类的疾病，难以将受累组织取出，因此常用体内法。到目前为止，人类基因治疗的成功案例仅限于少数罕见的免疫性疾病。对于囊性纤维化等较为常见的疾病仍然存在一些重要瓶颈问题，例如，如何选择正确的靶细胞、如何选择合适的非免疫原性载体，以及如何克服基因编辑系统的脱靶问题等。遗传病小鼠模型的应用为揭示这些疾病的生物学机制提供了大量的研究机会。近年来，除基因治疗的广阔前景外，越来越多的人对新型药物疗法和干细胞治疗也持有乐观态度。

　　2023 年 9 月，我国国家卫生健康委、科技部、工业和信息化部等六部门联合发布了《第二批罕见病目录》，包含黑色素瘤、软骨发育不全、获得性血友病等 86 种罕见病。加之国家卫生健康委等部门于 2018 年 5 月发布的《第一批罕见病目录》中公布的 121 种疾病，我国公布的罕见病目录疾病总数达 207 种。《第二批罕见病目录》的出台体现了我国在加强罕见病管理、提高罕见病诊疗水平，以及维护罕见病患者健康权益方面取得了新进展。

（三）遗传学最新进展对社会伦理的影响

　　遗传技术的每一个新进展都会产生新的伦理问题，即如何在医学中应用该科学，其核心是认识到个体的基因组成对于其身份和疾病易感性的重要意义。尽管世界各国的法律框架和文化习俗差异很大，但争议最大的领域都在产前遗传学诊断和生殖选择中。

　　20 世纪 60 年代中期出现的对唐氏综合征进行早期产前诊断的伦理学问题今天已解决，我们可以通过母体血液循环中的游离胎儿 DNA（cell-free fetal DNA）或者通过体外受精的胚胎，对未出生的胎儿进行详细的基因筛查。但有关伦理争论仍在继续，例如，对特定临床目的而进行的全外显子组测序（WES）或全基因组测序（WGS）中重要的异常发现是否应该告知患者、对所有新生儿都进行基因组测序和筛查的可能性如何、如何应用和管理临床产生的遗传信息等。此外，人类基因组编辑的进展，特别是 CRISPR/Cas9 技术的广泛应用，人类基因组编辑的伦理问题也越来越引人关注。因此，对临床医师和遗传咨询师进行培训以满足未来公众的需求非常必要。

思 考 题

　　1.什么是医学遗传学？它的主要研究内容有哪些？

　　2.你认为医学遗传学的发展史中最关键的 3 个事件是什么？请说明理由。

　　3.遗传病的分类有哪些？说明各有什么特点。

　　4.说明遗传学最新进展对社会的影响。

（黄　雷　马　端）

第二章　人类基因组学

第一节　引　言

基因组是生物体所有 DNA 的总和，包括核基因组和线粒体基因组。基因组学则是通过多组学方法对生物体基因的结构、功能、进化、定位等方面进行研究的学科。对人类 32 亿个碱基对测序的完成为我们理解人类基因组提供了大量信息，由此正式开启了人类基因组学的大门。但这一成就离不开前人早期的开创性工作以及对基因和染色体性质的了解。

19 世纪 60 年代，被称为"遗传学之父"的格雷戈尔·孟德尔研究发现了植物性状代代相传的规律，由此开启了遗传学研究的序幕。1910 年，阿尔布雷希特·科塞尔发现了核苷酸的构成成分。40 年后，欧文·查加夫（Erwin Chargaff）发现了碱基配对的规律，即胸腺嘧啶总是与腺嘌呤配对，而鸟嘌呤与胞嘧啶配对，嘌呤总数与嘧啶总数相等。1952 年，研究人员通过实验发现，传递遗传信息的是 DNA，而不是蛋白质。1953 年，沃森和克里克根据 DNA 的 X 射线衍射结构，提出了 DNA 双螺旋结构模型，并于 1962 年获得诺贝尔生理学或医学奖。1961 年，马歇尔·尼伦伯格和哈尔·戈宾德·霍拉纳采用蛋白质体外合成技术破解了第一个遗传密码子。这些发现构建了人们对 DNA 的基本认识。

DNA 测序技术始于 20 世纪 70 年代。当时开发了两种基于凝胶电泳的手动测序方法，一种是由桑格设计的双脱氧链末端终止法，另一种是由马克萨姆和吉尔伯特发明的化学降解法。弗雷德里克·桑格利用 DNA 聚合酶的双脱氧链终止原理开发了桑格测序，并以此完成了 Phi-X174 噬菌体的全基因组测序。由于桑格测序后续不断得到改进并率先实现了自动化，因而被广泛接受并应用，这也为基因组学的未来发展奠定了基础。1996 年，首个真核生物酿酒酵母的全基因组测序完成。人类基因组计划 HGP 则启动于 1990 年，其目标是对人类基因组的全部 32 亿个碱基对进行测序，从而绘制人类基因组图谱。该项目由美国、英国、法国、德国、日本、中国 6 个国家的科学家共同参与完成。2001 年，人类基因组工作初稿发表，2 年后，全世界第一个人类基因组参考序列公布。在后续工作中，研究人员不断填补草图中缺失的 8% 序列，直至 2022 年才正式发布完整、无间隙的人类基因组图谱。2002 年，HGP 取得成功后，国际人类基因组单体型图计划（International HapMap Project）紧随启动，该计划构想建立人类全基因组遗传多态性图谱，并在 2005~2010 年间发布了三期结果，鉴定了大量人类基因组核苷酸多态性（nucleotide polymorphism，NP）和拷贝数多态性（copy number polymorphism，CNP）标志。单细胞技术的突破也使人类细胞图谱（Human Cell Atlas，HCA）的绘制成为可能，该计划旨在解析人类所有细胞种类的单细胞图谱。2022 年，HCA 取得里程碑式成果，绘制出了迄今为止最全面的泛组织人体单细胞图谱，建立了 100 多万个单细胞的转录组数据库，涵盖了 33 种人体组织和 500 多种细胞类型。此外，还有一些与疾病相关的基因组计划也在持续推进，如癌基因组图谱计划，收集了 33 种不同癌症类型的 11 000 多个病例数据，对全球肿瘤研究产生了深远的影响。

随着新一代测序技术的发展，全基因组测序所需的成本和时间不断降低，测序样本数量也顺势增加。2012 年，英国率先启动"十万人基因组计划"，并于 2018 年宣布将在未来 5 年内开展 500 万人基因组计划，以促进精准医疗的发展。我国也于 2017 年宣布启动"中国十万人基因组计划"，这是我国在人类基因组研究领域实施的首个重大国家计划。

回望历史，人类认识基因组经历了漫长的过程，从双螺旋结构的发现，到人类基因组计划的完成，再到如今的后基因组时代，随着技术手段的不断改进，人们对于基因组学的认识也在不断拓展和深入（图 2-1）。

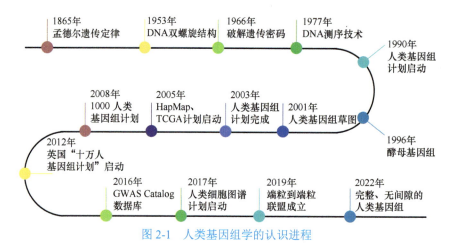

图 2-1　人类基因组学的认识进程

第二节　人类基因组

人类基因组是迄今为止已知的最复杂的基因组之一。人类基因组实际上由两个不同的基因组构成，分别是由细胞核内 23 对染色体上的约 32 亿个核苷酸对组成的核基因组，以及由线粒体内环状 DNA 双链中约 16 569 个碱基对组成的线粒体基因组。这两个不同基因组的共存反映了真核动物进化过程中一种古老的共生关系。本节将分别介绍两个基因组在人类遗传学研究中取得的重要进展。

一、核基因组

（一）基因

人类基因组中研究最多的组成部分就是基因。基因是在 DNA 序列中有编码功能的信息单位，可分为两大类，即蛋白质编码基因和 RNA 编码基因。基因组中约有 21 000 个蛋白质编码基因，约占核基因组的 1.5%。这与大多数脊椎动物中的蛋白质编码基因数量大致相同，可见人类在这方面并不特别。蛋白质编码基因中，编码氨基酸的 DNA 序列很少是连续的，而是被不编码氨基酸的内含子（intron）隔开。相对应地，基因编码部分称为外显子（exon），其遗传信息能够在信使RNA（mRNA）前体剪接（splicing）中被保留下来，最终出现在成熟的 mRNA 中。内含子是可变剪接（亦称选择性剪接）的结构基础。在可变剪接中，mRNA 前体通过不同的剪接方式产生不同的剪接异构体，因此，单个蛋白质编码基因通常可以具有多个不同的转录物，从而编码不止一种蛋白质（图 2-2）。

蛋白质编码基因的第一个和最后一个外显子的外侧通常各有一段不被翻译的非编码区，称为旁侧序列（flanking sequence）。旁侧序列中含有该基因调控元件，包括启动子、增强子、终止子等，它们对基因的转录活性有着至关重要的影响。

启动子（promotor）一般位于结构基因的 5′ 端上游，是可被 RNA 聚合酶识别并结合以启动转录的位点，含有转录起始所需的保守序列。真核细胞含有 3 类不同的启动子，对应着 3 类不同的RNA 聚合酶。

增强子（enhancer）参与转录诱导，与蛋白质结合后可加强基因的转录。由于染色质的缠绕结构，增强子可以在 DNA 序列上远距离发挥作用，且无方向性。近年来，研究人员进一步提出了"超级增强子（super enhancer，SE）"的概念。SE 由连续排列的增强子串联形成，是具有多个转录活性增强子的大片段簇状结构。相较于一般增强子，SE 能够富集更高密度的关键转录因子，驱动控制细胞身份（cell identity）基因的表达。多个重要胚胎干细胞的转录因子（Oct4、Sox2 等）

均富集在超级增强子上，对发育生物学、肿瘤的发病机制等研究具有重大意义。目前，鉴定增强子和超级增强子主要通过染色质免疫沉淀测序（chromatin immunoprecipitation sequencing, ChIP-seq）技术，并依据所测信号值的强度对二者进行区分。

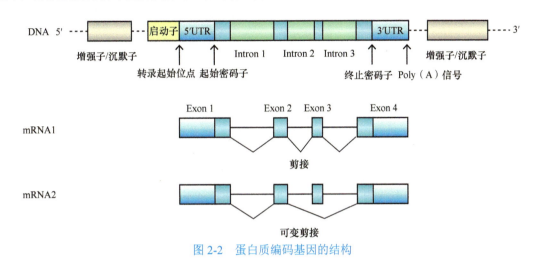

图 2-2 蛋白质编码基因的结构

UTR. 非翻译区（untranslated region）；Exon. 外显子；Intron. 内含子

终止子（terminator）位于结构基因下游，是 RNA 聚合酶从 DNA 分离并终止转录的信号。终止子在 RNA 合成的过程中也有着重要作用，影响 RNA 半衰期及最终的基因表达。不同 RNA 聚合酶的终止机制不同，哺乳动物终止子通常包含 AAUAAA 保守基序，能够促进多腺苷酸化（polyadenylation）和终止过程。

沉默子（silencer）与增强子作用相反，它能够与阻遏蛋白结合抑制基因表达，或通过形成 G-四链体等特殊结构干扰基因的转录。沉默子是在研究 T 淋巴细胞的 T 抗原受体表达调控时发现的，主要在组织细胞特异性或发育阶段特异性的基因转录调控中起作用。

除蛋白质编码基因外，基因组中还有超过 14 000 个假基因（pseudogene），即与蛋白质编码基因具有序列相似性但不具有蛋白质生产功能的 DNA 区域。许多假基因都是通过转座（transposition）形成的，即 mRNA 转录物经过反转录后重新整合到基因组，由于插入位点或序列的变化而失去功能。这类假基因通常缺乏内含子和调控序列，尤其是上游启动子，因而无法产生功能蛋白。而另一类假基因则是由于基因的冗余复制而出现的。这样的冗余基因在繁殖适应性方面通常是中性的，但它们往往因突变的累积最终会失去原有的蛋白质功能。例如，灵长类动物以饮食作为维生素 C 来源后，维生素 C 生物合成途径中最后一步的酶便不再被需要。随着时间的推移，它积累了许多突变，其中包括两个新产生的终止密码子，使其在人类基因组中最终失去功能。由于人类基因组中的假基因与其对应功能基因序列具有很高的相似性，在利用基因组测序数据进行疾病基因的发现和变异位点的检测方面会形成很强的干扰。

除 mRNA 编码基因外，核基因组内还存在着大量编码其他 RNA 的基因，其功能产物是某种类型的 RNA，这些产物也被统称为非编码 RNA（non-coding RNA，ncRNA），以强调它们不是编码蛋白质的 mRNA。ncRNA 长短不一，种类繁多，包括参与翻译过程的核糖体 RNA（ribosome RNA，rRNA）和转运 RNA（transfer RNA，tRNA）。目前，主要研究的非编码 RNA 包括微 RNA（microRNA，miRNA）、Piwi 相互作用 RNA（Piwi-interacting RNA，piRNA）、核小 RNA（small nuclear RNA，snRNA）、核仁小 RNA（small nucleolar RNA，snoRNA）、长链非编码 RNA（long non-coding RNA，lncRNA），以及环状 RNA（circular RNA，circRNA）等（表 2-1）。非编码 RNA 发挥功能的方式很多，可以与蛋白、DNA 和 RNA 相互作用，参与多种细胞内生命活动，主要包括转录调节、染色体复制、RNA 的加工和修饰、蛋白质的翻译和转运等。

表 2-1 常见非编码 RNA 的种类及主要功能

种类	长度（bp 或 nt）	主要功能	人类基因组数量（个）
miRNA	19～24	mRNA 降解、基因表达抑制	约 2 500
piRNA	26～31	转座子沉默、调控生殖系统发育	约 23 000
snRNA	100～215	组成 RNA 剪接体	约 5
snoRNA	60～300	rRNA 加工、RNA 剪接	约 400
lncRNA	>200	染色质重编程、转录激活/干扰核内运输	约 120 000
circRNA	100～5 000	起到 miRNA 海绵作用，转录调控	约 2 000

miRNA 是长度为 19～24 个核苷酸的单链 RNA 分子，在真核基因表达调控中有着广泛的作用。人类基因组中约有 2500 种 miRNA，它们通过与靶标 mRNA 中的互补序列进行碱基配对从而发挥调节作用。与植物的完全互补机制不同，动物中这种碱基配对通常只需要 miRNA 5' 端"种子区"的部分配对就足以触发目标 mRNA 的切割。因此，单个 miRNA 可能靶向数百种不同的 mRNA，同时单种 mRNA 也可能被多种 miRNA 靶向。miRNA 的序列和位置均具有高度进化保守性，在人类中有超过 45 000 个基因的 3'-UTR 内 miRNA "靶标区"是保守的，而 miRNA "种子区"内的序列突变也会导致严重的遗传病。

piRNA 是另一大类内源性的短非编码 RNA，长度为 26～31 个核苷酸，其特点是与 Piwi 蛋白结合，通过形成 RNA 蛋白复合物来发挥作用。人类中有超过 2 万种 piRNA，它们的基因高度保守并成簇分布在整个基因组中，仅出现在有限的基因座上。piRNA 主要存在于哺乳动物的生殖细胞和干细胞中。有研究表明，Piwi-piRNA 复合物引起的基因沉默在调控生殖细胞的生长发育过程中起到关键性作用。

snRNA 长度在 100～215 个碱基不等，是转录后加工过程中的重要成分。snRNA 只存在于细胞核中，与核内蛋白质结合，共同组成 RNA 剪接体（spliceosome），参与 mRNA 前体的转录加工和转录因子的调节。与之相似的 snoRNA 长度在 60～300nt 不等，主要存在于内含子区域，能与核仁核糖核蛋白结合形成 snoRNP 复合物，参与 rRNA 的加工处理、RNA 剪接和翻译过程的调控，以及氧化应激反应。

lncRNA 是指长度大于 200 个碱基的 ncRNA，可细分为反义 lncRNA、内含子 lncRNA、启动子相关 lncRNA、基因区间 lncRNA 及非翻译区 lncRNA 等。lncRNA 在结构上与 mRNA 相似，有时也会被转录成编码基因的反义转录物，但相较于 mRNA 保守性较低，表达水平具有明显的组织特异性以及时空特性。lncRNA 功能较多，除依靠自身序列及结构发挥作用外，一些 lncRNA 序列内部还含有蛋白质编码区域，能够编码小的蛋白质从而行使功能。总体而言，lncRNA 参与了 X 染色体沉默、染色质修饰、转录激活、转录干扰、核内运输等多种重要的调控过程，与人类疾病的发生发展密切相关。

circRNA 为环状结构，与上文提到的线性 ncRNA 不同，它由单个 RNA 分子末端共价连接形成环状。circRNA 富含 miRNA 结合位点，在胞内起到 miRNA 海绵的作用，从而解除 miRNA 对靶基因的抑制作用，提高靶基因的表达水平。由于 circRNA 通常来自于外显子的反向剪接，因此，它还可能影响前体 mRNA 的剪接过程，导致基因表达改变。

与蛋白质编码基因相比，丰富的 ncRNA 编码基因使得人类基因组在哺乳动物中具有独特的复杂性。利用 ncRNA 的功能特性，研究人员还开发了一系列以 ncRNA 为基础的药物，在遗传病的治疗和肿瘤耐药性克服领域有着巨大潜力。本节仅对 RNA 编码基因作简要介绍，有关非编码 RNA 的具体作用机制将在本书第九章中详细讨论。

（二）非基因序列

1. CpG 岛　CpG 指的是胞嘧啶（C）-磷酸（p）-鸟嘌呤（G）二核苷酸。CpG 在基因组中的分布很不均一，在某些 DNA 区段呈现高度聚集状态，这些区段被称为 CpG 岛（CpG island）。CpG 岛长度在 300～3000 个碱基对不等，碱基中含有 60% 或以上的胞嘧啶和鸟嘌呤，并富含 CpG 二聚体。约有 40% 的 CpG 岛位于基因启动子区域，其甲基化程度能够调控基因表达。在人类基因组中，绝大部分散在的 CpG 位点是被甲基化修饰的，而 CpG 岛中甲基化程度通常较低，使基因能够表达（图 2-3）。因为甲基化的 CpG 倾向于招募组蛋白脱乙酰酶来沉默基因，从而改变局部染色质状态。这是表观遗传修饰的重要组成部分，后续章节中会进一步介绍。然而，大多数 CpG 岛远离已知的基因和启动子，它们的作用仍有待进一步研究。

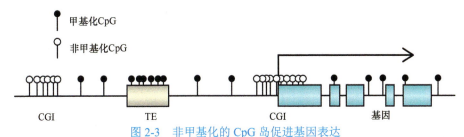

图 2-3　非甲基化的 CpG 岛促进基因表达

CGI.CpG 岛（CpG island）；TE. 转座元件（transposable element）

2. 转座元件（transposable element，TE）　是指能够在基因组不同位置移动或复制的 DNA 片段，也称转座因子、转座子，在人类基因组中大量存在。转座子首先由美国女遗传学家芭芭拉·麦克林托克在观察玉米籽粒色斑不稳定遗传现象时发现。转座子可分为两种类型：Ⅰ类为反转录转座子，Ⅱ类为 DNA 转座子，人类基因组中大部分都是Ⅰ类转座子，且主要由两个元素家族构成——短散在核元件（short interspersed nuclear element，SINE）和长散在核元件（long interspersed nuclear element，LINE）。人类基因组中最丰富的转座元件是 LINE 家族的反转录转座子 LINE1，约占人类基因组的 17%，它也是人类基因组中目前唯一已知的可以主动转座的转座子。但研究表明，绝大多数的 LINE1 由于突变或片段丢失已失去了转座的能力，仅有极少量还具有活跃的转座能力。第二个常见的 TE 是灵长类动物特有的 Alu 元件，其长约 300 个碱基对，属于 SINE 家族。经过数千万年漫长的进化，Alu 已在基因组中累积了约 120 万份拷贝，也是人类基因组中遗传变异的主要来源。Alu 序列富含 CpG 二核苷酸甲基化位点，且许多 Alu 元件已被整合到蛋白质编码基因中，常作为调节元件，甚至是外显子而发挥功能。

除了 LINE 和 SINE 之外，人类内源性反转录病毒（human endogenous retrovirus，HERV）也是一类重要的转座子，约占基因组的 8%。HERV 由 *gag*、*pro*、*pol*、*env* 4 个编码基因组成，两端是两个长末端重复序列（long terminal repeat，LTR）。LTR 不编码蛋白，只提供调节功能，包括启动子、增强子及引物结合位点等。HERV 区域 DNA 甲基化而导致基因沉默，大多数种类的细胞中 HERV 的转录活性较低。但在特定环境因素的刺激下，HERV 可被重新激活，影响宿主细胞的基因表达，进而导致一些疾病的发生和发展。研究表明，HERV 的异常转录激活会驱动癌基因表达，大脑中 HERV 失调与阿尔茨海默病等神经退行性变性疾病有关。相较于其他外源性病毒，HERV 对人类的致病性较低，因此，近些年研究人员试图将 HERV 开发为更安全有效的治疗性递送系统，实现对目标基因的高效编辑。

3. 重复序列　真核生物基因组是一个高度冗余的环境，主要由重复序列构成。重复序列是指在基因组中其他区域完全或部分重复出现的 DNA 序列。上文中的转座元件就是一种重要的重复序列，因其往往散布在基因组的不同位置而属于分散重复。除此之外，另有约 10% 的人类基因组由串联重复序列（tandem repeat sequence）组成，主要位于非编码区（图 2-4）。串联重复序列一般以各自的核心序列首尾相连多次重复，根据重复序列长度不同可分为微卫星（microsatellite）DNA、小卫星（minisatellite）DNA 和卫星 DNA（satellites DNA，satDNA）。

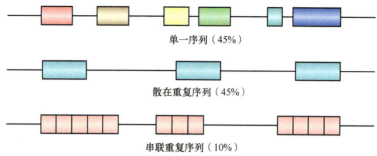

单一序列（45%）

散在重复序列（45%）

串联重复序列（10%）

图 2-4　单一序列、散在重复序列与串联重复序列

微卫星 DNA 也称简单重复序列（simple sequence repeat，SSR）或短串联重复序列（short tandem repeat，STR），通常由 2~6 个核苷酸的重复片段构成，数量丰富且重复次数在个体间呈高度变异性。微卫星重复序列的重排或异常扩增可导致遗传病，如亨廷顿病。亨廷顿病是一种迟发性神经退行性变性疾病，为常染色体显性遗传，患者由于亨廷顿蛋白编码基因中微卫星序列胞嘧啶核苷酸-腺嘌呤核苷酸-鸟嘌呤核苷酸（CAG）串联重复的拷贝数异常增加而发病。

小卫星 DNA 也称可变数目串联重复序列（variable number of tandem repeat，VNTR），基本单位长度在 10~100bp 不等。VNTR 的变异与多种疾病及成瘾性行为有关，如注意缺陷多动障碍、双相情感障碍、1 型糖尿病、可卡因依赖等。微卫星和小卫星串联重复序列重复次数的变化是形成 DNA 长度多态性的基础，可作为 DNA 多态标记，在人类群体遗传学和法医学中有着重要应用。

更长片段的串联重复则定义为 satDNA。satDNA 一般位于染色体的着丝粒及其周围区域，并与转座子一起构成异染色质的主要部分。长期以来，人们对 satDNA 的功能意义认识较少。如今研究人员提出，除参与着丝粒的结构外，satDNA 也可能会对异染色质繁殖、染色体重排等过程产生影响。

（三）染色质结构

真核生物基因组有着精密的结构组织。染色质的基本结构单位是核小体，由 DNA 和 H1、H2A、H2B、H3、H4 5 种组蛋白构成。组蛋白是富含精氨酸和赖氨酸等碱性氨基酸的蛋白质，氨基酸密集的正电荷使其能够与 DNA 链上带负电荷的磷酸骨架相互作用，从而使 DNA 链紧密缠绕在组蛋白八聚体周围，形成了染色质串状结构中的"珠子"。组蛋白能够通过独特的氨基酸残基修饰在染色质构型和基因表达调节中发挥关键作用，这些修饰包括甲基化、乙酰化、磷酸化、泛素化和 ADP 核糖基化等。不同组蛋白的表观遗传修饰能够激活或抑制基因表达水平，例如，H3K4 的甲基化能通过增加组蛋白乙酰化和激活核糖体解旋酶来提高转录水平；而 H3K27 的甲基化则导致染色质包装更为紧密，抑制基因转录。

人类染色质通过不同层次的包装，最终将超过 32 亿对碱基压缩在细胞核。核小体将直径为 2nm 的 DNA 分子包装成直径为 10nm 的串珠状结构，而后 10nm 的纤维进一步超螺旋折叠为 30nm 纤维。冷冻电镜三维结构显示，30nm 染色质纤丝是以四聚核小体为结构单元的左手双螺旋结构。30nm 纤丝进一步超螺旋，依靠支架蛋白形成 300nm 的卷曲环（loop）。缩合蛋白的参与使得 300nm 的卷曲环产生 700nm 的高级结构，并进一步超螺旋，最终形成具有两条姐妹染色单体的完整染色体（图 2-5）。染色体层层包装使得 DNA 长度大幅度减少，压缩为原来的万分之一。

染色质区域的凝缩和解聚形成了两种不同的染色体类型，分别称为异染色质（heterochromatin）和常染色质（euchromatin）。二者在核酸构成上没有区别，只是螺旋化程度不同。常染色质结构较为松散，使用碱性染料染色时着色较浅，片段内的序列一般处于活跃的 mRNA 转录中，而异染色质结构紧密，着色很深，RNA 聚合酶无法与区域内基因结合，因此无转录活性。

染色体末端有端粒覆盖，人类端粒由六核苷酸 TTAGGG 的串联重复组成，重复片段的长度存在较大个体差异。随着细胞分裂，重复次数往往会减少。端粒长度与细胞的复制能力有关，端粒短与复制能力丧失、细胞衰老等问题有关。染色体上纺锤体微管附着的部位是着丝粒，也由串联重复序列构成，主要成分为 171bp 的 α 卫星序列。着丝粒有助于保证染色体在有丝分裂和减数分裂过程中正确分离。2003 年，人类基因组计划公布的草图中存在着大量基因组空白，尤其是着丝粒等存在大量基因拷贝重复的长序列。直至 2022 年，经过多年修补，第一个无间隙的人类基因组序列发布。完整的人类基因组将把有关人类生老病死、演变进化的研究推向新的篇章。

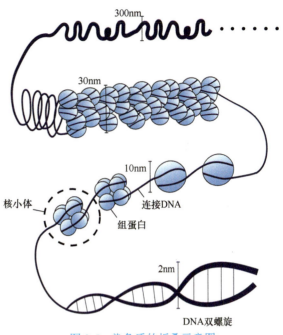

图 2-5　染色质的折叠示意图

二、线粒体基因组

与所有真核生物一样，人类是一种共生生物。目前研究人员普遍认为，真核生物是由能够控制氧化的真细菌（即线粒体的祖先）与一种古细菌（即核基因组的祖先）融合产生的。这一融合事件发生于 24 亿年前的前寒武纪时期，在此之后，大部分源于真细菌的基因被转移到源于古细菌的核基因组中，因此，现有的人类核基因组是来自这两个主要的前寒武纪生命域基因的混合物。这种基因转移的同时导致人类线粒体基因组（mitochondria DNA，mtDNA）成为仅含 16 569bp的小环状分子，仅编码 37 个基因，覆盖了约 80% 的线粒体基因组。该基因组编码 22 个转移核糖核酸（transfer RNA，tRNA）、2 个核糖体核糖核酸（ribosomal RNA，rRNA）和 13 个有氧代谢所必需的蛋白质亚基的多肽（图 2-6）。尽管线粒体基因组很小，但其拷贝数远高于核基因组，一个细胞通常有 100～1000 个拷贝。由于基因转录后加工、蛋白成熟及降解等机制和甲基化修饰、RNA 结合蛋白等调控基因表达的过程较为复杂，所以许多控制线粒体转录组的基因都在核基因组中，许多线粒体蛋白也由核基因编码。

mtDNA 具有独特的母系遗传（maternal inheritance）模式，因此，mtDNA 在进化过程中标志着母系血统。对线粒体 DNA 和父系遗传的 Y 染色体的研究可以深入

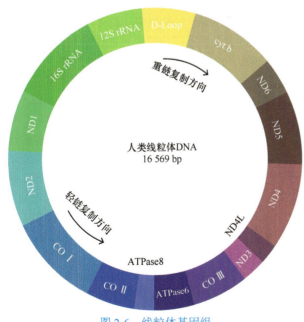

图 2-6　线粒体基因组

了解女性和男性在人类进化中的不同角色。mtDNA 也没有重组现象，而是作为一个完整的单位遗传。因此，从群体遗传学的角度来看，mtDNA 表现为单一的基因座，且所有不同的 mtDNA 序列，无论变异位点位于何处，都相当于等位基因。mtDNA 独特的遗传方式和高突变率，使得其可作为种系发生的"分子钟（molecular chronometer）"，用于比较分析。mtDNA 的突变与细胞内能量供应、神经肌肉变性疾病及衰老相关。由 mtDNA 变异引起的表型仅通过母系遗传，但大多数存在线粒体功能障碍的遗传病是由核编码基因突变引起的，因此，遵循正常的孟德尔遗传模式。由于细胞包含许多线粒体基因组拷贝，它们可以具有异质性，即包含不同序列的混合，且这种异质性可以由母亲传给她的后代。本书第七章中将详细介绍线粒体病的分子机制与研究方法。

第三节　人类基因组的突变及多态性

在漫长的进化过程中，人类基因组 DNA 序列不断发生改变，一些变异被保留下来，并在人群中具有一定频率，从而形成了基因多态性。基因组的多态性来源于基因突变（点突变、插入和缺失）或是基因组结构变异（拷贝数变异、染色体倒位和易位），形成了片段长度多态性（fragment length polymorphism，FLP）、单核苷酸多态性（single nucleotide polymorphism，SNP）、重复序列多态性（tandem repeat polymorphism，TRP）3 种基本形式。虽然我们一般认为这些变异本身是中性的，但基因多态性与疾病易感性之间的关联仍值得深入研究。

一、突　　变

突变是 DNA 序列的变化。根据发生的细胞不同，突变可以细分为胚系突变（germline mutation）和体细胞突变（somatic mutation）两类。胚系突变是指生殖细胞谱系中任何可检测的、可遗传的变异，可以传递给后代；体细胞突变，即突变仅发生在某些组织的某些细胞亚群中，不能传递给后代。

广义的突变可以发生在整个染色体或部分染色体水平，也可以发生在单个基因水平。狭义上，突变通常特指基因突变，指基因的核苷酸序列或数目发生改变。引起基因突变的原因包括 DNA 复制错误（自发突变）和 DNA 损伤未能修复（诱导突变）两种。在 DNA 复制过程中，约每 10^5 个碱基对中就有一个复制错误发生，DNA 校对机制则将这种比率降低到每 $10^7 \sim 10^9$ 个碱基对中有一个。DNA 修复异常会导致细胞内突变的积累，从而增加肿瘤发生的概率。此外，一些化学、物理或生物因素会增加 DNA 损伤，称为诱变剂，与之接触会导致基因突变的可能性提高。

基因突变可分为 3 种类型，即点突变、插入和缺失。点突变通过 DNA 序列中的单个核苷酸替换发生。如果核苷酸替换后产生的新密码子编码相同的氨基酸，则编码蛋白不会发生变化，称为同义突变（synonymous mutation）。非同义突变则是核苷酸替换后产生的密码子变更为编码不同氨基酸的密码子，包括错义突变（missense mutation）和无义突变（nonsense mutation）两种。错义突变会造成氨基酸的替代，可能使编码的蛋白质失去功能，但当替代的氨基酸与原氨基酸化学性质相似时，对表型的影响可能较小。绝大多数检测到的突变是错义突变，约占致病突变的50%。无义突变是指产生终止密码子并导致蛋白质的翻译过早终止的突变。在大多数情况下，携带终止突变的 mRNA 是不稳定的，会在细胞内被迅速降解。剪接突变则是改变了剪接控制序列的核苷酸，从而改变 RNA 剪接模式的突变。

小规模的缺失和插入是由少量碱基的丢失或增加造成的，这种突变约占致病突变的1/4。这种基因变化量较小的插入（insertion）或缺失（deletion）统称为插入缺失（indel），一般在 1~10 个碱基之间。当发生改变的碱基数量不是 3 的倍数时，阅读框架就会发生改变，被称为移码突变（frameshift mutation）。基因编码区的碱基插入或缺失可能会改变 mRNA 的剪接，导致基因产物的异常。如果涉及的碱基数是 3 的倍数则称为整码突变（in-frame mutation），会造成密码子的增加或减少，导致产物中氨基酸的插入或缺失。大规模的缺失和插入涉及基因结构的改变，将在后文中详细讨论。

值得注意的是，突变并非随机分布在人类基因组的整个区域。研究人员已在基因组中鉴定出若干个突变率大幅增加的 DNA 基序，从而将大多数单核苷酸突变集中在突变热点中。上一节中讨论的 CpG 二核苷酸就具有高致突变性，由于胞嘧啶甲基化时易受内外环境因素的影响，发生 C 到 T 的突变概率提高，因此，人类基因组中约 40% 的单核苷酸变异（single nucleotide variant, SNV）与 CpG 相关。

二、基因组结构变异

基因组结构变异（structure variation, SV）通常是指基因组上长片段序列或位置关系的改变，其包含的类型众多，包括拷贝数变异（copy number variation, CNV），染色体缺失、重复、易位（translocation）和倒位（inversion），以及形式更为复杂的嵌合性变异等。

拷贝数变异、染色体易位和倒位都是由染色体重排引起的。当染色体发生断裂时就会发生重排。有时这些断裂会导致倒位，即断裂的片段重新回到原来的染色体上，但方向颠倒；或发生易位，即断裂的片段回到不同的、非同源的染色体上。倒位虽然不会改变染色体的内容，但会产生融合基因，破坏基因结构，从而导致表型的改变。此外，这些变化在减数分裂过程中通常也会引起许多问题（详见第三章）。

拷贝数变异一般指长度在 1kb 以上的基因组大片段的拷贝数增加或减少。异常的拷贝数变化是癌症、心血管疾病等人类疾病的重要发病机制。拷贝数变异一般基于不同的序列区块，这些区块在基因组的不同位置以多份拷贝的形式存在，通常具有较高的序列保守性。这种重复区块之间的重新排列导致在不同个体之间 DNA 序列拷贝数出现显著变化。当重复的区域包含基因时，重排会导致该基因的丢失或异常扩增，从而引起疾病。因此，评估发现 CNV 和其他结构变异在临床疾病的病因中发挥的作用具有重要意义。

随着研究的深入，研究人员发现由于 DNA 重组事件等原因，有的基因组 DNA 会从线性染色体上脱落下来独立成环，形成染色体外环状 DNA（extrachromosomal circular DNA, eccDNA），造成拷贝数变异。体细胞中 eccDNA 种类较多，且具有细胞特异性。其中研究较多的是染色体外 DNA（extrachromosomal DNA, ecDNA），ecDNA 特指肿瘤细胞中携带有原癌基因的 eccDNA。电镜结果显示，ecDNA 同样由核小体单元构成，具有染色质结构（图 2-5）。除导致癌基因的拷贝数异常增加，影响肿瘤的发病进程外，由于缺少着丝粒，ecDNA 在细胞分裂过程中还能够随机分配到子细胞，驱动肿瘤基因组的异质性，改变基因拷贝数产生抗药性，以及介导 DNA 元件超远距离相互作用，形成新的基因调控回路。其他 eccDNA 包括双微体（double minute）、小型染色体外环状 DNA（如 microDNA）等，它们大小不同，但均与肿瘤密切相关。

与基因突变一致，人类基因组结构变异也并非随机分布的，目前已报道的 CNV 可以覆盖 95% 以上的染色质区域，仅有少部分异染色质区未检测到 CNV，但不同区域中的变异频率也并不相同。例如，近 50% 的插入缺失突变仅发生在 4% 的基因组中，主要集中在开放的常染色质区域，而大多数 CNV 仅存在于 5% 的基因组中。尽管这些突变只集中在基因组的一小部分区域，但这些突变热点的变异发生率非常高，以至于基因组中的结构变异远多于 SNV，成为人类基因库中最常见的多态性类型。

三、基因多态性

基因突变和基因组结构变异在人类基因库中产生了丰富的遗传多样性。然而，所有不同种族的人类享有超过 99% 的相同 DNA 序列，造就了丰富多彩表型的却是不到 1% 的基因组变异。为了使研究更具有代表性，研究人员将人群中发现频率大于 0.01 的公共遗传变异称为遗传多态性（genetic polymorphism），也称基因多态性。常见的基因多态性包括片段长度多态性、单核苷酸多态性、串联重复序列多态性（tandem repeat polymorphism）3 种。人类的 ABO 血型系统是最典型的基因多态性表现之一。ABO 血型系统由单一座位上的 3 个等位基因所控制，组合构成 6 种基因型和 4 种表型。在一定人群中，这 3 个等位基因的频率不相同，但彼此之间的比例长期保持稳定。

基因多态性的研究为临床医学和预防医学的发展研究开拓了新的领域。围绕基因突变和基因多态性，研究机构已经建立了多种不同数据库，供研究人员参考使用（表 2-2）。SNP 在人类基因组中广泛存在，公共数据库中有超过 500 万个已知的 SNP，但其中仅有 1%～5% 的 SNP 能反映疾病相关表型。当 SNP 位于基因或基因附近的调控区域，会改变蛋白产物的翻译及基因的表达，从而导致特定疾病的发展或增加其易感性，如冠状动脉性心脏病（coronary artery heart disease，CHD）的风险与基因多态性密切相关。研究表明，血清中抗炎细胞因子白介素-10（IL-10）水平的降低与急性冠脉综合征患者的不良诊断有关。IL-10 启动子区域发现的各种 SNP，如 IL-10-819C/T、IL-10-1082G/A 和 IL-10-592C/A，已被证明与 *IL-10* 基因的调节和表达有关，从而直接或间接地与 CHD 的进展有关。其他基因如血管紧张素转换酶基因 *ACE*、血管紧张素原基因 *AGT* 的基因多态性也与 CHD 的患病风险相关。

另一个典型的例子是抗氧化基因的多态性与癌症进展之间的关联。氧化应激会产生 DNA 损伤，大量证据表明氧化应激与癌症风险相关。因此，抗氧化机制对避免疾病发展至关重要。常见的抗氧化基因如超氧化物歧化酶（SOD）、过氧化物酶，它们的多态性会显著改变这些酶的活性。SOD2 47 C＞T 是许多癌症中研究最多的多态性之一，该 SNP 导致编码氨基酸从缬氨酸变化为丙氨酸，从而将 SOD2 更有效地靶向线粒体，显著提高了 SOD2 的酶活性。大量统计数据认为，该变体与乳腺癌、前列腺癌和其他一些癌症的风险显著相关，但在不同类型的癌症中结论略有差异。

基因多态性的研究涉及的范围较为广泛，包括基因多态性与病因未知的疾病关系的研究，也包括对已知特定环境因素致易感基因的筛选。例如，对特定污染物的易感人群和耐受人群的基因多态性研究，有助于阐明环境因素的致病机制，也推动了遗传易感性标志物的研究。易感性生物标志物的分析能够将人群中携带敏感基因型的人区分甄别，从而采取针对性预防措施，降低职业性疾病的患病风险。本书于第六章中将继续讨论群体基因多态性的应用和临床意义。

表 2-2　人类基因组多态性相关数据库

数据库名称	描述	网址
单核苷酸多态性数据库 dbSNP	NCBI 中专门用于存储物种 SNP 位点信息的数据库，收录了 SNP、短插入缺失多态性等数据，以及来源、检测和验证方法、基因型信息、上下游序列、人群频率等信息	https://www.ncbi.nlm.nih.gov/SNP/
染色体结构变异数据库 dbVar	NCBI 中用于储存物种结构变异的数据库，即大于 50bp 的变异，包括插入、删除、重复、倒位、易位、移动元件及其他复杂变异	https://www.ncbi.nlm.nih.gov/dbvar/
千人基因组计划数据库（1000 Genomes Project）	1000 Genomes Project 对来自世界各地的 26 个不同人群的大量样本进行测序，为人类遗传变异提供了综合性资源。所有相关数据是免费公开的	https://www.1000genomes.org
人类基因突变数据库 HGMD	整合了已发表的导致人类遗传病的基因病变的综合性数据库，截至 2021 年已收录了超过 35 万个条目	https://www.hgmd.cf.ac.uk

注：NCBI 为美国国家生物技术信息中心

第四节　人类基因组学研究策略

在基因组学研究中，最常见、最有效的工具就是测序技术。通过该技术，研究者已经实现了对数千个不同物种基因组的测序和分析。多年来，这一技术经历了一系列创新并发展出不同的分支，每一种都有其独特的功能和优势以达到不同的研究目的。本节中，我们将重点介绍不同的测序技术以及与之对应的研究策略。

一、全基因组测序

全基因组测序（whole genome sequencing，WGS），即对生物体整个基因组序列进行测序，可以获得完整的基因组信息。WGS一般用于确定生物体的完整基因组序列，其目的是准确检测出每个样本基因组中的变异。WGS主要有两种策略，分别是逐步克隆法（clone by clone）和全基因组鸟枪法（whole genome shotgun）（图2-7）。

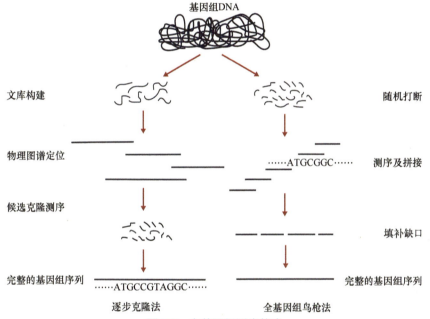

图 2-7　全基因组测序策略

逐步克隆法是较为传统的测序策略，需要首先构建以染色体为单位的遗传图谱，再利用大片段插入子基因组文库，如细菌人工染色体（bacterial artificial chromosome，BAC）、P1衍生人工染色体（P1-derived artificial chromosome，PAC）等获得物理图谱，而后选择合适的克隆逐个测序，最后参照物理图谱将相互关联的克隆连成大的重叠群（contig）。虽然逐步克隆法能得到高质量的序列信息，对计算机要求较低，但单构建图谱这一步就十分烦琐且受制于有限的物种，因而被逐渐淘汰。

高通量测序出现后，全基因组鸟枪法成为主要的测序策略。鸟枪法的思路相对简单，将全基因组随机打断后，建立大小为2kb左右的基因组文库，并对文库中的每一个克隆进行测序，而后根据克隆重叠序列进行片段拼接。这种方法速度快、成本低，但对拼接算法要求较高。此外，人类基因组中有大量重复序列，容易导致拼接判断错误，因此需要长片段文库作为补充。

第三代的纳米孔测序技术很好地弥补了鸟枪法的缺陷。纳米孔测序技术依赖于纳米级别的蛋白质孔，单链DNA分子能够在电流驱动下有序通过纳米孔，并实现实时测序。除通量高、用时短、测序仪便于携带外，纳米孔技术最突出的特点就是读段长，最大读长可达到2.2Mb，平均读长超过23kb。利用纳米孔技术提供的超长DNA片段，研究人员能够更轻松地组装基因组序列，解析之前难以测序的复杂DNA区域。

二、全外显子组测序

不同于 WGS，全外显子组测序（whole exome sequencing，WES）只对全基因组的蛋白质编码区域的 DNA 序列进行捕获并富集，而后进行高通量测序。WES 的优势在于其性价比较高、数据分析也更为简单，能够直接发现与蛋白质功能相关的遗传变异，是目前应用频率最高的测序方法。由于外显子只占基因组的很小一部分（为 1%～2%），测序捕获区域小，因而 WES 能够做到更高深度测序，检测到更多罕见变异，同时降低测序费用和存储空间。此外，人类基因组中大多数已知的致病变异都发生在外显子区域，因此，WES 在实际应用中具有重要意义。然而，WES 的缺陷也十分明显，它仅用于研究已知基因的点突变、插入或缺失位点等，不适用于基因组结构变异的研究。

目前，WES 越来越多地应用于超声异常的产前诊断中，作为常规核型分析、染色体微阵列分析（chromosomal microarray analysis，CMA）等方法的补充，能够更好地阐释表型异常的原因，提高罕见遗传病的诊断率。WES 应用的同时也带来了一系列伦理挑战，如临床意义不明的变异、意外发现的诊断解释与知情义务、假阴性/假阳性报告的风险等。

三、靶向测序

靶向测序是对目的基因组区域进行遗传变异位点检测，获得指定目标区域遗传变异信息的测序技术，上文中的 WES 也可以认为是靶向测序的一种。靶向测序主要通过多重 PCR 和杂交捕获两条技术路线实现对目标 DNA 序列的富集。多重 PCR 是在一个体系中进行多个 PCR 反应，在感兴趣的 DNA 两端设计引物，经过多轮反应目标区域就能够被显著富集。杂交捕获则需要针对目标区域设计探针，通过探针与 DNA 序列的结合将目标片段从基因组中抓取出来，实现目标富集。

与 WGS 及 WES 相比，靶向测序能够获得目标区域更高的测序深度和覆盖度，提供更好的数据准确性，提高目标区域检测效率。此外，它缩短了研究周期、降低了测序成本，适合对大规模样本进行研究。靶向测序的常见应用有遗传病诊断、肿瘤伴随诊断、免疫治疗疗效预测等。在肿瘤伴随诊断中，通过检测各类型癌症相关的生物标志物，了解肿瘤突变负荷，针对性地选择对应的靶向/免疫疗法，改善肿瘤治疗效果。目前，市场上已有许多开发成熟的"基因包"（panel）以供不同需求的患者选择。

四、DNA 甲基化测序

DNA 甲基化是指在 DNA 甲基转移酶（DNA methyltransferase，DNMT）的作用下将甲基选择性添加到胞嘧啶上形成 5-甲基胞嘧啶的过程。DNA 甲基化是重要的表观遗传学修饰之一，在维持细胞功能、胚胎发育和肿瘤发生发展等方面起着重要作用。获得目标区域胞嘧啶位点的甲基化水平数据，对表观遗传学的时空特异性研究具有重要意义。

重亚硫酸盐测序（bisulfite sequencing，BS-seq）是目前 DNA 甲基化研究公认的"金标准"。用重亚硫酸盐处理 DNA 文库，能够优先将未甲基化的胞嘧啶（C）转化为尿嘧啶（U），并在测序结果中显示为胸腺嘧啶（T），通过 C 和 T 的数量比例可计算出该位点的甲基化水平（图 2-8）。BS-seq 应用范围广，能够最大限度地获取完整的全基因组甲基化信息，精确绘制甲基化图谱。然而，BS-seq 需要已知的 DNA 参考序列进行对照，不适用于未知基因组的生物，且重亚硫酸盐处理存在转化不足或过度转化的问题，会导致甲基化率估计出现偏差。

随着 DNA 羟甲基化的发现，研究人员发现 BS-seq 并不能区分 DNA 甲基化（5mC）和 DNA 羟甲基化（5hmC），因此，在 BS-seq 基础上引入化学氧化法，以提高 DNA 甲基化检测精确度，同时实现 DNA 羟甲基化的单碱基水平检测。由此建立了——氧化重亚硫酸盐测序（oxidative bisulfite sequencing，oxBS）。在实际应用中，还可以引入限制性内切酶对基因组进行酶切，以及富集启动子、增强子等重要的表观调控区域，而后再进行重亚硫酸盐测序。这种方法称为简化代表性亚硫酸氢盐测序（reduced representation bisulfite sequencing，RRBS）技术，又称简化基因组甲基化测序，该方法能够显著提高 CpG 富含区域的测序深度，在重点关注区域获得高精度的分辨率，同时降低测序成本，在大规模临床样本中具有广泛的应用前景。

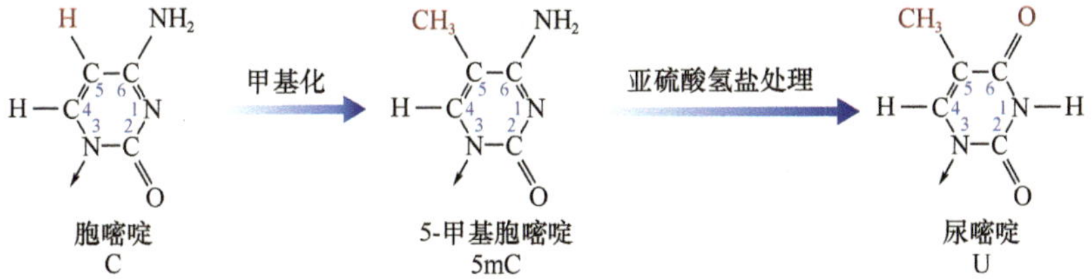

图 2-8　重亚硫酸盐测序原理

　　不同于之前的测序平台，第三代测序方法能够在测序过程中直接检测到碱基修饰。三代测序平台中，ONT 和 PacBio 分别能够根据碱基通过纳米孔的电信号变化或 DNA 聚合酶合成 DNA 序列时的脉冲信号差异来鉴定碱基甲基化。除较为常见的 5mC 甲基化位点外，6mA 和 4mC 等非主流位点的甲基化修饰也能较完整地检测。虽然三代平台的甲基化测序在性价比、应用广泛性等方面仍有欠缺，但这些方法给未来的 DNA 的修饰测序带来了更多可能。

五、染色质特性研究技术

　　DNA 测序技术除可用于 DNA 遗传变异和表观修饰的检测外，还可用于染色质的特性研究。以下将重点介绍研究蛋白质与 DNA 互作的 ChIP-seq、研究染色质开放性的 ATAC-seq，以及研究染色质三维结构的 Hi-C 等 3 种重要的染色质特性研究技术。

　　染色质免疫沉淀测序（chromatin immunoprecipitation sequencing，ChIP-seq）技术是研究细胞内蛋白质与 DNA 相互作用的经典方法，可在全基因组范围对特定蛋白的 DNA 结合位点进行筛选与鉴定，主要用于转录因子或组蛋白的 DNA 结合序列研究。ChIP-seq 利用抗原-抗体的特异性识别反应，在生理状态下，把细胞内与目标蛋白质结合的 DNA 交联（DNA cross-linking）并沉淀下来，再通过去交联释放富集得到的 DNA 片段，最后测序获得的 DNA 序列。

　　利用转座酶研究染色质可及性的高通量测序（assay for transposase-accessible chromatin with high throughput sequencing，ATAC-seq）技术是目前染色质构象研究领域的主流方法之一。ATAC-seq 依赖于 Tn5 转座酶的活性，通过 Tn5 转座酶对某特定条件下开放的核染色质区域进行切割，并对其进行高通量测序，进而获得在该特定条件下基因组中所有转录活跃的调控序列。与其他染色质可及性分析方法相比，ATAC-seq 的主要优势在于其简单性，实验步骤相对较少，文库生成过程可在一天内完成。此外，ATAC-seq 灵敏度较高，仅需要少量细胞就可以进行实验，尤其是在起始材料数量有限的研究中，如流式分选或从遗传修饰的胚胎中得到的细胞，甚至是单细胞。ATAC-seq 目前已成为在全基因组范围内进行染色质可及性分析的首选方法，大量应用于胚胎发育、精神疾病遗传基础、肿瘤发病机制等方向的研究。然而，该技术的不足之处在于目前对 Tn5 转座酶切割的序列偏好性了解较为有限，而且低细胞数量水平的测序数据准确性也有待进一步提高。

　　高通量染色体构象捕获（high-throughput chromosome conformation capture，Hi-C）技术是在染色体构象捕获（chromosome conformation capture，3C）技术的基础上，结合高通量测序和生物信息学分析，研究全基因组范围内染色质空间位置的方法。运用 Hi-C 技术，能够将空间结构邻近的 DNA 通过交联富集，而后进行高通量测序，根据测序深度获得相对应的高分辨率的调控元件相互作用图谱，全面地阐述染色质三维结构。与其他 C 技术（3C、4C、5C）不同，Hi-C 技术基本解决了覆盖度低的问题，实现全基因组覆盖，检测所有的未知互作区域。将 Hi-C 技术与 RNA-seq、ChIP-seq 等组学数据进行联合分析，能够从基因调控网络和表观遗传网络两个方面来阐述生物体性状形成的相关机制，是目前较为常用的分析方法。

六、全基因组关联分析

全基因组关联分析（genome-wide association study，GWAS）是一种在全基因组范围内研究性状与基因型关联的技术方法。利用群体水平的统计学分析，GWAS 能够识别与复杂疾病风险有关的遗传标记，从而揭示与疾病密切相关的基因。一般而言，GWAS 利用大量患者和健康人群的全基因组数据进行筛选比较，确定相对于健康人群而言更多出现在疾病患者身上的遗传标记（如 SNP 或 CNV），同时了解基因在疾病中的贡献，更好地开发疾病预防和治疗方法。

自 2005 年第一个针对年龄相关性黄斑变性的 GWAS 研究发表后，如今已有超过 1800 种疾病的 GWAS 研究，包括多种肿瘤，并已发现了数千个 SNP 关联。GWAS 研究显示，大多数癌症的大部分遗传风险是多基因的，并已检测出数个高外显率易感基因，包括乳腺癌和卵巢癌的 *BRCA1* 和 *BRCA2*，结直肠癌的 *APC*、*MLH1* 和 *MSH2*，黑色素瘤的 *CDKN2A* 等基因。

相较于专门检测少量候选基因位点的方法，GWAS 的优势在于可以对基因组内的相关基因异常进行全面扫描，但是 GWAS 通常涉及大量的基因组数据，需要花费大量时间和费用。目前，这一问题已通过基因组数据库的共享数据得到缓解。然而，GWAS 分析得到的遗传标记实际上并不一定与研究的目标疾病有关，不常出现的遗传变异在 GWAS 方法中也表现较差。纵使 GWAS 检测到了许多遗传变异或染色体畸变与疾病之间的新关联，但由于外显率低、公共影响有限，以及缺乏有力的验证，而受到了较多局限。因此，GWAS 只能作为疾病风险标志的初步筛选，而不能作为发病机制的研究方法。总体而言，GWAS 方法较好地建立了基因组与疾病表型之间的桥梁，为我们了解复杂疾病的发病机制提供了更多的线索。

七、单细胞组学与空间组学

多细胞生物包含功能、形态和基因表达不同的细胞类型，而传统的研究方法得到的是群体细胞表达的平均值结果，因而具有较大的局限性。技术手段的发展使得分析单细胞以识别不同水平的异质性成为可能，由此发展出单细胞组学（single-cell omics）。通过对大块组织样本的有效分离，单细胞组学能够实现对来自不同细胞状态的异质细胞群进行单细胞分析，可以在 DNA、RNA、甲基化 DNA、蛋白质、代谢物等不同层次上进行单细胞分辨率的研究。单细胞测序及数据分析能够研究细胞之间的变异和调控关联，在生殖医学、再生医学、肿瘤及个性化医疗方面有着广泛的应用。

一般通过酶消化或机械扰动的方式将大块样品制成细胞悬液，并尽量减少对细胞完整性的破坏，而后通过流式细胞仪、激光捕获显微切割、连续稀释或微流控技术等方法实现单细胞分离并测序。目前，单细胞转录组测序（single-cell RNA sequencing，scRNA-seq）技术较为成熟，具有细胞通量高、细胞捕获率高的优点，为细胞异质性研究、细胞图谱构建等研究做出了巨大贡献（详见第十三章）。单细胞全基因组测序则涉及对单个细胞的微量基因组进行扩增，从而获得高覆盖率的基因组，用于揭示细胞群体差异和细胞间进化关系。不同扩增方法会影响基因组的测序覆盖率，带来富含 GC 区域的扩增偏差及等位基因脱落等问题。因此，开发高保真、无偏差的全基因组扩增方法是单细胞全基因组测序进一步发展所必需的。在表观遗传学方面，单细胞水平的进展仍较为有限，目前单细胞亚硫酸氢盐测序（single-cell bisulfite sequencing，scBS-seq）能够识别到全基因组中 50% 的 CpG 位点。单细胞表观遗传异质性的信息将有助于更好地了解癌症干细胞，预防肿瘤复发。

单细胞分离技术及全基因组、转录组扩增技术的进步为单细胞组学领域带来了巨大的进步，使我们能够更好地理解生命系统的复杂性和异质性。未来，通过实验技术和单细胞数据分析算法的进步，希望单细胞组学能有更多的适用研究场景。本书第十三章将对单细胞测序原理、方法和应用进行详细讨论。

在单细胞组学中，为了探究细胞异质性，需要将大块样本解离为单细胞悬液并分离，在此过程中，细胞丢失了原本在组织中的空间信息。而在细胞命运决定机制、细胞谱系追踪等研究中，空间位置的信息尤为重要。因此，研究人员在传统定量层面上进一步引入了空间分布及结构特征，发展出了空间组学（spatial omics）。空间组学强调细胞的空间位置信息，延伸出空间基因组学、空间转录组学、空间蛋白组学、空间代谢组学等多种方法策略。目前应用最为广泛的是空间转录组学（spatial transcriptomics，ST）技术，通过不同位置上的高通量转录组测序技术，将基因表达的时间特异性和空间特异性有机结合，获得相对完整的基因表达图谱。现有的空间转录组学方法能够利用基因芯片将样本位置信息保留在芯片上，再利用高通量测序技术对每个捕获区域上的RNA进行测序，最后将测序结果叠加回组织图像上，从而生成完整的组织切片基因表达图像。空间转录组学的应用方向包含了免疫学、肿瘤学、病理学、神经科学及发育生物学等各个方向。目前 ST 尚未实现单细胞分辨率，因此，将单细胞转录组数据与其进行锚定和整合，可以补充 ST 的结果，进而获得目标组织的三维空间转录组图谱。

第五节　人类基因组与疾病

随着基因组学研究的发展，亟待解决的首要问题是基因组序列及表达的变异在多大程度上影响了疾病发生的可能性。正如上一节所提及的，基因多态性能够影响基因的表达和活性，直接或间接影响疾病的易感性。然而基因组与疾病之间的联系能否转化为因果关系，并朝着精准医学及系统医学的方向迈进，还需要更多的研究支持。由此，基因组医学应运而生。

基因组医学是指利用患者的基因组信息及基因表达衍生物，做出更有利于患者的医疗决定。通过获取患者不同组学水平的信息，医师有望提出针对个体的独到医疗见解。常见的方法包括使用 SNP 微阵列芯片对疾病的候选基因变体进行基因分型、使用测序或微阵列方法检测 SNV、CNV、插入缺失等突变、使用 RNA 测序方法分析健康和疾病组织中基因的表达差异，如癌症与癌旁组织，从而确认疾病发生或进展的生物标志物或与耐药性相关的生物标志物等。这些分析在确定和监测个体治疗方案和药物使用剂量、预测患者的反应和治疗结果、确定个体对疾病的易感性，以及实施预防医学方面具有极高的应用价值。基因组医学正在迅速改变医学领域，特别是在罕见遗传病和多基因病等方面。

基因组医学促进了精准医疗的发展。精准医疗（precision medicine），也称个性化医疗（personalized medicine），旨在通过组学技术，充分考虑基因的个体差异，根据已确定的遗传因素管理个体对疾病的风险和易感性，为常见病和罕见病的预防及治疗创造新的突破口。随着对多基因病的研究和对不同表型与个人生活方式/环境之间相互作用的理解，精准医疗中的管理和预防已经囊括了生活方式的改变，并将它们对疾病发展可能产生的影响考虑其中。

随着基因组和精准医疗概念的发展，出现了"系统医学"的概念，即将健康和疾病视为人体的整体反应。系统医学是一种跨学科的医学方法，通过数据收集、网络构架、动态模型建立等方法，将统计学、数学和计算学概念转化为系统医学的临床应用，从而达到改善疾病预防、诊断、针对性治疗和预后的目的。例如，在帕金森病的研究中，研究人员能够利用机器学习研究帕金森病患者的临床参数、神经影像学和组学数据等，通过多数据源的集成更全面地了解帕金森病。事实上，随着系统医学的出现，基因组医学和个性化医学的目标正在迅速成为现实。

思　考　题

1. 你所关注的疾病当前面临的主要问题是什么？分别从诊断、分型、治疗和预防等方面进行思考，该疾病目前尚未解决的难点是什么？通过基因组学分析能否解决？

2. 如何研究非编码 RNA/非基因序列的功能？所用的技术手段可能有哪些？

3. 遗传背景对常见肿瘤或其他疾病的影响如何？有无共性基础？

4. 体细胞突变会直接导致肿瘤或其他遗传病吗？如果不会，可能会有哪些作用？

5. 如何看待 GWAS 分析得到的遗传变异对个体的预警作用？

6. 如何在研究中发挥单细胞分析与大体样本检测分析的互补作用？

（韩泽广）

第三章 人类染色体病的遗传机制及研究方法

染色体（chromosome）承载了物种世代相传的遗传信息。染色体一词来源于希腊语 chroma（颜色）和 soma（小体），因为是可以被染色的物体，所以被命名为染色体。人类的绝大部分基因位于染色体上，因此，染色体是遗传物质——基因的载体。使用光学显微镜就可以观察到细胞分裂过程中的染色体。

20 世纪 50 年代前，由于染色体制备技术的局限，难以在显微镜下对细胞核中重叠和缠绕在一起的染色体进行分辨及计数。最初美国遗传学权威、得克萨斯大学校长佩因特（Painter）在 1921 年提出了人类染色体数目为 48 条的结论。直到 1956 年，瑞典隆德大学遗传学研究所美籍华裔学者蒋有兴（Tjio JH）和瑞典学者莱文（Levan）通过实验才明确了人细胞中的染色体总数为 46 条。正是因为明确了正常人类染色体的数目并改良了染色体制备的实验手段，后来才能发现染色体数目或结构异常导致的染色体病，人类染色体病的研究和诊断水平得以突飞猛进。

细胞遗传学（cytogenetics）是一门研究染色体和细胞分裂的学科。自 20 世纪 50～60 年代建立了染色体常规制备技术后，70 年代显带技术的发明为细胞遗传学开启了崭新的阶段，90 年代荧光原位杂交技术的应用更是细胞遗传学的另一个里程碑，其他发展中的技术，如比较基因组杂交、染色体微阵列分析等对于人类基因组的认识和遗传病的研究发挥了巨大的推动作用。

第一节 人类染色体的结构和命名

一、人类染色体的结构

（一）人类染色体的形态和结构

本书第二章已对染色质结构进行了介绍。在细胞分裂中期，基因不再转录，染色质被最大程度压缩成杆状，每条染色体由两条染色单体（chromatid）或姐妹染色单体（sister chromatid）组成，这是在细胞周期的合成即 S 期 DNA 复制的结果。

染色单体在着丝粒（centromere）即主缢痕（primary constriction）处连接。着丝粒由数百 kb 的重复序列 DNA 构成，是纺锤丝固着的部位，也是细胞分裂时染色体最后分离的部位。经秋水仙碱（colchicine）处理后，纺锤丝被破坏，使原来已纵裂的染色体在着丝粒处不能分开，故此时的染色体似 "X" 形或 "∧" 形（图 3-1）。

着丝粒把整条染色体分成两部分，上方较短的部分称为短臂（short arm），用 p 表示；而下方较长的部分称为长臂（long arm），用 q 表示。另外，有些染色体的长臂或短臂上可见除着丝粒外的收缩凹陷，称为次缢痕（secondary constriction）。

每个染色体臂的末端被称为端粒（telomere），端粒在封闭染色体末端和维持其结构完整性方面起着至关重要的作用。端粒在整个进化过程中高度保守，由串联重复 DNA 序列组成，人类为（TTAGGG）n。在 DNA 复制过程中，串联重复 DNA 序列逐渐减少，直到临界长度时细胞不能再次分裂并由此衰老。这是正常细胞的老化过程，大多数细胞无法分裂超过 50～60 次。异常增高的端粒酶活性使端粒不会因为细胞分裂而缩短，在某些肿瘤中被认为是细胞恶性变的重要原因。本书第八章将对端粒酶活性与肿瘤进行进一步讨论。

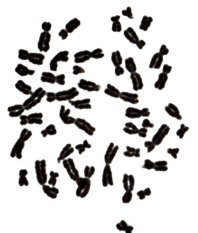

图 3-1　人类染色体的形态

（二）人类染色体的分类和分组

1. 人类染色体的分类 人类染色体通常按照着丝粒的位置分为 3 种。中着丝粒染色体（metacentric chromosome）被位于中央的着丝粒分成大致等长的双臂；亚中着丝粒染色体（submetacentric chromosome）由偏离中心的着丝粒分成长度明显不同的双臂；近端着丝粒染色体（acrocentric chromosome）的着丝粒接近染色体的末端。人类近端着丝粒染色体的短臂上方存在球形小体，通过次缢痕与染色体主要部分相连，称之为随体（satellite），含高度重复编码核糖体 RNA 的序列，在细胞分裂间期形成核仁。

端着丝粒染色体（telocentric chromosome）的着丝粒位于染色体的顶端，没有短臂。正常的人类染色体中不存在端着丝粒染色体，只偶尔在染色体重排中出现。一些其他物种，如小鼠的正常染色体类型为端着丝粒型。

2. 人类染色体的分组 正常人类体细胞中共有 46 条染色体，根据相对长度（染色体的长度占正常单倍体长度总和的百分比）、臂比率（长臂和短臂长度的比值）、着丝粒指数（短臂的长度占整条染色体长度的比例）和随体的有无，将这 23 对染色体分为 A、B、C、D、E、F、G 共 7 个组，A 组最大，G 组最小（表 3-1）。1~22 号为常染色体，是男女共有的 22 对染色体；其余一对随男女性别而异，为性染色体，女性为 XX，男性为 XY；X 染色体列入 C 组，Y 染色体列入 G 组（图 3-2）。

表 3-1 人类染色体分组与各组染色体形态特征

组别	染色体编号	区别特征
A	1、2、3	大型中着丝粒染色体，1 号常见次缢痕
B	4、5	大型亚中着丝粒染色体
C	6、7、8、9、10、11、12、X	中型亚中着丝粒染色体，9 号常见次缢痕
D	13、14、15	中型近端着丝粒染色体，均有随体
E	16、17、18	小型亚中着丝粒染色体，16 号常见次缢痕
F	19、20	小型中着丝粒染色体
G	21、22、Y	小型近端着丝粒染色体，除 Y 外，均有随体

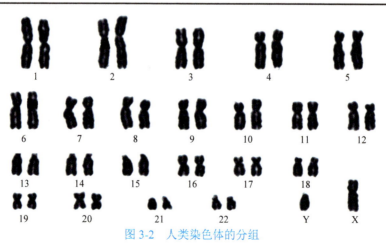

图 3-2 人类染色体的分组

二、人类染色体的命名

人类细胞遗传学命名的国际体制（International System for Human Cytogenomic Nomenclature，ISCN）在国际上被广泛应用，该体制提供了人类细胞遗传学命名的完整体系。自 1960 年丹佛会议起，先后召开了伦敦会议（1963 年）、芝加哥会议（1966 年）、巴黎会议（1971 年）和墨西哥会议（1976 年），并于 1977 年斯德哥尔摩会议后将前述几届会议报告整理为《人类细胞遗传学命名的国际体制（1978）》，即 ISCN（1978）。该体系内容在 1981 年、1985 年、1991 年、1995 年、2005 年、2009 年、2013 年和 2016 年相继完善更新，目前最新版本为 ISCN（2020）。

利用一系列的显带技术可以使染色体呈现出各种带型，每条染色体从着丝粒到端粒的每个臂上的区带模式都被 ISCN 编号，并被详细地显示出来。使用 ISCN 系统，任何特定的区带、DNA 序列和基因定位，以及染色体异常都能被清楚而精确地描述。

第二节　人类染色体畸变及其细胞和分子生物学效应

一、人类染色体畸变

染色体畸变（chromosome aberration）是指体细胞或生殖细胞内染色体发生异常改变。异常可分为染色体数目畸变（chromosome numerical aberration）和染色体结构畸变（chromosome structural aberration），可能涉及一条或更多的常染色体、性染色体或同时涉及两者。

染色体数目畸变可分为整倍体（euploid）、非整倍体（aneuploid）和嵌合体（mosaic）。染色体数目畸变由染色体不分离（non-disjunction）等因素造成，最为常见的是非整倍体畸变，是染色体数目非整倍地增加或缺失而导致的异常，即增加或丢失了一条或数条染色体，进而导致染色体病。

染色体结构畸变起因于染色体断裂之后的重排（rearrangement），染色体结构畸变存在多种类型（图 3-3）。染色体自发性交换发生频率低，但可以被多种因素所诱导，诸如电离辐射、某些病毒感染，以及多种化学物质等。与染色体数目畸变类似，结构重排可以出现于某个人的所有细胞或以嵌合体形式存在。

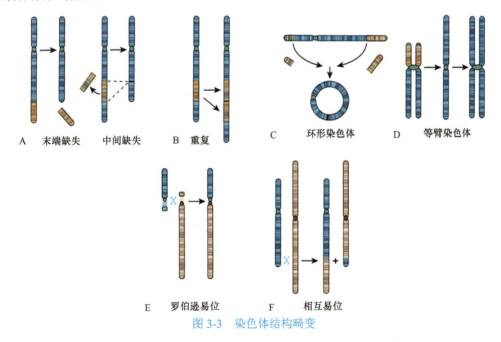

图 3-3　染色体结构畸变

二、人类染色体畸变的细胞和分子生物学效应

（一）染色体数目畸变的分子和细胞生物学效应

1.整倍体　三倍体（triploid）或四倍体（tetraploid）的整倍体畸形较为罕见，因涉及所有基因数量异常，影响众多生化代谢过程，故病情较为严重。胚胎细胞有丝分裂中形成三极或四极纺

锤体，染色体数目不等地分散在 3 个或 4 个赤道板上，导致分裂后期和子细胞内染色体不规则地分布，破坏了子细胞中基因间的平衡，严重地干扰了胚胎和胎儿正常发育，容易导致自发流产。四倍体都是 92，XXXX 或 92，XXYY，意味着四倍体起源于早期的合子染色体不分离。

2. 非整倍体　三体（trisome）因为基因组剂量增加破坏了染色体的平衡，三体可能存在于基因组中的任何部分，但是涉及整条染色体的三体大多无法存活。活产婴儿中最常见的三体类型是 21-三体，95% 的 21-三体患者为 47，XX（XY），+21。在活产婴儿中还存在 18-三体和 13-三体，因为13、18 和 21 常染色体上的基因数量相对较少，其他常染色体三体在大多数情况下是致死的。

单体（monosomy）因为基因组剂量减少破坏了染色体的平衡，一整条染色体的单体特别是常染色体单体通常是致死的，胚胎无法正常发育而导致流产。只有 X 染色体单体例外，Y 染色体单体同样致死。

（二）染色体结构畸变的分子和细胞生物学效应

1. 缺失（deletion）　细胞分裂时，纺锤丝不能附着在无着丝粒的片段上，致使它们在细胞分裂过程中缺失。末端缺失（terminal deletion）和中间缺失（interstitial deletion）都会丢失无着丝粒片段，丢失的片段大小不同将导致不同的生物学效应。大片段的缺失甚至在杂合状态下也是致死的；小片段缺失即使能存活，也会出现异常表现。如果缺失的部分包括某些显性基因，因同源染色体处于半合子状态，隐性突变基因也可以导致表现型效应，即为假显性（pseudodominance）。

2. 重复（duplication）　重复的危害性相对小于缺失，但配子内的重复可由基因的剂量效应导致染色体不平衡（如部分三体），还可因重复的部位产生位置效应，例如，染色体断裂所造成的重复可能打断基因的连续性，这样的重复往往导致表型的异常。位置效应也可由于基因位置变化而改变基因原有的邻近关系，从而引起某种表型改变。

3. 易位（translocation）　常见的易位携带者个体因染色体平衡易位（图 3-4A）可没有明显的临床异常，但在其产生配子减数分裂粗线期时，由于同源部分的联会配对会形成特征性的四价体（quadrivalent）（图 3-4B）。分裂后期，染色体如果两两分离向细胞两极移动，可有 3 种形式，即相间分离（alternate segregation）、相邻分离-1（adjacent-1 segregation）和相邻分离-2（adjacent-2 segregation）。图 3-4C 是以母源性 2 号染色体长臂 2 区 1 带和 5 号染色体长臂 3 区 1 带相互易位为例，染色体两两分离产生配子的图解。

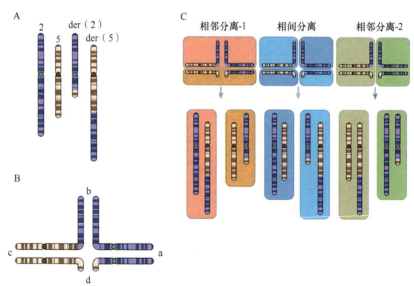

图 3-4　平衡易位携带者配子染色体联会配对两两分离

A. 2 号和 5 号染色体长臂平衡易位，der 示衍生染色体；B. 减数分裂中四价体的形成，其中 a、b、c、d 分别表示染色体末端；C. 减数分裂中染色体联会配对两两分离相间分离产生配子时两条正常染色体游离向一极，两条易位的衍生染色体游离向另一极，两种类型的配子都是平衡的，一个完全正常，另一个携带有易位畸变，但没有重复也没有缺失，都具有完整的染色体组分。

相邻分离-1与相邻分离-2都产生不平衡配子，因为每个配子都同时带有正常和易位的染色体，既有重复又存在缺失。在相邻分离-1中，同源着丝粒各自分离进入子细胞，而在相邻分离-2（罕见类型）中，同源着丝粒全部进入同一子细胞。

另外，尚存在3：1分离，即4条染色体中1条独自游离向一极，其余3条游离向另一极，这种分离方式可产生8种异常配子，每种都同时具有数目和结构畸变。

总的结果可形成18种配子。其中，仅一种配子是正常的，一种是平衡易位的，其余16种都是不平衡的。与正常配子受精后，所形成的合子中，大部分都将形成单体或部分单体、三体或部分三体，导致流产、死胎或畸形儿（表3-2）。

表3-2　相互易位携带者产生的18种配子及与正常配子受精后的合子类型

分离形式	分离后配子类型		与正常配子受精后产生的合子类型
相间分离	ab	cd	46，XX（XY）
	ad	cb	46，XX（XY），t（2；5）（q21；q31）
相邻分离-1	ab	cb	46，XX（XY），der（5）t（2；5）（q21；q31）
	ad	cd	46，XX（XY），der（2）t（2；5）（q21；q31）
相邻分离-2	ab	ad	46，XX（XY），+der（2）t（2；5）（q21；q31），–5
	cb	cd	46，XX（XY），–2，+der（5）t（2；5）（q21；q31）
	˙ab	ab	46，XX（XY），+2，–5
	˙ad	ad	46，XX（XY），der（2）t（2；5）（q21；q31），+der（2）t（2；5），–5
	˙cb	cb	46，XX（XY），–2，der（5）t（2；5）（q21；q31），+der（5）t（2；5）
	˙cd	cd	46，XX（XY），–2，+5
3：1分离	ab	cb　cd	47，XX（XY），+der（5）t（2；5）（q21；q31）
	ad		45，XX（XY），der（2）t（2；5）（q21；q31），–5
	ad	cb　cd	47，XX（XY），t（2；5）（q21；q31），+5
	ab		45，XX（XY），–5
	ab	ad　cd	47，XX（XY），+der（2）t（2；5）（q21；q31）
	cb		45，XX（XY），–2，der（5）t（2；5）（q21；q31）
	ab	ad　cb	47，XX（XY），+2，t（2；5）（q21；q31）
	cd		45，XX（XY），–2

* 着丝粒和互换点之间交换

由于相互易位携带者总是以相间分离方式产生平衡配子，非同源染色体上基因间的自由组合受到严重限制，类似于同源染色体上的基因连锁，称为假连锁（pseudolinkage）。

4. 倒位（inversion）　倒位携带者可无表型异常，但它对后代会产生影响，带有任何类型倒位的携带者都有产生异常配子的风险。倒位存在时，染色体在第一次减数分裂时会形成倒位环（inversion loop）。重组存在就容易产生异常配子，究竟是形成正常还是倒位的异常配子，决定于重组发生的位置和重组片段的长短。

当臂内倒位（paracentric inversion）时，环内两条非姐妹染色单体间发生单体交换，随后形成的4条染色体中有2条是非交换的染色体，其中一条正常，另一条为倒位染色体（图3-5A），通常只有含有非交换染色体的配子才能产生可存活的后代。两条交换染色体中的一条是双着丝粒染色体，导致形成带有缺失的配子；另一条是无着丝粒染色体，不能向两极移动而丢失，含有此种染色体的子代一般无法存活。

若为臂间倒位（pericentric inversion），减数分裂的 4 个产物中，2 个是原来的非交换染色体，其中一条为非倒位，另一条为倒位，通常只有具备 2 条完整基因的染色体的配子才能产生存活的后代；另两条则是交换的产物，可导致同时含有染色体片段重复与缺失的异常配子，重复和缺失的片段远离倒位部位（图 3-5B）。臂间倒位携带者产生不平衡核型患儿的风险为 5%～10%，每一种臂间倒位都与特定风险相关联，与倒位片段长度和所含基因有关。相对而言，长的臂间倒位比短的臂间倒位对子代的影响小，因为长倒位发生异常重组的可能性较小。

倒位的遗传学效应可以抑制或显著降低基因的重组交换。倒位携带者由于非姐妹染色单体在倒位环内发生单次交换，而致交换的产物存在缺失或重复，不能形成正常配子，这在很大程度上减少了交换的发生，此现象称为交换抑制。但如果在倒位环内发生双次交换，则可恢复正常的基因组成。

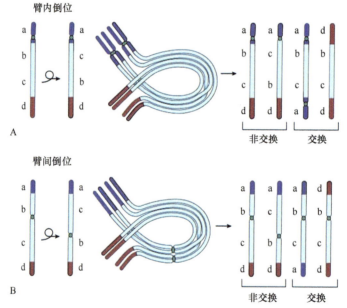

图 3-5　倒位携带者配子染色体联会配对两两分离

第三节　人类染色体病

人类染色体数目或结构异常导致的疾病为染色体病（chromosomal disorder）。这类疾病的实质是染色体上的基因或基因群的增减或基因位置的改变，影响了众多基因的表达和作用，破坏了基因的平衡状态，造成机体发育障碍或功能异常。染色体异常多见于自发流产胎儿。少数即使能活到出生，也往往出现生长和智力发育迟缓、性发育异常及先天性多发畸形等。目前，染色体病主要通过遗传咨询和产前诊断予以预防。

活产婴儿中可见的整倍体畸形即多倍体（polyploid）异常，包括三倍体和四倍体。多倍体胎儿多发生早期流产，即使出生也无法长期存活。三倍体个体基因型的表达依赖额外染色体组的来源：额外的染色体组若为父系，其所产生的三倍体往往有一个异常的胎盘并且被归类为部分葡萄胎；若额外的染色体为母系，胎盘通常很小，妊娠早期就可能导致自发性流产。四倍体胎儿更易发生早期流产，在活产婴儿中罕见。因此，本节主要介绍常见的几种非整倍体异常染色体病和结构异常染色体病。

一、唐氏综合征

唐氏综合征（Down syndrome）即 21-三体综合征（21-trisomy syndrome），是目前最常见的染色体病，其发生率在新生儿中是 1/850，年龄高于 35 岁的孕妇产下唐氏综合征患儿的风险较高。唐氏综合征在 1866 年被首次描述，1956 年确证唐氏综合征的患者有 47 条染色体，额外增加了一条 21 号染色体。唐氏综合征患者出生时肌张力减退，具有特殊的面容，即内眦赘皮、鼻扁平、耳位低、口张开和舌伸出口外；身材矮小，小手指内弯并缩短，掌纹多呈通贯掌，足第 1 趾和第 2 趾之间距离增大；智力低下是唐氏综合征最严重的症状之一，其智商通常只有 20～60，平均寿命 55 岁；近 50% 的患者有先天心脏畸形；患者还存在寰枢椎不稳定、胃肠道梗阻和甲状腺功能减退等，罹患白血病的比例也较高。

约 95% 的唐氏综合征患者是由于亲代生殖细胞减数分裂时染色体不分离，多了一条 21 号染色体，即为游离型 21-三体。发生率和母亲的年龄增加有关，母亲染色体不分离通常出现在第一次减数分裂过程中，在父亲中则更多出现在第二次减数分裂时。约 4% 的唐氏综合征患者染色体总数为 46 条，畸变的染色体是 21 号染色体长臂和其他的近端着丝粒染色体之间发生相互易位（通常是与 14 号或 22 号染色体之间的相互易位），由此形成 21 号染色体长臂的部分三体，造成易位型 21-三体。与游离型 21-三体不同，易位型 21-三体的发生率和母亲的年龄无关，但母亲若是平衡易位携带者则易位型 21-三体的可能性较大。因此，易位型 21-三体诊断时必须对其父母和其他家庭成员同时进行染色体检查。21q21q 易位染色体是含有两个 21 号染色体长臂的染色体，可能是来源于 21 号染色体的等臂染色体而不是一种易位，虽然这种染色体组成的情况比较少见，但是这些携带者的后代只有两种可能，即 21-单体或 21-三体。换而言之，除 21-单体致死外，21q21q 的幸存者后代都是患者。约 1% 的唐氏综合征患者是嵌合体，这种患者的症状略轻微，但是患者间表型也有一定差异，这与机体中 21-三体细胞比例呈正相关。

唐氏综合征发病有基因剂量效应（gene dosage effect）和全基因组效应（genome-wide effect）两种主要的机制。

（一）基因剂量效应

基因剂量效应包括人类 21 号染色体（homo sapiens chromosome 21，HSA21）基因过度表达的直接效应和间接效应。21 号染色体一段长约 0.4Mb 的特定区域（21q22.1-q22.3）基因拷贝增加，产生的基因剂量效应与典型的表现型关系密切，称为唐氏综合征关键区（Down syndrome critical region，DSCR）。DSCR 中的基因包括：①与智力发育迟缓相关基因，如 SOD1 编码的过氧化物歧化酶活性增强会导致患者在胎儿期大脑中脂质过氧化反应增强；DSCAM 编码的细胞黏附分子参与神经系统分化，过度表达与先天性心脏病发生亦有关联；DSCR1 参与调节钙调磷酸酶，进而调控神经递质和激素释放、突触形成和基因转录。②与先天性心脏病相关基因，如 COL6A1/2 编码蛋白与Ⅵ型胶原四聚体连接构成特征性串珠状丝；KCNJ6 基因产物参与形成心脏电压依赖型 K^+ 通道，其异常会增加先天性心脏病风险。③与白血病相关基因，如 AML1 基因编码的蛋白是一种锌指类转录因子，在调控造血细胞的增殖、分化中发挥重要作用。在 HSA21 上的其他基因表达异常，如编码淀粉样前体蛋白的 APP 基因过度表达会增加患者对早发型阿尔茨海默病的易感性，其他易感基因还包括 DYRK1A、SUMO3、BACE2、ETS2 和 miR155 等。

（二）全基因组效应

额外 HSA21 基因表达的非特异性全局干扰导致整体生物稳态的破坏。产生全基因组效应的机制包括：①由 HSA21 上具有转录调控功能的基因异常造成，如 ADARB1（参与腺苷到肌苷 RNA 编辑）、组成性剪接因子基因 U2AF1 和磷酸化剪接因子的双特异性激酶基因 DYRK1A。②21 号染色体于特定区域有组织地存在差异表达基因，这类特定区域称为基因表达失调结构域（gene expression dysregulation domain，GEDD），GEDD 可使调控基因产物异常增加。③三维荧光原位杂交（3D-FISH）研究发现，额外的 HSA21 不会改变间期细胞核中染色体区域的整体组织，但会改变染色体的紧密性，并改变其他染色体在细胞核中的区域位置。④21-三体还改变了部分和（或）全局甲基化模式，与整倍体细胞相比（特别是在脑样本中）21-三体细胞中的甲基化程度更高，往往集中在单个基因的调控区。⑤线粒体功能障碍，表现为 ATP 产生减少、呼吸能力下降、线粒体膜电位的产生受损，以及线粒体结构的改变。这些改变的功能导致线粒体能量代谢和氧化应激紊乱，进而可能增加患者对各种疾病的易感性，包括智力残疾和阿尔茨海默病。线粒体功能障碍的分子基础涉及 NRIP1、SUMO3、DYRK1A、RCAN1、SOD1、APP 和 CBS 等候选基因。

相关表型的病因可能同时涉及两种机制。在其他非整倍体异常染色体病中也可能存在类似的发病机制，进而导致疾病发生。

二、克兰费尔特综合征

克兰费尔特综合征（Klinefelter syndrome）是于 1942 年被报道的人类性染色体异常的疾病。儿童时期有轻微学习困难，智商比未受累的兄弟姐妹和对照组低 10%～20%。青春期时明显表现出性腺功能减退，第二性征发育欠佳。成年时体形高瘦，大约 30% 的患者存在男性乳房发育，因为精液中没有精子即无精子症（azoospermia）而不育，睾丸小而软。通过经皮睾丸穿刺取精（testicular epididymal sperm aspiration，TESA）和卵细胞质内单精子注射（intracytoplasmic sperm injection）等技术，少数男性患者可获得生育能力。成年后骨质疏松症和乳腺癌的发病率增加。在青春早期进行睾酮治疗有利于第二性征发育并预防骨质疏松症。

此综合征在新生儿中发生率为 1/600，典型患者为 47，XXY。约 50% 的克兰费尔特综合征为父源因素导致，主要是由于精子第一次减数分裂时 X 染色体短臂和 Y 染色体短臂的假常染色体区域（pseudoautosomal region，PAR）重组失败而导致的错误所形成。在母系来源的病例中，大多是因为卵子第一次减数分裂或第二次减数分裂不分离造成。母源因素导致的病例，与母亲年龄的增加和卵子第一次减数分裂的错误有关。约 15% 的克兰费尔特综合征患者为嵌合体，这类嵌合体患者表型变异大，通常为 46，XY/47，XXY。增加的 X 染色体若超过 1 条，为 48，XXYY 或者 48，XXXY 或者 49，XXXXY 等，患者症状将随 X 染色体数量增多而加重。

47，XXY 综合征相关的表型异常可能是逃避 X 失活的基因过表达所致，例如，位于 PAR1 的 SHOX 基因逃避失活，该基因剂量增加和患者高大身材的表现密切相关。因逃避失活的基因具有一定可变性，所以患者的表型也变化多样。

三、特纳综合征

特纳综合征（Turner syndrome）于 1938 年被首次报道，妊娠中期常规超声检查可表现为胎儿全身水肿或颈部局部肿胀，部分婴儿在出生时存在四肢淋巴水肿。患者的智力可在正常范围内，但某些患者存在社会认知障碍、高阶技巧和执行能力异常。患者最明显的临床症状为身材矮小和卵巢发育不全，典型患者身高一般低于 145cm；患者卵巢衰竭始于胚胎发育后半段，表现为原发性闭经和不孕。患者存在低发际、颈蹼、肘外翻、乳头间距增宽、盾状胸并可能伴有心、肾等各种先天畸形。雌激素替代疗法应在青春期开始，以促使第二性征发育和预防骨质疏松症，在青春期诱导后可给予孕激素建立人工周期。利用供体卵子进行体外受精可为特纳综合征患者提供受孕的机会。

特纳综合征发生率为 1/4000～1/2500，最常见的特纳综合征为 45，X。80% 的病例是由于父亲的精子减数分裂时性染色体（X 或 Y）丢失而产生的。约 1/5 的特纳综合征患者为嵌合体，具有正常细胞系（46，XX）的嵌合体患者有可能生育。嵌合 46，XY 细胞系的病例则可能出现男性化表型，因此，所有嵌合细胞系中存在 Y 染色体的病例必须进一步进行性腺发育不全的相关检查，如 B 超、性激素和 SRY 基因检测等。如存在男性性腺，可能会恶性变，需要手术切除。50%

的患者为 45，X 以外的其他类型，如 46，X，i（Xq）等。

染色体具体组成具有临床特异性。例如，46，X，i（Xq）的患者和经典的 45，X 患者有相似的症状，而 Xp 缺失的患者通常身材矮小且有先天畸形，Xq 缺失的患者通常只有性腺发育不全。46，X，r（X）患者具有典型症状，与环形 X 染色体缺少的序列有关（相关序列正常时不失活，且是正常表型所必需）。一些 46，X，r（X）女性有先天异常，并表现出智力障碍。经研究证明，*XIST* 在环形 X 染色体上不表达，因此，她们相对严重的表型很可能是由存在于环形 X 染色体上的基因功能异常引起。

基因座上一个等位基因突变后，另一个等位基因能正常表达，但只有正常水平 50% 的基因产物不足以维持细胞正常生理功能，称为单倍剂量不足（haploinsufficiency）。因 X 染色体部分基因逃避失活，特别是 X 染色体短臂逃避失活基因的单倍剂量不足是疾病发生的重要原因。位于 X 染色体短臂假常染色体区域的 *SHOX* 基因单倍剂量不足导致患者身材矮小，近期研究发现 *KDM6A* 基因缺失与患者先天性心脏畸形密切相关。

四、5p⁻ 综合征

5p⁻ 综合征（5p⁻ syndrome）即猫叫综合征（cri du chat syndrome），是 1963 年由勒热纳（Lejeune）等首先发现，典型的猫叫综合征是由 5 号染色体短臂部分缺失造成，发病率约为 1/15 000。大多数病例为散发，只有 10%～15% 的患者是易位携带者的后代。染色体 5p 缺失片段的断裂点和范围在不同的患者中差异很大，但在所有具有该表型的患者中缺失的关键区域大多位于 5p15.2-p15.3。

猫叫综合征的主要临床症状是猫叫样哭声，患者智力落后、生长迟滞、小头、宽阔的鼻梁、满月形脸容、低耳位、并指、眼裂斜向下方、眼距过宽、内眦赘皮、斜视、拇指后屈；患者常有先天性心脏病，如心瓣膜缺损、动脉导管未闭，50% 以上的患者有心导管检查结果异常。许多临床表现归因于特定区域内一个或多个基因的单倍体缺失，智力损伤的程度通常与缺失的大小相关。研究表明，5p14-p15 中特定区域的单倍剂量不足可能会导致严重的智力残疾，与神经系统损害相关的最常见的单倍剂量不足的关键基因为 *TERT*、*SEMA5A* 和 *CTNND2* 等，其在胚胎和神经元的发育中起着主要作用。

第四节　染色体微缺失和微重复综合征

已知数十种以发育迟缓、智力残疾、畸形体征和出生缺陷为特征的综合征与染色体微小区域性异常有关，这些微小但在细胞遗传学上可见的缺失和（或）重复导致节段性非整倍体（segmental aneusomy），这些缺失或重复通常可由染色体微阵列检测。"邻接基因综合征（contiguous gene syndrome）"一词已被应用于此类疾病的命名，因为其表型通常可归因于多个相邻基因的缺失或重复区域内额外增加的基因拷贝。

不同综合征患者的临床表型存在很大差异，但潜在基因组异常的性质非常相似。对这些疾病的高分辨显带分析表明，断点定位于基因组中低拷贝重复序列。重复序列通常长几百到几千 kb，拷贝之间的异常重组导致缺失和（或）重复。对全球超过 30 000 名患者进行的广泛分析表明，在 50～100 个涉及相邻基因重排的综合征中，存在这种序列依赖的发病机制，这些疾病也被称为基因组病（genomic disorder）。

一、染色体微缺失综合征

（一）普拉德-威利综合征和安格尔曼综合征

普拉德-威利综合征（Prader-Willi syndrome，PWS）（MIM 176270）是一种相对常见的畸形综

合征，其最主要的特征是新生儿肌张力过低，其次是过度肥胖、手足小、身材矮小、性腺功能减退和中度智力障碍。Prader-Willi 综合征是由于缺乏父系表达的印记基因所致。约 70% 的病例存在 15 号染色体的长臂近端（15q11.2-q13）缺失，可能通过染色质重组引起，该重组涉及 5～6Mb 区域两侧的重复片段。然而，在该区域内存在一个较小的区间，包含许多基因位点，其中一些通常仅在父系表达，而另一些仅在母系表达。在 Prader-Willi 综合征中，患者父源的 15 号染色体存在缺失。因此，这些患者仅具有来源于母亲 15q11.2-q13 的基因组信息，疾病由该区域一个或多个应在父系正常表达的基因异常缺失引起。

在快乐木偶综合征［又称安格尔曼综合征（Angelman syndrome，AS）（MIM 105830）］患者中存在同样的染色体区域缺失，但缺失的是母源 15 号染色体。因此，Angelman 综合征患者仅具有来源于父亲（15q11.2-q13）的基因组信息，这表明遗传物质的亲本来源（在本综合征中，是 15 号染色体的一段）可能对临床缺陷产生深远影响。Angelman 综合征患者的特征是身材矮小、严重智力障碍、痉挛和癫痫，患者有不适当的笑声、抽搐和共济失调。

有证据表明，Prader-Willi 综合征和 Angelman 综合征表型的主要特征由印记区域内特定基因的缺陷造成（有关基因印记机制将在第九章详细讨论）。已发现泛素-蛋白连接酶 E3A（ubiquitin-protein ligase E3A，UBE3A）基因的母源拷贝突变可导致 Angelman 综合征。UBE3A 基因位于 15q11.2-q13 内的印记区，通常母源等位基因仅在中枢神经系统表达。母亲遗传的 UBE3A 单基因突变约占 Angelman 综合征病例的 10%。在 Prader-Willi 综合征中，患者父源的 15 号染色体上非编码核仁小 RNA116（small nucleolar RNA 116，SNORD116）基因缺失，或 SNORD116 单亲二倍体造成基因印记异常是最重要的致病原因。还有一些基因异常可能导致 Prader-Willi 综合征的表型，包括 MRKN3、MAGEL2、NDN、NPAP1、SNRPN、UBE3A、ATP10A、GABRB3、GABRA5、GABRG3、OCA2 和 HERC2 等基因。然而，部分 Prader-Willi 综合征患者没有检测到染色体缺失，而是存在两条母源的 15 号染色体，即为单亲二倍体（uniparental disomy）。Angelman 综合征患者中也有较小比例的单亲二倍体，患者有两条完整的父源 15 号染色体。染色体错误分离造成基因组印记异常是引起临床症状的重要原因。在少数 Prader-Willi 综合征和 Angelman 综合征患者中还存在印记中心异常。

值得注意的是，15q11.2-q13 区域的低拷贝重复序列也与其他疾病的发生有关，包括该区域的双倍或三倍重复以及反向重复。虽然印记是 Prader-Willi 综合征和 Angelman 综合征的遗传及临床表型的重要原因，但该区域重复片段的不平衡重组也可能是这些疾病的潜在致病机制。

（二）迪格奥尔格综合征

22q11.2 缺失综合征（22q11.2 deletion syndrome），又称迪格奥尔格综合征（DiGeorge syndrome），在新生儿中发病率为 1/4000，是最常见的微缺失综合征，通常为散发，其特征是心脏畸形（尤其是心脏流出道畸形）、胸腺和甲状旁腺发育不良、腭裂和典型面容。明确诊断的患者应检查心脏、血钙和甲状旁腺功能、免疫功能和肾脏。约 50% 的患者身材矮小，有些患有生长激素缺乏症。约 25% 的成年患者有精神分裂症样发作。

塞德拉奇科娃（Sedláčková）在 1955 年报告了一系列先天性短腭儿童，比迪格奥尔格早 10 年，这些患者也有类似的临床表现。施普因岑（Shprintzen）描述了一种类似的表型，称为腭心面综合征（velo-cardiofacial syndrome）。多年来对这种疾病的命名和其他术语存在混淆，现在将其统称为 22q11 缺失综合征。在分子水平上，缺失的 DNA 片段被称为 DiGeorge 关键区（DiGeorge critical region）。患者能够生育，因此，在一些家族中显现常染色体显性遗传特点。

患者中 90%～95% 涉及 22q11.2 上约 3Mb 的微缺失。染色体 22q11.2 区域基因组结构复杂，包含至少 4 个低拷贝重复序列（low copy repeat，LCR）组成的多重复元件块（several large blocks of LCRs or segmental duplications），序列同源性为 95%～97%，该结构是生殖细胞在减数分裂时易发生非等位基因同源重组（nonallelic homologous recombination，NAHR）的基础，NAHR 引起 22q11.2 继发性缺失。其余 5% 的患者是由于基因突变、染色体易位或其他染色体的异常等所致。

　　研究发现缺失区域包含 30 多个基因，其中 TBX1 基因属于转录因子家族，编码 T 盒转录因子与心脏圆锥动脉干畸形、颅面畸形及胸腺、甲状旁腺发育不全等表型相关。另一个基因是 DGCR8，编码 DGCR8 微前体复合体亚单位，是一种双链 RNA 结合蛋白，介导微 RNA（microRNA，miRNA）生物合成，miRNA 通过与特异的 mRNA 结合转录抑制或降解调节靶基因。miRNA 表达水平的微小变化可影响脑发育和突触可塑性，也与心血管系统和胚胎的其他发育有关。其他相关基因还有编码细胞质接受生长因子信号传递受体蛋白 CRKL 基因（最新报道其与肾脏缺陷最相关），以及 HIC2 和 HIRA 等基因。

二、染色体微重复综合征

（一）16p11.2 重复

　　在普通人群和孤独症谱系障碍患者中，16p11.2 重复（duplication 16p11.2）的发生频率可能与微缺失的发生频率大致相同。临床症状在轻度发育和语言延迟、癫痫发作和心理健康问题易感性，以及轻微面部变形障碍方面相似。但与缺失病例相比，有一种倾向显示出与缺失相反的身体特征，即个体更可能有轻度身材矮小、体重不足和头围较小。

（二）22q11.2 重复

　　22q11.2 上 3Mb 区两侧 LCR 减数分裂时的错配导致 DiGeorge 综合征，则配子形成时会产生数量相等的 DNA 片段重复的生殖细胞。然而，22q11.2 重复在临床的发生率略低于其缺失导致的 DiGeorge 综合征。

　　患者临床症状有一定的变异性，某些症状与 22q11.2 缺失综合征有一定的相似性。从轻度学习困难到具有非特异性畸形等均可发生，偶尔出现先天性心脏病、腭裂、听力损失和产后生长缺陷。

第五节　人类染色体的研究方法

一、细胞遗传学技术

　　制备染色体的材料可来自经过培养的细胞，或直接源自处于分裂状态的细胞，包括：①外周血淋巴细胞。外周血淋巴细胞培养后进行染色体制备既迅速又方便，能够在培养 3 天以后用于制备中期染色体的图像。②其他需培养细胞，如成纤维细胞、羊水细胞及绒毛膜细胞等，需要培养 1～2 周的时间。细胞能被用作再次培养，并能持续培养数星期或数月时间，也能在液态氮中冷冻和贮藏几年以便作进一步分析。③直接制备细胞。白血病患者的骨髓细胞或某些实体瘤细胞可直接制备染色体，但要求这类组织细胞中有较高的细胞分裂率。

　　将人体细胞中期染色体按染色体的分组依据逐一进行分析的过程，称为核型分析（karyotyping）。细胞中的全部染色体按其大小、形态特征顺序排列所构成的图像称为核型（karyotype）（图 3-6）。

（一）常规制备技术

　　1. 染色体标本制备　以外周血淋巴细胞取材为例，取静脉血，用肝素抗凝。样本需接种至含有植物血凝素（phytohemagglutinin，PHA）的细胞培养基中，PHA 能刺激 T 淋巴细胞分裂。细胞在 37℃ 的无菌条件下培养约 3 天，在终止培养前 2～4 小时添加秋水仙碱，因其具有破坏纺锤体形成的作用，从而将细胞周期阻止于分裂中期，染色体呈现最大程度浓缩状态。收获细胞后使用 0.075mol/L 氯化钾低渗处理 20～30 分钟，加入固定液（3 份甲醇：1 份冰醋酸）固定后离心，重复固定离心后制成细胞悬浮液便可进行制片。

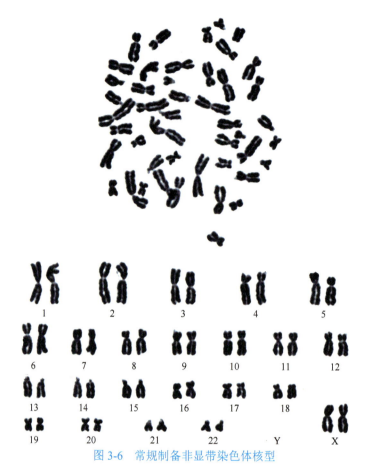

图 3-6　常规制备非显带染色体核型

2. 常规染色　亦称为固定染色，使用吉姆萨（Giemsa）染液，是一种不分带的染色技术，洗去染液晾干即可镜检。在染色体计数、染色体断裂位置的确定、卫星 DNA、次缢痕、环形染色体及脆性位点的检测等方面都有一定程度的应用。

（二）显带技术

染色体的带（band）是指在染色体上呈现出的亮暗不一或深浅不同的区域。中期染色体固定后直接用 Giemsa 液染色，染色体着色均匀，此类染色体称为非显带染色体，对于识别个别染色体的正确性存在一定局限性。到了 20 世纪 60 年代末发现荧光染料或其他处理方法可使染色体显示亮暗相间或深浅不一的条纹结构。这种显示条纹的染色体标本，被称为显带染色体（banding chromosome）。显带技术可将人类染色体特征性地表示出来，提高了临床细胞遗传学的诊断技术水平。

1. G 显带（G-banding）　因使用 Giemsa 染料作为染色剂得名，所产生的带为 G 带（G-band），染色体常规制片之后老化一段时间，然后利用胰蛋白酶（trypsin）处理，染色体便呈现出深浅相间的条纹（图 3-7）。G 显带可通过普通的显微镜观察并在玻片上保存较长时间，因此，G 显带是目前临床细胞遗传学染色体分析最为常用的一种方法。但是 G 显带的制备受温度、湿度等环境因素的影响较大，所以重复性较差且较依赖于实验操作者的经验。

2. Q 显带（Q-banding）　用喹吖因（quinacrine）或相关化合物染色并需借助荧光显微镜进行观察。染色体被染成明带和暗带相间的特定模式，Q 带（Q-band）几乎完全对应于 G 带。Q 显带也用于 Y 染色体的鉴定，因 Y 染色体的末端可以显示出非常明亮和容易区分的亮带。Q 显带实验操作较简单和高效，但也存在局限性。一方面荧光容易猝灭，另一方面荧光显微镜的价格比较昂贵，这也是其在某些实验室使用受限制的原因。

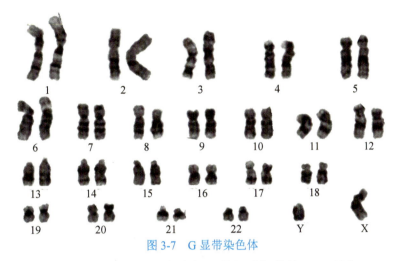

图 3-7　G 显带染色体

3. R 显带（R-banding）　如果染色体在染色之前经过加热处理，再用 Giemsa 染料染色，则产生的深带和浅带的区带正好与 G 或 Q 带结果相反，称为 R 带（R-band）。尤其当检测 G 带或 Q 带着色浅的区域时，R 带提供一种比 G 带或 Q 带更容易分析的模式。这项技术在一些实验室，特别是在欧洲实验室作为标准方法被使用。

4. C 显带（C-banding）　对于鉴定基因组中结构性异染色质非常有效，C 带（C-band）染色区域比较深的部位主要在所有染色体的主缢痕和 1、9、16 号染色体的次缢痕及 Y 染色体的长臂远端部位。C 带主要是在酸碱及热盐溶液等处理之后，再用 Giemsa 染料染色显示条带。

5. T 显带（T-banding）　是针对染色体末端区的特殊显带法，染色体经加热处理后能够产生特殊的末端带型。T 带（T-band）又称端粒带，是染色体的端粒部位经吖啶橙染色后所呈现的区带，典型的 T 带呈绿色。

6. N 显带（N-banding）　使用银染技术可以染色近端着丝粒染色体的随体核仁组织区（nucleolar organizing region，NOR）结构，即为 N 显带。核仁组织区含有 18s 和 28s 的 rRNA 基因，区域中转录活跃的基因附近与转录有关的酸性蛋白经硝酸银染色呈现黑色。N 带（N-band）对于确定标记染色体有重要用途，而且经过 NOR 染色的标本仍然可以用于其他显带技术制备。

7. DA-DAPI 显带（DA-DAPI banding）　首先使用远霉素 A（distamysin A，DA）染色，再进一步使用荧光染料 4′,6-二脒基-2-苯基吲哚（4′,6-diamidino-2-phenylindole，DAPI）染色后，1、9、16 号染色体的异染色质区域和 Y 染色体长臂都可以出现荧光亮带，这种染色方法和 Q 带一样存在荧光易猝灭的问题。

8. 高分辨 G 显带（high resolution G banding）　由于 G 带只有 400～450 条带，对染色体的分辨率较低，高分辨 G 显带就成为必然的发展趋势。通过对有丝分裂早期和早中期的相对较长的染色体进行处理，可以获得高分辨 G 带（high resolution G band），带纹数量可以达到 550～850 条带。当怀疑染色体的精细结构异常诸如微缺失等时，高分辨显带技术发挥着非常重要的作用。

9. 显带的分子基础　显带技术一般分为两大类：①显示整条染色体分布的带纹技术，如 G 显带、Q 显带和 R 显带技术；②显示特定染色体结构的带纹技术，如 C 显带、T 显带、N 显带和 DA-DAPI 显带技术。

染色体显带反映了调节 DNA 复制、修复、转录和遗传重组的基因组功能结构。这些带容量很大，每带含 5～10Mb 的 DNA，包含数百个基因。显带方法的分子基础涉及核苷酸碱基组成、相关蛋白和基因组功能结构。一般而言，Giemsa 阳性显带（G 深带，R 浅带）富含 AT，复制较迟，基因较少，较易与荧光染料结合（Q 亮带）；Giemsa 阴性显带（G 浅带，R 深带）富含 GC，复制较早，基因较多，不易与荧光染料结合（Q 暗带）。

着丝粒 DNA 和着丝粒附近的异染色质包含 α-重复 DNA 和 α-重复卫星 DNA 的各家族，可通过 C 显带明显地显示出来。人类端粒由串联的 6 个核苷酸微卫星重复单位 TTAGGG 组成，长达 5～20kb，可被 T 显带深染。18s 和 28s 的 rRNA 基因聚集在一起，包含每个基因的 40 个拷贝，位于近端着丝粒染色体短臂上的核仁组织区，可被 N 显带银染色显示。

细胞遗传学的染色方法还有动粒染色、Barr 小体染色等，对于特定的染色体分析有其特殊的用途。

二、分子细胞遗传学技术

常规的细胞遗传学方法在诊断人类染色体疾病及肿瘤等相关的染色体畸变疾病中起重要作用，虽然常规染色体核型分析在评判核型改变的问题中起到关键性作用，但技术本身仍然存在问题和缺陷，包括以下几个方面：①肿瘤细胞培养难度比较大、分裂相对较少、染色体质量不高等；②样品中混有肿瘤细胞时，核型分析难度较大；③某些复杂核型样本，分析和确定特殊的染色体较困难。结合分子生物学方法，在经典遗传学基础之上便产生了很多新的技术和方法。常规细胞遗传学技术与分子遗传学技术检测的精度比较见表 3-3。

表 3-3 细胞遗传学与分子遗传学技术检测精度比较

分辨结构	结构长度（bp）	检测方法
单倍体基因组	3 000 000 000	核型分析
整条染色体	50 000 000～250 000 000	
染色体带纹（400～550 带）	5 000 000～15 000 000	常规显带
染色体带纹（850 带）	1 000 000～3 000 000	高分辨显带
超微结构	50 000～250 000	荧光原位杂交、比较基因组杂交和染色体微阵列分析
核酸	1～1 000	全基因组测序

（一）荧光原位杂交

荧光原位杂交（fluorescence in situ hybridization，FISH）技术使研究工作和临床细胞遗传学领域发生了革命性的进展，极大地提高了染色体分析方法的精密度。FISH 技术是分子生物学技术和细胞生物学技术相结合的产物。FISH 技术的应用范围很广，包括非整倍体的检测、微缺失的鉴定及易位等结构和数目畸变等。FISH 技术既可以检测特定 DNA 序列的存在或缺失，亦能评估染色体或染色体区域目标序列的数目与组成。

FISH 操作步骤类似于 Southern 杂交，但实施过程是在原位，即 DNA 原来的位置上被研究而无须从细胞或者组织中提取。DNA 和周围的物质被卡诺固定液固定，待测样本通常用甲酰胺溶液变性，使双链 DNA 保持单链的状态，单链探针 DNA 被标记上如生物素或地高辛等抗原，抗原再标记上荧光素，这样通过检测荧光素就可以观察标本的情况。细胞分裂中期的染色体、间期核或染色质纤维中与探针序列互补的靶序列均可被检测。

可用于 FISH 的探针主要有 3 种类型，包括重复序列 DNA 探针、染色体特异单一序列探针和全染色体涂染探针。

重复序列 DNA 探针可检测卫星 DNA 或其他染色体特殊部位，包括着丝粒（α-重复卫星 DNA）、端粒或异染色质区域的重复 DNA 片段（如人类端粒的 TTAGGG 重复序列），由此可鉴定染色体拷贝数目变化，如 13-三体、18-三体和 21-三体等。

利用针对特定基因的单一序列探针，结合 FISH 技术可对染色体或部分染色体区域进行分析，用以识别染色体微缺失/微重复综合征的特定染色体缺失和重复，或快速诊断染色体数目畸变。在肿瘤治疗方案选择中，使用 FISH 探针可识别乳腺癌细胞 *HER2* 过表达，从而指导靶向药物曲妥珠单抗的使用。

全染色体涂抹探针包含整条染色体不同区段的单拷贝或多拷贝 DNA 序列，通过流式细胞仪或者显微切割结合 PCR 来获得。当探针混合物在一次杂交中同时使用，整条染色体（中期和间期兼可）均被荧光着色（即被"涂抹"）。染色体涂抹可用于检测复杂的染色体重排，如易位。还可确定新增染色体片段的来源，如标记染色体和环形染色体等。

总之，FISH 技术可以广泛地应用于基因扩增、易位、实体瘤及标记染色体分析。但是，FISH 技术价格比较昂贵，不利于大规模筛查工作。

（二）比较基因组杂交

染色体异常检测常规的方法是染色体核型分析，但需要细胞培养和中期分裂象的制备，分析某些比较难以制备的样本如肿瘤细胞等存在一定难度。比较基因组杂交（comparative genomic hybridization，CGH）利用反向杂交的原理即将样本诸如肿瘤 DNA 标记上荧光素等，然后再杂交到中期染色体上，这项技术使得待测样本基因组内的遗传物质正常与否得到迅速检测，而无须进行中期染色体制备。其主要原理是，将如肿瘤 DNA 和来源于正常人的 DNA 标记上两种不同的荧光素，然后同时和正常人的中期染色体标本杂交，之后通过对两种不同杂交信号的比较来确定肿瘤 DNA 中遗传物质的增加和（或）减少。如果肿瘤和正常人的杂交信号为 1:1，那么肿瘤细胞中的遗传物质没有变化；如果比例为 3:2，对应的染色体上的遗传物质为三体；如果为 1:2，对应的染色体上的遗传物质为单体。

CGH 仅一次实验就反映出肿瘤细胞中 DNA 的整体变化，其操作对象是 DNA 而避免了难度较高的细胞培养过程。更为重要的是，从石蜡包埋、福尔马林固定的标本中提取的 DNA 亦可用于 CGH 分析。此外，CGH 的另一优点是只需要少量 DNA，从石蜡包埋的样品中提取少量 DNA，采用通用引物简并寡核苷酸引物 PCR（degenerate oligonucleotide primed PCR，DOP-PCR）技术扩增，所取组织只需 1mm 左右。CGH 技术对于肿瘤发生的机制研究亦很重要，可以高效地研究基因型和表现型之间的关系。但是，CGH 也存在局限性，CGH 能检测遗传物质的变异大小也有一定范围，一般为 300 万～500 万的碱基变化；其次，CGH 只能检测出染色体遗传物质的数量改变，无法检测出遗传物质改变的过程，即属于何种畸变，所以 CGH 技术应和其他相关技术结合使用，才能对染色体进行更全面的研究。

（三）光谱核型分析

光谱核型分析（spectral karyotyping，SKY）是对 CGH 和 FISH 技术的一种补充，SKY 结合了 CGH 的核型筛选功能和 FISH 的畸变鉴定功能，可同时观察到 24 种染色体并使每条染色体显示出不同的颜色。

通过显微切割或者流式细胞仪得到所需要的染色体 DNA 探针，每一条染色体探针标记上一种荧光素或者多种颜色组合的荧光素，通过 5 种颜色的荧光素探针的组合即可标记 24 条染色体，杂交结果通过光谱图像呈现，这样便可同时检测到所有染色体的形态特征。

SKY 的应用很广泛，如检测分裂象较少的肿瘤细胞，用常规方法无法明确的如染色体平衡或不平衡易位等染色体异常。通过 SKY 可以获得特殊肿瘤类型的细胞遗传学数据，积累更多关于肿瘤的信息。由于同一条染色体都是同一种颜色，SKY 技术亦存在局限性，如不能反映染色体倒位的畸变。

比较基因组杂交和光谱核型分析两种方法结合了 FISH 技术的高灵敏度和特异性，可从整个基因组进行分析和筛查，为肿瘤细胞的研究提供了新方法。

（四）染色体微阵列分析

G 带核型分析仍然是大多数临床诊断的首选，但已有被能够检测整个基因组拷贝数异常的全基因组技术所补充甚至取代的趋势。

与使用单个探针原位检测细胞和染色体不同，染色体微阵列分析（chromosomal microarray analysis，CMA）技术可同时检测全基因组片段。微阵列可通过两种途径构建：使用大片段的 DNA 克隆如细菌人工染色体（bacterial artificial chromosome，BAC），或使用小片段人工合成 DNA，即寡核苷酸；后者被设计用于检测拷贝数异常或单核苷酸多态性（single nucleotide polymorphism，SNP）。将人类基因组中位置已知的 DNA 片段点样在玻片或硅晶片等固相支持物上，作为基因组 DNA 杂交的靶点。

在基于芯片的比较基因组杂交（array-based comparative genomic hybridization，aCGH）中，待测 DNA 和对照 DNA 被标记上不同颜色的荧光，混合后与芯片杂交。在基于 SNP 的芯片（SNP-based chip）分析中，待测 DNA 直接与芯片杂交，通过计算机将杂交结果与正常个体进行比较。两种方法中，患者的 DNA 都与对照 DNA 进行比较，因而可以检测遗传物质的增加或缺失。

微阵列分析可对基因组进行灵敏、高分辨率的评估，已经成功地用于鉴定无法解释的发育迟缓、智力缺陷或出生缺陷等染色体和基因组异常。微阵列分辨率的高低取决于探针的密度或探针之间的平均距离。常规染色体病临床检测时，阵列上的探针间距为 250kb 的分辨率；在具有特殊临床意义的区域，如检测已知发育障碍或先天性生殖器异常相关的区域，则使用高密度的探针（<25～50kb）以实现更高的分辨率。

然而，染色体微阵列分析也存在局限性。基于阵列的方法只能检测 DNA 序列的拷贝数变化，如重复和缺失，但无法确定它们是否已从基因组中的正常位置转移或重新排列，如染色体易位和倒位。另外，高分辨率基因组分析发现的拷贝数变异（copy number variant，CNV），尤其是小于 500kb 的微小 CNV 差异也可存在于正常人中，可能为临床意义未明变异（variant of unknown significance，VUS），在数据库（如 DGV、ISCADECIPHER 和 OMIM 等）和文献中均无法区分良性 CNV 还是病理性 CNV。

（五）特定区域分析技术和全基因组测序

目前，有多种技术可定量检测染色体上特定位点的核酸序列，如多重连接探针扩增技术（multiplex ligation-dependent probe amplification，MLPA）、荧光定量 PCR、实时定量 PCR、无创产前诊断（non-invasive prenatal diagnosis）和基于微珠的分析技术（bead-based assay）都可用于检测染色体或某个染色体区段的拷贝数目，这些方法统称为特定区域检测技术（region-specific assay，RSA）。

随着测序效率的提高和成本降低，全基因组测序（whole genome sequencing，WGS）越来越广泛地应用于临床患者样本的分析和诊断。全基因组测序可检测完整的基因组序列，检出除了 DNA 增加或缺失以外的遗传变异。该方法已被用于识别与某些癌症有关的特定基因，以及不同染色体上的序列易位而导致的各种先天缺陷。关于全基因组测序的原理和应用已在第二章介绍，此处不再赘述。

思　考　题

1. 秋水仙碱中期染色体有哪些形态结构？

2. 染色体的分组依据是什么？每组有哪些特征？

3. 常用的显带染色体技术有哪些？它们各有什么特点？

4. 新近使用的分子遗传学技术有哪些？请比较常规细胞遗传学技术与分子遗传学技术检测的精度。

5. 举例说明人类染色体畸变的细胞和分子生物学效应。

6. 唐氏综合征、克兰费尔特综合征、特纳综合征、5p⁻ 综合征的主要临床症状和核型是什么？

7. 唐氏综合征可能的发病机制是什么？

8. 什么是染色体微缺失综合征？试以 Prader-Willi 综合征和 Angelman 综合征为例阐述染色体微缺失综合征的发病机制）。

（倪萦音）

第四章　单基因病基因克隆与致病机制研究方法

第一节　单基因病的概述

一、单基因病的定义和研究意义

单基因病（single gene disorder）是指由某个基因座上的一个或一对等位基因突变所导致的遗传病。如果单个基因突变发生在核基因组中，其在亲子之间的传递遵循孟德尔遗传定律，故又称为孟德尔病（Mendelian disease）。如果单个基因突变发生在线粒体基因组中，其传递呈现母系遗传的特点，又称线粒体遗传病（相关内容详见第七章）。自1900年经典的孟德尔遗传理论被重新发现以来，单基因病的研究得到了不断深化。1966年，美国遗传学家 Mckusick VA 编著了《人类孟德尔遗传》（*Mendelian Inheritance in Man*）第1版，至1998年共出版了12版。此后，该书以网络版 http://omim.org/statistics/entry 形式公之于众，并在线实时更新，方便读者查阅。

开展单基因病研究的意义在于：①单基因病研究是解析生命科学许多重大问题的最佳模型。一方面，发现某种单基因病的致病基因能为阐明该病发病机制提供突破口；另一方面，确定一个基因与某种单基因病之间的关系，能为揭示该基因的生物学功能（如代谢调控、器官发生和发育等）提供关键线索。②单基因病研究为转化医学和精准医疗奠定了基础。单基因病致病基因的发现既可为基因诊断、携带者筛查和产前诊断提供理论依据，进而有效防止此类遗传病患儿的出生；也可为生产基因工程治疗药物提供目的基因；还可为个体化、精准基因治疗提供分子靶点。

二、系谱分析法

系谱（pedigree）是表明家系中某种遗传病发病情况的一个图示。在研究人类单基因病遗传方式时，常用的方法是系谱分析法（pedigree analysis）。需要注意的是，采用该方法时常将家系中第一个被确诊的遗传病患者定义为先证者（proband，propositus）。因先证者是家系调查的线索人员，故也称为索引病例（index case）。除先证者外，还需追踪家系中其他成员的情况，包括性别、年龄、健康状况（是否患病）、婚姻史（是否为近亲婚配）、生育史（是否有流产、新生儿死亡或婴幼儿死亡），以及亲属之间的相互关系等。综合所有家系成员的信息，并应用国际通用的系谱符号（symbol），就能绘制成系谱图（pedigree diagram），常用的系谱符号见图4-1。目前也可采用系谱图绘制软件（http://www.progenygenetics.com）绘制家系图。

值得一提的是，在对某一种遗传性状或遗传病作系谱分析时，仅依据一个家系的系谱资料往往不能反映出该病的遗传方式及其特点，需要将多个具有相同遗传性状或遗传病的系谱作统计学分析，才能作出准确、可靠的判断。

三、单基因病的遗传方式及其特点

根据致病基因所在位置（常染色体或性染色体），以及致病基因的性质（显性或隐性），可将单基因病的遗传方式分为5种：①常染色体显性遗传（autosomal dominant inheritance，AD）；②常染色体隐性遗传（autosomal recessive inheritance，AR）；③X连锁显性遗传（X-linked dominant inheritance，XD）；④X连锁隐性遗传（X-linked recessive inheritance，XR）；⑤Y连锁遗传（Y-linked inheritance）。

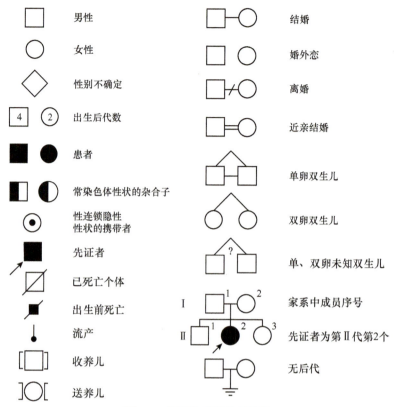

图 4-1　常用的系谱绘制符号

（一）AD 病及其特点

AD 病是指致病基因位于常染色体上且为显性基因，即杂合子可患病。人类已报道约 4000 种 AD 病，如软骨发育不全、成骨不全、马方（Marfan）综合征、短指（趾）症、家族性高胆固醇血症、腓骨肌萎缩症（详见第四节）等。

1. 基因型与表型的对应关系　如果用 A 表示 AD 病的突变等位基因，a 表示其对应的正常等位基因，群体中可能存在 3 种基因型个体，即显性纯合子 AA、杂合子 Aa 和隐性纯合子 aa。因显性基因 A 在杂合状态下是显性的，故基因型为 AA 和 Aa 的个体都为患者，而基因型为 aa 的个体表型正常。

2. 婚配类型与子代发病风险　尽管基因型为 AA 和 Aa 的个体都会患病，但群体中显性纯合子 AA 通常为致死型，故患者的基因型通常为 Aa。如果一名杂合子患者（Aa）与正常人（aa）婚配，其子代为杂合子患者（Aa）的概率为 1/2；表型正常（aa）的概率为 1/2。如果群体中两名正常个体 aa 婚配，其子女一般不会患病，除非在生殖细胞或受精卵形成过程中发生基因突变。如果夫妇一方为显性纯合子患者，其子女将均为患者。

3. AD 病的系谱特点　①由于致病基因位于常染色体上，因而致病基因的遗传与性别无关，即男女患病的机会均等；②因为致病基因来自患者的亲代，当某个患者的双亲中有一个为患者时，该患者的子代或同胞均有 1/2 患病概率；③系谱中连续几代都有患者，即存在连续传递的现象（也称垂直分布现象）；④双亲无病时，子女一般不会患病（除非发生新的基因突变）。

根据这些特点，临床上可对常染色体完全显性的遗传病进行发病风险的估计。如夫妇双方中有一人患病（杂合子），则子女患病的可能性为 1/2；两个患者（均为杂合子）婚配，则子女患病的可能性为 3/4。

（二）AR 病及其特点

AR 病是指致病基因位于常染色体上且为隐性基因，即杂合子不患病，只有隐性基因纯合子才会患病。人类约有 2000 种 AR 病，如白化病、苯丙酮尿症（也称高苯丙氨酸血症）、半乳糖血症、镰状细胞贫血、地中海贫血、肝豆状核变性、囊性纤维化等。

1. 基因型与表型的对应关系　设 AR 病的致病基因为隐性基因（a），则只有隐性纯合子（aa）才会发病，显性纯合子（AA）表型完全正常。在杂合子（Aa）时，隐性致病基因的作用被其显性基因（A）所掩盖，但这种表型正常的杂合子可将致病基因遗传给后代，故称为携带者（carrier）。

2. 婚配类型与子代发病风险　AR 病患者为隐性基因纯合子，因而在这类遗传病家系中，最常见的婚配类型是杂合子与杂合子婚配（Aa×Aa），其子代的患病风险为 1/4，在表型正常同胞中杂合子占 2/3；第二种可能出现 AR 病患者的婚配类型为携带者与患者婚配（Aa×aa），其子代的患病风险为 1/2；第三种可能出生 AR 病患儿的婚配类型为两个相同致病基因的纯合子（aa×aa），其子代均为患者。由于群体中 AR 病的致病基因频率很低，故后两种婚配类型很少见。

3. AR 病的系谱特点　①由于致病基因位于常染色体上，所以该病的发生与性别无关，男女发病机会相等；②系谱中看不到连续传递的现象，有时在整个系谱中甚至只有先证者一个患者，或者先证者的同胞中出现若干个患者，呈水平分布；③患者的双亲表型往往正常，但均为致病基因的携带者，此时生育患儿的风险为 1/4，患儿的正常同胞中有 2/3 的可能性为携带者；④近亲婚配时，子女中隐性遗传病的发病率要比非近亲婚配者高得多，这是由于他们从共同祖先获得了相同的突变基因。

（三）XD 病及其特点

XD 病是指致病基因位于 X 染色体上且为显性基因，即女性杂合子可患病。与常染色体上基因不同，位于性染色体上的基因决定的性状在群体分布上存在明显的性别差异，如抗维生素 D 佝偻病、雷特（Rett）综合征、奥尔波特（Alport）综合征等。

1. 基因型与表型的对应关系　由于男性只有 1 条 X 染色体，绝大多数 X 染色体上的基因在 Y 染色体上没有对应的等位基因，因而男性只有成对基因中的一个成员，称为半合子（hemizygote），其 X 染色体上只要带有致病基因即会患病，带有正常基因则表型正常。设 XD 的致病基因为显性基因（用 H 表示），则基因型为 X^HY 的男性为患者，而基因型为 X^hY 的男性表型正常。女性有 2 条 X 染色体，产生 3 种基因型，即显性基因纯合子 X^HX^H、杂合子 X^HX^h 和隐性基因纯合子 X^hX^h，显性纯合子和杂合子都会患病，但由于致病基因频率低、群体中相同疾病患者婚配的概率低，故显性纯合子患者很少见。像 AD 病一样，群体中的女性患者多为杂合子。由于女性有两条 X 染色体，只要其中一条 X 染色体上带有致病基因就会患病，故 XD 病女性患者多于男性患者。又由于 X 染色体存在随机失活的现象，故女性杂合子患者的临床表现会较男性患者轻。

2. 婚配类型与子代发病风险　如果 XD 病的男性患者（X^HY）与正常女性婚配（X^hX^h），其子代中女儿全部为患者，而儿子全部正常；如果女性患者与正常男性婚配，由于女性患者通常为杂合子，其子女的患病风险均为 1/2；如果夫妇双方均为正常，其子女一般不会患病，除非在生殖细胞或受精卵发育过程中发生新的突变。

3. XD 病的系谱特点　①女性患者多于男性患者，但女性患者的病情常较轻；②患者的双亲之一为本病患者；③男性患者的女儿全部为患者，儿子全部正常；④杂合子女性患者的子女中各有 1/2 的可能性为本病患者；⑤系谱中常可观察到连续传递的现象（即垂直分布现象）。

（四）XR 病及其特点

XR 病是指致病基因位于 X 染色体上且为隐性基因，即女性杂合子不患病，只有纯合子女性和半合子男性才会患病。如血友病 A 或 B、进行性假肥大性肌营养不良、红绿色盲、葡萄糖-6-磷酸脱氢酶缺乏症等。

1. 基因型与表型的对应关系 与 XD 病相反，男性患者的 X 染色体上携带隐性致病基因，基因型为 X^hY，而基因型为 X^HY 的男性表型正常；女性隐性基因的纯合子 X^hX^h 为患者，但由于群体中夫妻均为患者结婚的机会很少见，故临床上一般观察不到女性纯合子患者。女性显性基因纯合子 X^HX^H 和杂合子 X^HX^h 均表型正常，但杂合子为携带者。因此，群体中 XR 病男性患者远多于女性患者。

2. 婚配类型与子代发病风险 由于 XR 男性患者较常见，且致病基因通常来自其母亲，故群体中最常见的婚配类型是女性携带者与正常男性婚配，其子女中儿子有 1/2 的概率患病，女儿有 1/2 的概率为携带者；如果男性患者与正常女性婚配，其子女的表型均正常，但女儿均为携带者。

3. XR 病的系谱特点 ①人群中男性患者远较女性患者多；②双亲无病时，儿子可能发病，女儿则不会发病；③由于呈交叉遗传，男性患者的兄弟、外祖父、舅父、姨表兄弟、外甥、外孙等也有可能为患者；④非垂直分布。

（五）Y 连锁遗传病及其特点

如果决定某种疾病的基因位于 Y 染色体，那么这种疾病的传递方式称为 Y 连锁遗传，如 H-Y 抗原基因、外耳道多毛症基因和睾丸决定因子基因等。

Y 连锁遗传的传递规律比较简单，因为具有 Y 连锁基因者均为男性，呈现父传子、子传孙的现象，故也称为全男性遗传。

第二节　影响单基因病分析的若干因素

一、确认与校正的概念及举例

（一）确认

确认（ascertainment）是指对遗传病家系的取样。确认包括 2 种类型：①完全确认（complete ascertainment）。在对显性遗传病家系开展调查时，只要发现父母一方有病，其子女中无论是否有病，均会被调查。此时，所得家系数据完整，称为完全确认；②不完全确认（incomplete ascertainment）。在对隐性遗传病家系开展调查时，即使父母均为杂合子携带者，也只有 1/4 的子代出现患者。除出现患者的家系被确认外，其余家系往往被漏检，这种情况称为不完全确认。由于隐性遗传病取样时存在漏检现象，故样本家庭同胞人数中患者的比例不符合孟德尔遗传比例，即出现选择偏倚。

（二）校正

校正（correction）是指在对隐性遗传病家系取样时出现的选择偏倚进行纠正的方法。常用的校正方法有 Weinberg 先证者法（proband method）。该法的基本原理是把每个家系的先证者除去，仅计算先证者的同胞，实际上是把同胞数 s 转换为同胞组 s-1，这样后者的取样就转换成了完全确认。

下面以囊性纤维化（AR）家系调查为例说明之。共调查先证者家系（F）15 个，其中同胞总数（T）为 42 人，患病同胞数（R）为 22 人，正常同胞数（N）为 20 人。校正前患病同胞（aa）的比值=R/T=22/42=0.524，与期望频率 0.25 相距甚远。

校正后 T'=42–15=27；R'=22–15=7；正常同胞（AA，Aa）的比值=20/27=0.741，患病同胞（aa）的比值=7/27=0.259。如将患病同胞的比值 0.259 变为 1，则正常同胞 P（AA，Aa）的比值 0.741 约为 2.857，两者之比接近于 3∶1。也就是说，经过校正，囊性纤维化家系中正常与患者之比基本符合孟德尔比例。

二、外显率与表现度的概念及举例

（一）外显率

外显率（penetrance）是指群体中某一显性基因的杂合子个体表现出相应病理表型的比例，常用百分数表示。外显率是一个全或无的概率，用于表示病理表型是否出现，反映的是一个质变的过程。外显率达 100% 时称为完全外显（complete penetrance），即所有突变基因的杂合子都表现出相应的疾病；外显率低于 100% 时称为不完全外显（incomplete penetrance）或称外显降低（reduced penetrance）。带有致病基因而不患病者称为不外显者（non-penetrance）。尽管部分杂合子不能表现出疾病的原因尚不清楚，但外显率的大小是可以计算的。例如，单纯性轴后（尺侧）多指（趾）畸形（postaxial polydactyly，MIM 174400）是一种 AD 病。有学者调查了子代中均有此畸形的 115 个家庭。理论上，这 115 个家庭的亲代中至少应有 115 个患者。但实际上只有 91 对夫妇的婚配类型符合受累者与正常婚配，有 24 对均不外显。经过计算，轴后多指（趾）的外显率为 91/115=0.79 或 79%（见第十章）。

（二）表现度

表现度（expressivity）是指基因表达的程度，是个量变的过程，相当于临床的严重程度，如轻度、中度和重度。如果一种畸形或综合征的表现极为轻微而无临床意义时，称为顿挫型（forme fruste）。例如，蚕豆病（favism，MIM 300908）是由于遗传性葡萄糖-6-磷酸脱氢酶（G-6-PD）缺乏所致。该病主要表现为急性血管内溶血、血红蛋白尿。患者的临床表现有轻有重，其中暴发型表现为骤然发作的溶血危象，伴有高热、深度昏迷和惊厥等表现，处理不当可在 24~48 小时内死亡；轻型表现为头痛、恶心、呕吐、四肢疼痛及腹痛，短时间内出现轻度血红蛋白尿和轻度贫血；顿挫型仅表现为头痛、恶心、呕吐等，而无血红蛋白尿。

同一个遗传病家系中不同患者的临床表现存在差异，也说明表现度可变。如某个马方综合征（MIM 154700）家系中，先证者的母亲有骨骼异常和晶状体移位，先证者的小舅除有骨骼异常和晶状体移位外还有心脏病表现。先证者的大舅病情最严重，因严重心脏病于 26 岁时猝死。

对于 X 连锁遗传病而言，即使存在相同基因突变的女性杂合子在临床表现方面也存在很大的差异，造成这种差异的原因与 X 染色体失活有关。如 XR 遗传性聋哑基因突变的女性携带者可以无临床表现，也可出现轻度耳聋，或者因失活偏倚（极大部分细胞都表达突变基因）而表现出与男性患者相同的临床表型。

三、基因多效性与遗传异质性的概念及举例

（一）基因多效性

基因多效性（pleiotropy）是指一个或一对突变基因可以决定或影响多个临床表现。基因的多效现象非常普遍。例如，经典型苯丙酮尿症（phenylketonuria，MIM 261600）是一种 AR 病，原发缺陷为苯丙氨酸羟化酶缺乏，由此导致高苯丙氨酸血症。该症的继发表现为严重智力发育障碍、毛发色浅、激动行为、神经反射亢进、分泌液中出现霉臭或鼠臭味等。再如半乳糖血症（galactosemia，MIM 230400）患者既有黄疸、腹水、肝硬化等消化系统症状，也伴有智力发育不全等神经系统异常，还可出现白内障。

（二）遗传异质性

与基因多效性相反，遗传异质性（genetic heterogeneity）是指同一性状或疾病可以由多个不同座位上的基因突变或同一座位上的不同突变所引起。其中，前者称为基因座异质性（locus heterogeneity），后者称为等位基因异质性（allelic heterogeneity）。例如，腓骨肌萎缩症（Charcot-

Marie-Tooth disease，CMT）是一种高度异质性的遗传病，迄今已报道百余个基因突变可导致CMT，其中包括影响髓鞘形成和维持的 *PMP22*、*P0*、*Cx32* 等基因；影响神经元胞体和细胞骨架保护的 *NEFL*、*LMNA*、*MORC2* 等基因；影响轴突转运的 *RAB7* 等基因；影响线粒体动力学的 *MFN2*、*GDAP1*、*DHTKD1* 等基因。再如进行性假肥大性肌营养不良［又称迪谢内（Duchenne）肌营养不良（DMD，MIM 310200）］和贝克（Becker）肌营养不良（BMD，MIM 300376）的致病基因均为 *DMD*，但他们由不同突变类型所致。DMD 因基因缺失且非 3 的倍数时导致框外突变（out-of-frame mutation），使肌营养不良蛋白（dystrophin）无法合成。然而，BMD 的基因缺失或碱基置换为 3 的倍数时导致的是框内突变（in-frame mutation），故肌细胞内能合成一定量的抗肌萎缩蛋白（dystrophin）。

四、限性遗传与从性遗传的概念及举例

（一）限性遗传

限性遗传（sex-limited inheritance）是指致病基因位于常染色体上，由于基因表达受到性别的限制（解剖学结构上或性激素分泌方面的差异），只在一种性别中表现，而在另一种性别中则完全不能表现。例如，男性性早熟（male-limited precocious puberty，MIM176410）为 AD 病，女性可以传递致病基因，但只有男性患病。限性遗传易与 XR 相混淆，但前者每代均可出现患者，有父传子现象，后者通常隔代遗传，无父传子现象。限性遗传亦见于女性，如子宫阴道积水（hydrocolpos）为 AR 病，该病可导致子宫脱垂，但只有女性隐性纯合子才发病，可见于近亲婚配家族。

（二）从性遗传

从性遗传（sex-influenced inheritance）是指位于常染色体上的致病基因，由于性别的差异而显示出男女患病比例或病情的差异，这可能与两性中基因的表达程度和频率存在差异有关。例如，雄激素性脱发（androgenetic alopecia，MIM109200）是一种从头顶中心向周围扩展的进行性对称性脱发，呈常染色体显性遗传。受累者通常 35 岁左右开始脱发，男性脱发明显多于女性，这是因为脱发基因的表达受到雄性激素的影响，男性杂合子即可出现脱发，而女性杂合子仅表现为头发稀少，并不出现脱发，只有在显性纯合子时女性才会出现秃顶。原发性血色病 I 型（hemochromatosis type I，MIM 235200）是一种 AR 病，患者铁代谢障碍引起含铁血黄素的广泛沉积，导致皮肤色素沉着、肝硬化和糖尿病等表型，男性发病率远高于女性。女性由于月经、流产或妊娠等生理或病理性失血导致铁质丢失，减轻了铁质的沉积，故不易表现出症状。

五、遗传早现与动态突变的概念及举例

有些遗传病在世代传递过程中存在发病年龄逐代提前和病情症状逐代加重的现象被称为遗传早现（genetic anticipation）。遗传早现主要发生在 AD 遗传病家系中。最先被观察到存在遗传早现的疾病是强直性肌营养不良（myotonic dystrophy，MIM 602668），其临床表现有肌强直、肌肉虚弱与消瘦等。研究发现该病家系祖父一代患者表现轻微，仅有白内障；父母一代患者呈现中度肌强直；子女一代患者（尤其是儿童）临床表现更为严重，包括两侧面瘫和颌面肌虚弱、肌张力减退、呼吸窘迫、喂食困难、畸形足、智力障碍等。后来发现亨廷顿病［又称 Huntington 舞蹈症（MIM 143100）］、脊髓小脑性共济失调（spinocerebellar ataxia）等疾病也存在遗传早现。

直到 20 世纪 90 年代，遗传学家才揭示了导致遗传早现的原因是 DNA 重复序列的动态突变（dynamic mutation）。已知强直性肌营养不良是由于 *DMPK* 基因中的三核苷酸 CTG 重复序列异常扩增所致。亨廷顿病是由于 *HTT* 基因的 CAG 重复序列异常扩增所致。脊髓小脑性共济失调 1、2、6、7、8、17 型也是由于 CAG 重复序列异常扩增所致。

值得一提的是，由基因编码区 CAG 重复序列异常扩增导致的多聚谷氨酰胺链延长所引起的疾病通称为多聚谷氨酰胺病（polyglutamine disease，polyQ disease），这是一类遗传性神经退行性疾病，其共同的病理特征为神经细胞核内和胞质内异常蛋白聚集，产生获得性毒性作用，最终致病。由于 polyQ 病的异常 CAG 重复序列呈现高度不稳定性，在代间遗传过程中具有不断扩展的趋势，导致子代发病年龄较上代早，且病程进展快，由此产生遗传早现现象。

六、近亲婚配与亲缘系数的概念及举例

在 4 代之内有共同祖先者均属近亲，他们之间如发生婚配关系就称为近亲婚配（consanguineous marriage）。判断近亲婚配关系的远近可通过亲缘系数（coefficient of relationship）衡量。亲缘系数是指有亲缘关系的两个人在某一位点上携带同一基因的概率，以 k 表示。按照双等位基因分离定律，每传一代得到其中一个等位基因的概率为 1/2，因此，父母与子女之间、兄弟姐妹之间各有 1/2 的基因相同，他们之间的亲缘系数为 1/2，也称为一级亲属；家系中某一成员与祖父母、外祖父母、叔叔、姑姑、舅舅、姨、侄子、外甥的亲缘系数是 1/4，为二级亲属；表兄妹、堂兄妹之间的亲缘系数为 1/8，为三级亲属。

那么，近亲婚配时亲缘系数如何计算？他们的有害效应又是多少？下面以姨表兄妹婚配为例加以说明（图 4-2）。设表兄（III$_2$）为杂合子 Aa，其概率 P_{Aa}=1。III$_2$ 的隐性基因 a 来自外祖父（I$_1$）的概率是 1/2×1/2=1/4。外祖父同时把该隐性基因 a 传给外孙女（III$_3$）的概率也是

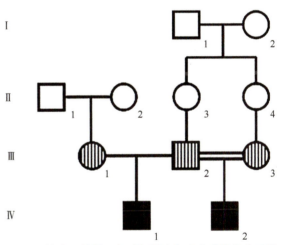

1/2×1/2=1/4。因这两件事情是同时发生的，故其概率为两者概率的乘积（乘法定律），即 1/4×1/4=1/16。这就是隐性基因 a 来自共同外祖父（I$_1$）的概率。同样，表兄妹同时具有的隐性基因 a 也可能以同样的概率来自他们的外祖母（I$_2$）。因此，当 III$_2$ 为杂合子时，III$_3$ 也是杂合子的总概率为两者的和（加法定律），即 P_{Aa}=1/16+1/16=1/8，所以姨表兄妹的亲缘系数 k=1/8。已知群体中半乳糖血症的杂合子频率为 1/150。当随机婚配时每胎出生患儿（IV-1）的概率为：1/150×1/150×1/4=1/90 000；但姨表兄妹婚配时每胎得患儿（IV-2）的概率为：1/150×1/8×1/4=1/4800。随机婚配与姨表兄妹婚配之比相差 19 倍，这就是姨表兄妹婚配的有害效应。可见，近亲婚配不利于子代健康。

图 4-2　姨表兄妹婚配与随机婚配产生半乳糖血症子代的风险

第三节　单基因病基因突变的类型及其生物学效应

从生物学角度而言，DNA 变异并无好坏之分。但根据 DNA 变异的发生频率和产生的生物学效应，通常可将其分为 2 种：①基因突变（gene mutation），是指发生频率低于 1%，往往发生在 DNA 编码序列中，且能产生病理变化的 DNA 变异；②多态性（polymorphism），是指发生频率大于或等于 1%，且不产生病理变化的 DNA 变异。然而，这种区分只是相对的，而非绝对的。基因突变不仅可发生于生殖细胞，也可发生于体细胞。前者的基因突变能传递给后代个体，称为胚系突变（germline mutation），后者的基因突变多见于肿瘤细胞中，通常不会传递给后代个体，也称体细胞突变（somatic mutation）。基因突变是导致单基因病的元凶，所以熟悉和掌握基因突变的类型及其所产生的生物学效应有助于理解单基因病的发病机制。

一、单基因病基因突变的类型

（一）点突变

点突变（point mutation）是指一个碱基被另一个碱基所替代，又称碱基替换（substitution），这是最常见的一种突变。通常将嘧啶之间或嘌呤之间的替换称为转换（transition）；嘌呤和嘧啶之间的替换称为颠换（transversion）。

碱基替换可以发生在基因组 DNA 序列的任何部位。如果碱基替换发生在基因的编码序列，可导致 mRNA 的密码子改变，由此产生不同的突变效应；如果突变发生在基因的调控区域（如与转录因子结合的顺式作用元件），可能造成基因表达的改变；如果碱基替换发生在基因外的 DNA 序列，一般不会产生生物学效应（见第二章）。常见的点突变主要包括以下几种。

1. 同义突变（same-sense mutation） 指碱基替换后，一个密码子变成另一个密码子，但是所编码的氨基酸没有改变，因此，经典遗传学认为同义突变是遗传密码的兼并性所致，并不影响蛋白质的功能。然而，新近研究发现同义突变也可致病（详见第十章）。

2. 错义突变（missense mutation） 指碱基替换后使 mRNA 的密码子变成编码另一个氨基酸的密码子，改变了氨基酸序列，从而影响蛋白质的功能。例如，密码子 TCA 中的 T 突变为 G，使 mRNA 的密码子 UCA 变成 GCA，结果导致丝氨酸被苯丙氨酸替换，影响蛋白质的活性。

3. 无义突变（nonsense mutation） 指碱基替换后，使原来编码氨基酸的密码子变为不编码任何氨基酸的终止密码子（UAG、UAA、UGA），导致多肽链的合成提前终止，肽链长度缩短。例如，正常血红蛋白 β 珠蛋白基因的第 145 位密码子 TAT 突变为 TAA，因转录产生的 mRNA 为 UAA（终止密码子），结果导致翻译提前终止，产生缩短的 β 珠蛋白链而形成异常血红蛋白。

4. 终止密码突变（terminator codon mutation） 如果碱基替换使 DNA 分子中某一终止密码子变成了可读密码子，此种突变形式称为终止密码突变。与无义突变相反，终止密码突变会使本应终止合成的多肽链非正常地延长，结果形成了功能异常的蛋白质分子。

（二）框移突变

如果在 DNA 编码序列中插入或缺失一个或几个碱基（非 3 的倍数），造成插入点或缺失点下游的 DNA 编码框及其对应的氨基酸序列全部发生改变，这种突变称为框外突变（out-of-frame mutation）或移码突变（frameshift mutation）。

（三）框内突变

如果 DNA 编码序列中缺失或插入的碱基刚好是 3 的倍数，从而导致若干密码子的缺失或插入，而缺失或插入前后的密码子保持不变，这种突变称为框内突变（in-frame mutation），也称密码子缺失/插入或整码突变。

（四）融合基因

由两种非同源基因的部分片段拼接而成的基因，称为融合基因（fusion gene）。产生融合基因的原因可能是在减数分裂时同源染色体之间发生错位配对和不等交换所致。如由 δ 珠蛋白和 β 珠蛋白基因发生不等交换形成的 δβ 融合基因；在慢性髓细胞性白血病（chronic myelogenous leukemia，CML）患者中可以检测到 *BCR-ABL* 融合基因。

（五）动态突变

人类基因组中的短串联重复序列，尤其是基因编码序列或旁侧序列的三核苷酸发生重复扩增，使代间传递过程中重复次数不断增加，由此导致某些遗传病的发生，这种突变称为动态突变（dynamic mutation），可产生前述的遗传早现，如亨廷顿病是由于 *HTT* 基因编码区的三核苷酸

CAG 重复序列异常扩增所致。

二、单基因病基因突变的生物学效应

单基因病基因突变可产生以下几种生物学效应，即功能丢失、功能获得、新特性获得、异时或异位基因表达，以及显性负效应等（图 4-3）。

（一）功能丢失

无论是编码区突变，还是调控区突变，多数都会导致蛋白质失去正常功能或降低表达水平，故也称功能丢失（loss-of-function）。临床上大部分遗传代谢病常表现为基因功能的丢失。

（二）功能获得

对于某个特定的基因而言，并非功能越强越好。如果因功能获得（gain-of-function）破坏了机体的平衡，也会造成正常生理功能的紊乱，最终导致单基因病的发生。功能获得是一种较少见的突变形式，最典型的例子是 21-三

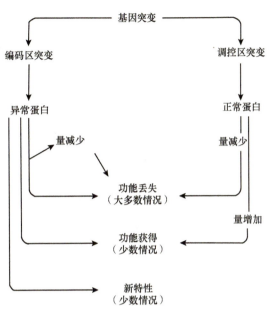

图 4-3　基因突变产生的生物学效应

体综合征，多余的 21 号染色体上的关键区域（如 D21S55）重复可导致智力低下及多种先天畸形。再如外周髓型蛋白质 22（peripheral myelin protein，PMP22）基因，增加了一个拷贝从而导致腓骨肌萎缩症 1A 型（MIM 118220）的发生。

（三）新特性获得

新特性突变（novel property mutation）可使蛋白质产生新的特性并致病。例如，镰状细胞贫血（AR，MIM 603903）是由于 β 珠蛋白链基因突变形成异常的血红蛋白 S（HbS）。HbS 具有相对正常的运氧能力，但在缺氧的情况下产生了相互聚集的新特性，导致红细胞变形能力下降和容易受损，最后产生溶血性贫血。

（四）异时或异位基因表达

异时基因表达（heterochronic gene expression）是指基因突变导致某个基因在错误的时间表达，如某些血红蛋白调控元件的突变造成原来只在胎儿时期正常表达的 γ-珠蛋白基因能在成年期继续表达，由此引起遗传性胎儿血红蛋白持续存在症。异位基因表达（ectopic gene expression）是指基因突变导致基因在错误的地点表达。例如，正常细胞中的原癌基因一般不表达或低表达，以维持细胞正常生长所需，但当这些细胞发生点突变或转位后将被激活，导致该基因异常表达和细胞无限增殖，最后发生癌变。

（五）显性负效应

在一对等位基因中，如果其中一个基因突变，另一个基因正常，理论上仍应保留一半的功能，类似于显性遗传病的杂合子。但在某种情况下，突变蛋白不仅自身没有生理功能，还会影响另一个正常蛋白质发挥其生理功能，这种由蛋白质相互作用产生的干涉现象称为显性负效应（dominant negative effect）。显性负效应常通过蛋白质亚单位形成多聚体的形式实现。例如，原胶

原蛋白基因突变导致重型成骨不全就是因为Ⅰ型胶原蛋白的显性负效应所致，即基因突变导致甘氨酸被其他氨基酸所替代，从而改变胶原纤维的三螺旋结构而致病。

第四节　单基因病基因克隆与致病机制的研究方法

根据单基因病表型追踪到基因型的过程就是致病基因定位、克隆的过程，属于"反向遗传学"范畴。在浩瀚的基因组中分离或克隆某一特定基因并对其功能进行深入研究，有助于理解某一异常表型与相关基因型之间的关系。

一、单基因病基因克隆的方法

克隆人类致病基因是一项繁复的系统工程，如果将这一过程形容为"大海捞针"并不为过。以荒岛寻宝的过程为例，在未知岛屿上探寻到宝藏就如同在人体细胞中发现致病基因。基因克隆技术始于20世纪80年代，随后产生了功能基因克隆、候选基因克隆、定位基因克隆等经典的基因克隆法。随着二代测序技术的成熟，又出现了基于下一代测序的基因克隆法。

（一）经典的基因克隆法

1. 功能基因克隆（functional gene cloning）　如果某个遗传病的生化基础是已知的，就有可能通过纯化技术得到相关蛋白质。根据某个蛋白质的氨基酸序列推测编码基因序列，进而识别致病基因，这就是功能基因克隆。常用的方法为基因特异性寡核苷酸法。该法的前提条件是分离纯化足够量的蛋白质用于氨基酸测序，然后根据氨基酸序列推测出相应的基因编码序列，并合成寡核苷酸，随后以此为探针，扫描cDNA文库。如已知血友病A患者存在凝血因子Ⅷ的遗传性缺乏，采用蛋白质纯化技术从血清中获得凝血因子Ⅷ，然后根据上述方法克隆到F8基因。

2. 候选基因克隆（candidate gene cloning）　该法通常根据某种遗传病可能涉及的生理、病理变化，遴选与这些变化相关的候选基因，再对这些候选基因进行逐一分析，以此确定致病基因的方法。例如，心血管遗传病一般与血脂水平有关，以此遴选若干与脂质代谢、运输相关的基因作为候选基因，进一步筛选这些候选基因就可能找到某种心血管遗传病的致病基因。

3. 定位基因克隆（positional gene cloning）　该法首先根据致病基因与多态性标记之间的相关性获取目标基因所在染色体的位置信息，然后分离和克隆目标基因。具体步骤包括：①通过家系连锁分析信息或染色体微小缺失等数据，确定目标基因在染色体上的位置；②通过染色体区带显微切割等技术，获得基因所在区段的DNA邻接重叠群（contig），绘制出更精细的染色体图谱；③确定含有候选基因的染色体片段；④从这些片段中进一步筛选目的基因，并作突变检测验证和功能分析。例如，中南大学医学遗传学国家重点实验室夏家辉团队于1998年克隆到导致神经性耳聋的致病基因（GJB3），标志着中国科学家采用定位基因克隆策略实现了单基因病致病基因克隆零的突破。

4. 定位候选基因克隆（positional candidate gene cloning）　即首先通过连锁分析法将某个目标基因定位在约10Mb的候选染色体区域，接着收集尽可能多的家系并建立一个覆盖该区域的高密度多态性标记的图谱，逐步将候选基因定位到1Mb的范围内，再对该区域中分布的基因位点逐一进行测序分析和确认，最后找到与遗传病相关的基因。常用的多态性标记为微卫星标记或单核苷酸多态性标记。多态性标记的图谱越详细，就越容易将候选基因定位在一个尽可能小的范围。例如，中国医学科学院基础医学研究所沈岩团队和中国科学院上海生命科学研究院孔祥银团队分别采用定位候选克隆策略，于2001年共同发现遗传性乳光牙本质是由于牙本质涎磷蛋白（DSPP）基因突变所致。随后，上海交通大学贺林团队采用相同方法克隆到A-1型短指症基因（IHH），并在3个家系中发现基因突变。这些研究成果很快就被写进了《人类遗传学》和《医学遗传学》教科书。

值得一提的是，无论采用上述何种策略，一旦克隆到新的致病基因，其真实性必须经过反复验证。也就是说，突变基因与疾病发生之间的因果关系必须明确，包括家系中所有成员（患者与正常人）DNA 或 RNA 测序分析结果，还包括一定数量的无关人群 DNA 或 RNA 测序分析结果。只有在排除了 DNA 序列的多态性后方能认为突变基因与疾病发生相关。

（二）基于二代测序的基因克隆法

自 2005 年起，随着高通量 DNA 测序也称二代测序（next-generation sequencing，NGS）技术的成熟和应用，新产生的全外显子组测序（whole exome sequencing，WES）和全基因组测序（whole genome sequencing，WGS）很快成为检出单基因病致病基因的重要方法。

所谓 WES 法是指利用序列捕获技术将全基因组中所有外显子区域的 DNA 序列进行捕获和富集，然后进行高通量测序的方法。所得测序结果还需要通过生物信息学分析与变异解读，才能发现与蛋白质功能变异相关的突变基因。以人类基因组为例，虽然外显子（蛋白质编码区）只占基因组的 1%，但人类基因组中 85% 的致病突变均在外显子区域，因此具有重要意义。WES 法还具有测序更为简便、成本更低、测序后数据分析更为简单等优点，故已成为鉴定新致病基因和临床诊断的首选方法。

WGS 法则是对生物体（本章特指人）的完整基因组进行高通量测序，并分析不同个体间的差异，同时完成单核苷酸多态性（SNP）及基因组结构注释。由于全基因组测序结果包含完整的 DNA 信息，故在鉴定单核苷酸变异（SNV）、插入缺失突变、各种类型的结构变异（SV）、拷贝数变异（CNV）时更有优势，已成为产前筛查和鉴定新致病基因的另一种选择。

WES 法和 WGS 法的推广应用不仅使突变基因被检出的数量迅速增加，而且所需的时间大幅度缩短；不仅可检出单基因病的致病基因，还能检出多基因病的易感基因和肿瘤细胞中的癌基因或肿瘤抑制基因等，因此已成为生物医学界最前沿、最热门和最活跃的领域之一。

2005 年，WES 法率先被应用于弗里曼-谢尔登综合征（Freeman-Sheldon syndrome，FSS）致病基因的检测。研究人员通过对 4 例无亲缘关系的 FSS 患者及 8 例正常对照者的测序分析，最后确认 *MYH3* 基因是 FSS 的致病基因。随后，WES 法被推广应用至未知致病基因的检出，如中南大学湘雅医院唐北沙团队于 2010 年利用 WES 法发现脊髓小脑共济失调的致病基因为 *TGM6*，这是我国学者利用该技术发现的第一个单基因病的致病基因。2011 年，深圳华大基因和安徽医科大学研究人员利用 WES 法发现并验证了 *NCSTN* 基因的突变可导致逆向性痤疮；复旦大学、中南大学和中国医学科学院基础医学研究所研究人员分别采用 WES 法发现 *PRRT2* 基因突变可导致阵发性运动障碍及相关疾病。近年来，我国学者在神经肌肉、心血管、骨关节、血液和生殖等器官系统发现并鉴定了数十种单基因病的致病基因。

值得一提的是，测序发现的序列变异必须根据 2015 年美国医学遗传学与基因组学学会（American College of Medical Genetics and Genomics，ACMG）发布的序列变异标准和指南（standards and guidelines）进行解读，还需与外显子组数据库（http://exac.broadinstitute.org）和全基因组数据库（http://gnomad.broadinstitute.org）进行比对。WES 法和 WGS 法的广泛应用，也带来了因个人基因信息泄露所引发的基因歧视（如影响升学、就业、保险和婚姻）等伦理、道德、法律和社会问题，这些问题需要引起医学遗传学家的关注和重视。

二、单基因病致病机制研究策略

单基因病致病机制研究可采用离体、在体和本体研究的策略。

（一）离体研究策略

1. 生物信息学研究　可利用共享资源数据库（如 GenBank、EBI 等）进行基因序列比对，了解相关基因的功能，也可采用 PyMOL-1 和 SWISS-MODEL 等软件对突变基因进行分子结构模拟，找出突变基因在蛋白质构象、重要结构域、酶活性中心等的变化，推测由此可能产生的功能变化。然后，设计若干细胞或分子生物学实验进行验证。

2. 生物化学研究 基因能发挥作用的本质是其编码产物蛋白质或非编码产物 RNA 的生物化学特性。其中蛋白质产物包括转录因子、信号分子、酶、细胞骨架蛋白、离子通道蛋白、抗体、受体、激素等。根据致病基因的特点，可选用不同的生化检测方法，如亲和层析、免疫共沉淀、酵母双杂交、质谱分析、晶体分析等。

3. 分子生物学研究 可利用 DNA 变性与复性的理化性质，结合印迹技术和探针技术，进行 DNA 和 RNA 定性或定量的分子杂交技术；可将微量 DNA 片段大量扩增，使微量 DNA 或 RNA 的操作变得简单的聚合酶链反应（PCR）技术；还有经典 DNA 测序技术（桑格-库森法和马克萨姆-吉尔伯特法）、基于桑格-库森法的第一代全自动激光荧光 DNA 测序法、基于高通量 DNA 测序技术的下一代测序技术；另外还有生物芯片技术（含基因芯片和蛋白质芯片）。

4. 细胞生物学研究 利用工程细胞研究基因在细胞水平的功能。常用技术包括：①基因重组技术。该技术能将外源基因（野生型和突变型）导入宿主细胞，建立高表达工程细胞系，进而观察这些细胞的生物学变化。稳定表达外源蛋白的转染细胞也可用作基因功能研究的细胞模型；②基因沉默技术。该技术能抑制特异基因的表达，常用的技术包括 RNA 干扰技术、反义技术和基因编辑技术等。

5. 转录组学研究 转录组是一门在整体水平上研究细胞中所有基因转录及转录调控规律的学科，是功能基因组研究的重要组成部分。在研究时可根据研究目的选用适宜的研究方法。例如，针对特定基因的功能和表达状态可采用实时荧光 PCR（real-time fluorescence PCR）；针对多个基因或转录组的表达研究可采用微阵列（microarray）/基因芯片技术、基因表达系列分析（serial analysis of gene expression，SAGE）技术和 RNA 测序技术，这些方法有助于了解特定生命过程中基因的整体表达情况、代谢网络及其调控机制。

（二）在体研究策略

通常用模拟基因结构或功能变化的基因修饰动物研究某个基因的功能，包括基于转基因技术、基因敲入技术的功能获得策略和基于基因敲除技术、基因沉默技术的功能失活策略。

1. 转基因技术 是指将外源基因导入特定生物的受精卵或胚胎干细胞（embryonic stem cell，ESC，简称 ES），通过随机重组使外源基因整合到上述细胞的基因组中，随后将这些细胞植入假孕受体动物的子宫，使得外源基因随着细胞分裂遗传给后代。

2. 基因敲入技术 采用同源重组等技术，将一个设计好的片段插入到基因组的特定位点，使之表达并发挥作用。通过基因敲入可研究特定基因在体内的功能，也可以与敲入前的基因功能进行比较，还可以通过敲入点突变研究某个致病基因的作用。

3. 基因敲除技术 采用同源重组等技术，在 ES 细胞中定点破坏内源基因，然后利用 ES 细胞发育的全能性，获得带有基因缺陷的杂合子，通过遗传育种最终获得带有基因缺陷的纯合子个体。该技术主要包括完全基因敲除和条件性基因敲除技术。

4. 基因沉默技术 利用反义技术，在转录或翻译水平特异性阻断（或封闭）某些基因的表达（即沉默相关基因），然后通过观察细胞生物学行为或个体遗传性状表型的变化来鉴定基因的功能。常用方法为 RNA 干扰（RNAi）。

5. 基因编辑技术 早期的基因编辑技术包括锌指核酸酶（ZNF）和转录激活因子样效应物核酸酶（TALEN）。近年来，根据成簇规律间隔短回文重复（CRISPR）特性建立起来的 CRISPR/Cas9 技术具有构建简单、安全性高、毒性小等优越性，已成功应用于细菌、酵母、线虫、果蝇、斑马鱼、小鼠和人类的细胞模型中。利用 CRISPR/Cas9 的特异剪切功能，可寻找合适的突变插入位点，以此有效干扰开放阅读框，导致编码蛋白的功能被去除。

（三）本体研究策略

本体论（ontology）是从哲学研究中出现的一个概念，用来研究客观事物存在的本质和组成。本节的本体水平策略则是利用已建成的基因芯片开展生物信息学研究，以期找出基因突变的本质特征。

1. 基因芯片的研制及数据分析　从野生型、基因敲入或基因敲除动物模型的某些组织中分别提取总 RNA，然后请专业人员利用基因芯片进行转录组检测。接着就是采用各种软件或算法进行数据分析，以明确野生型、突变敲入或基因敲除动物模型在 RNA 表达水平的相似性和差异性。

2. 开展本体研究　对数据进行注释、可视化和整合，选择表达水平受到显著调控的基因（如显著高表达或低表达基因）用于分子功能、生物过程及路径分析，最后绘制出突变基因作用的路径图。

3. 探讨本体功能及信号通路　根据路径分析结果研究突变敲入或基因敲除对相关信号通路的影响，并根据实验结果采用染色质免疫沉淀（ChIP）技术或酵母双杂交等技术对上述可疑通路中的蛋白质与 DNA、蛋白质与蛋白质之间的相互作用进行分析。

三、案例分析——腓骨肌萎缩症突变基因检出与致病机制研究

（一）腓骨肌萎缩症概况

腓骨肌萎缩症（peroneal muscular atrophy）是一类遗传性运动感觉神经病（hereditary motor sensory neuropathy，HMSN）。该病由法国医师 Charcot 和 Marie 及英国医师 Tooth 在 1886 年首次报道，故将其称为 Charcot-Marie-Tooth Disease（CMT）。已知该病主要呈常染色体显性遗传或常染色体隐性遗传，少数呈 X 连锁隐性遗传。该病的主要特点是群体患病率高达 1/2500，为人类最常见的遗传性外周神经病之一；遗传异质性高，已报道有百余个基因突变可导致该病。因此，该病备受国内外神经病学家和遗传学家的关注。

CMT 一般在 15 岁左右起病，首先受累的是下肢腓骨肌，临床表型为高足弓和锤状趾，进一步发展可出现步态不稳或跨越步态。肌肉无力和萎缩也会影响到上肢远端肌肉，造成书写等精细动作困难。末端神经功能的丧失还会导致感觉功能减退，表现为辨别冷热或疼痛的能力下降。

根据临床表型、神经电生理变化和神经病理改变，可将 CMT 分为脱髓鞘型（demyelinating form）、轴索型（axonal form）和介于两者之间的中间型。脱髓鞘型约占总数的 2/3，其中包括呈 AD 遗传的 CMT1 和 CMT3，以及呈 XR 遗传的 CMTX1 和呈 AR 遗传的 CMT4，这类疾病的神经电生理表现为神经传导速度（nerve conduction velocity，NCV）降低（正常 NCV＞38.0m/s），神经病理表现为"洋葱球样（onion bulb formation）"改变。轴索型约占总数的 1/3，均为 CMT2，呈常染色体显性遗传或常染色体隐性遗传。CMT2 的临床表现与脱髓鞘型 CMT 类似，但神经传导速度（NCV）大多正常或轻度减慢，仅复合肌肉动作电位（compound muscle action potential，CMAP）有所降低，神经病理检查大多无"洋葱球样"改变。显性中间型 CMT（dominant intermediate CMT，DI-CMT）更为少见，其特点为正中神经传导速度介于 25～45m/s，神经病理兼具脱髓鞘和轴索变性。脱髓鞘型 CMT 一般因神经传导速度减慢而致病，而轴索型主要影响轴索内信号传送、线粒体膜的融合、神经骨架及信号转导、线粒体分子伴侣的功能等，最后导致神经轴索信号转导异常。由于轴索变性是一种长度依赖性病变，涉及的神经纤维越长，维持长距离轴浆运输所需线粒体及其能量就越多，故线粒体功能异常会首先导致四肢远端神经纤维受累，并逐步导致其所支配肌肉的萎缩。

CMT 致病基因研究始于 1991 年，采用定位克隆法发现位于 17 号染色体短臂（17p11.2-12）的外周髓鞘蛋白 22 基因（*PMP22*）中存在的一个 1.4Mb 的重复变异可导致 CMT1A，后来发现该重复变异是导致 CMT 的最常见原因。随后采用定位克隆和定位候选克隆法先后发现 *GJB1*、

PMP22 和 *MPZ* 等基因突变也可导致 CMT。WES 和 WGS 等高通量测序技术的发展加速了 CMT 基因突变鉴定的步伐。目前，已鉴定出百余个可导致 CMT 的致病基因，其中与髓鞘形成和维持相关的基因有 *PMP22*、*P0*、*Cx32*、*EGR2*、*NDGR1*、*PRX* 等，与神经元胞体、轴索和细胞骨架保护相关的基因有 *NEFL*、*LMNA*、*MORC2* 等，与线粒体动力学相关的基因有 *MFN2*、*GDAP1*、*GARS*、*HSP22*、*HSP27* 等。近年来虽然在 CMT 基因突变检出方面取得了明显的进展，但在揭示 CMT 的分子机制并寻找精准治疗药物方面的进展仍然很有限。

（二）山东家系的临床表现和致病基因鉴定

为了检出新的 CMT 致病基因，并揭示其分子机制，顾鸣敏等对一个采自山东省的 CMT2 大家系进行了系列研究。

1. 山东家系的确认　该家系由 52 人组成，其中有 8 位受累者出现较典型的临床表型，包括对称性肌无力和下肢远端肌萎缩，腱反射减弱或消失，伴有轻到中度感觉障碍。受累者上肢稍后出现无力或萎缩，但比下肢轻。为了明确诊断，先证者（Ⅳ-25）被收入上海瑞金医院神经内科做进一步检查。先证者 15 岁起病，早期主诉走路困难，因下肢肌无力常会摔倒。神经科检查显示，患者前臂远端肌肉及手部骨间肌萎缩；下肢出现严重的肌萎缩，表现为"鹤腿样"畸形。神经电生理检查显示，上肢运动神经传导速度（motor nerve conduction velocity，MNCV）和感觉神经传导速度（sensory nerve conduction velocity，SNCV）正常（＞52.4m/s，正常＞38.0m/s）；下肢运动神经传导速度为 38.9～40.4m/s，感觉神经传导速度＞46.4m/s，均在正常范围内；上下肢部分复合肌肉动作电位（compound muscle action potential，CMAP）波幅有所下降。肌肉活检组织病理显示，部分肌纤维呈三角状，肌束周围结缔组织和脂肪组织增多［苏木精-伊红（HE）染色］。电镜检查显示肌节消失、肌丝排列紊乱、肌质网扩张，肌肉细胞中部分线粒体呈空泡化。根据患者临床表现、神经电生理检测结果及骨骼肌组织病理分析，该家系先证者（Ⅳ-25）可被诊断为轴索型 CMT，即 CMT2 型。但其致病基因是否为已知或新的致病基因，以及其发病机制仍需进一步阐明。

2. 致病基因的定位和克隆　采用定位候选基因克隆法，通过全基因组扫描和连锁分析将致病基因定位在 10p12-14（表 4-1）。然后对候选区域的 20 个基因进行序列分析，最后在位于 10p14 的

表 4-1　第 10 号染色体两点连锁分析结果

标记	不同重组率的 Lod 值（θ）					
	0.0	0.1	0.2	0.3	0.4	0.5
D10S1649	−4.056 131	−0.531 236	−0.134 060	0.003 517	0.031 590	0.000 000
D10S547	−2.586 470	0.853 205	0.867 352	0.627 934	0.303 291	0.000 000
D10S585	2.778 755	2.263 415	1.712 813	1.139 953	0.564 480	0.000 000
D10S1705	2.248 708	1.807 869	1.347 018	0.886 224	0.440 633	0.000 000
D10S570	3.349 040	2.661 407	1.951 382	1.241 919	0.568 542	0.000 000
D10S506	4.564 263	3.722 632	2.821 947	1.881 144	0.931 298	0.000 000
D10S1664	3.971 742	3.169 957	2.333 385	1.483 286	0.651 671	0.000 000
D10S191	4.554 234	3.671 319	2.732 489	1.764 968	0.816 166	0.000 000
D10S1653	2.388 808	1.881 429	1.387 521	0.897 752	0.410 905	0.000 000
D10S1477	3.285 528	2.629 110	1.960 146	1.300 506	0.639 198	0.000 000
D10S1714	−7.569 816	−0.558 246	0.191 146	0.353 531	0.258 061	0.000 000
D10S211	0.295 834	1.210 902	1.253 694	0.936 991	0.479 832	0.000 000

注：Lod 值为对数几率比（logarithm of odds），表中 Lod 值＞1 为支持连锁，Lod 值＞3 为肯定连锁，Lod 值＜−2 为否定连锁。θ＜0.10 为紧密连锁，θ＞0.20 为松弛连锁，0.10＜θ＜0.20 为中度连锁，θ＝0.5 为不连锁

脱氢酶 E1 和转酮酶结构域 1（dehydrogenase E1 and transketolase domain containing 1，DHTKD1）（MIM 614984）第 8 号外显子中发现一个无义突变 [c.1455T＞G（p.Tyr485*）]，该突变使第 485 位编码酪氨酸（Tyr，Y）的密码子 TAT 变为提前终止密码子 TAG。进一步研究发现，该无义突变只出现在山东家系的 8 个受累者中，而未出现在该家系未受累者中，也未出现在 250 个无关的对照组中，更未在千人基因组计划（1000 Genomes Project）数据库中检索到。上述证据强烈提示 DHTKD1 基因突变 [c.1455T＞G（p.Tyr485*）] 是导致山东家系出现 CMT2（现已被 OMIM 正式命名为 CMT2Q，MIM 615025）表型的分子基础。

3. DHTKD1 无义突变可导致 CMT2Q　DHTKD1 是一种由细胞核编码的线粒体前体蛋白，也称"可能的 2-酮戊二酸脱氢酶 E1 的组件 DHTKD1（probable 2-oxoglutarate dehydrogenase E1 component DHTKD1）"。迄今为止，该基因的生理学功能仍所知甚少。DHTKD1 位于微卫星 D10S585 与 D10S1705 之间，共由 17 个外显子组成，编码一个由 919 个氨基酸组成的蛋白质。通过基于局部比对算法的搜索工具（basic local alignment search tool，BLAST）比对不同物种在 DHTKD1 第 470 到 501 位氨基酸序列的同源性，发现除果蝇（Drosophila melanogaster）和线虫（Caenorhabditis elegans）外，其余物种在 483～485 之间的氨基酸均为 SYY，即由丝氨酸-酪氨酸-酪氨酸组成，呈现出高度保守性。受累者第 1455 位核苷酸的碱基 T 突变为 G 后，导致原来在 485 位编码酪氨酸的密码子（TAT）变为终止密码（TAG），从而在 486 位到 919 位的 435 个氨基酸不能被翻译，产生一种截短蛋白。采用 PyMOL 软件（一种分子三维结构显示软件）进行 DHTKD1 的 3D 蛋白结构模拟显示一个正常蛋白及一个丢失了 C 端 435 个氨基酸残基的截短蛋白。

4. mRNA 降解导致 DHTKD1 表达产物降低　利用定量逆转录 PCR（qRT-PCR）检测正常人和患者外周血总 RNA 中 DHTKD1 的表达水平，结果发现患者的表达水平显著低于正常人。为了证明无义介导的 mRNA 降解（nonsense-mediated mRNA decay，NMD）是导致 DHTKD1 表达产物不足的原因，野生型和突变型 EGFP-DHTKD1 表达载体被分别转染到 HEK293T 细胞株。结果显示，转染有突变型载体细胞的荧光信号明显弱于含野生型载体的细胞。在同等实验条件下，制备来自不同时间段转染细胞的裂解液，用针对 DHTKD1 或 EGFP 的抗体进行 Western 印迹分析，结果显示带有突变载体的转染细胞中出现一个蛋白水平很低且呈截短的 EGFP-融合产物（约 83kDa），而由野生型载体转染的细胞能产生完整长度的融合蛋白（约 130kDa）。此外，从突变载体得到的 mRNA 转录产物显著降低，且与经放线菌素 D 处理后的野生型载体相比降解得更快。为了明确突变 mRNA 受到了 NMD 机制降解的影响，选用 HEK293T 细胞开展了 RNA 沉默实验。采用特异的寡核苷酸抑制 NMD 途径中的促进因子上游移码蛋白 1 调控因子同源物 UPF1（UPF1 regulator of nonsense transcripts homolog），结果上游移码蛋白 1（up-frameshift 1，UPF1）的 mRNA 转录水平和蛋白质含量与对照组相比均下降了 1/3～1/2。然而，由突变 EGFP-DHTKD1 表达载体共转染产生的突变 mRNA 和截短蛋白因 UPF1 被下调而获得补救，即转录及翻译产物不降反升。上述实验表明，带有提前翻译终止密码子（premature translational-termination codon，PTC）的 DHTKD1 mRNA 确实启动了 NMD 途径，导致 mRNA 和截短蛋白明显低于正常水平。

5. DHTKD1 基因突变导致能量代谢的下降　采用烟酰胺腺嘌呤二核苷酸/还原型烟酰胺腺嘌呤二核苷酸（NAD^+/NADH）比色法测定 HEK293T 细胞株中能量转化及氧化还原状态，结果显示 DHTKD1 siRNA 能在细胞中有效沉默 DHTKD1，由此导致 ATP 水平、总 NAD^+ 和 NADH 水平，以及 NADH 水平明显下降，而 DHTKD1 不足的细胞与野生型细胞相比，NAD^+/NADH 的比值有所增加（$P<0.05$）。以上结果表明 DHTKD1 对细胞中的能量产生是必需的。

6. Tyr485* 突变产生的截短蛋白可能引发显性负效应　为了说明截短蛋白是否会产生显性负效应，空载、编码野生型和突变型 DHTKD1 的表达载体被分别转入 HEK293T 细胞。结果表明，带有 DHTKD1 突变载体细胞的 mRNA 水平和截短蛋白水平均明显下降，而带有野生型载体的细胞则表现为较高水平的 mRNA 和完整的蛋白质。在这种情况下，过表达野生型 DHTKD1 细胞中的 ATP、总 NAD$^+$ 和 NADH，以及 NADH 水平均比对照组细胞高。但当比较突变型和野生型细胞时会发现带有截短 DHTKD1 的细胞中 ATP、总 NAD$^+$ 和 NADH，以及 NADH 的表达水平明显下降，由此也导致 NAD$^+$/NADH 值的增加。

由上述研究成果所撰写的论文 "Autosomal dominant Charcot-Marie-Tooth disease type 2 is due to a nonsense mutation in exon 8 of DHTKD1 gene"（"常染色体显性遗传腓骨肌萎缩症/夏科-马里-图斯病 2 型是由 DHTKD1 基因外显子 8 的无义突变引起"）已发表在美国人类遗传学杂志（*The American Journal of Human Genetics*）2012 年第 91 卷第 6 期上。

（三）*DHTKD1* 基因突变导致 CMT2Q 的致病机制研究

为了明确 DHTKD1 基因突变对能量代谢和神经发育的影响及可能的分子机制，课题组设计了一个完整的技术路线图，包括离体研究、在体研究和本体研究 3 部分。以下重点介绍在体研究的实验。

1. *DHTKD1*^{Tyr486*} 敲入小鼠模型的建立 课题组采用 Red/ET 同源重组技术构建打靶载体，获得了 *DHTKD1*^{Tyr486*} 杂合子及纯合子小鼠。经 PCR、RT-PCR、实时定量 PCR 及蛋白印迹杂交鉴定，证实 p.Tyr486* 突变已敲入小鼠。

2. 突变敲入小鼠繁育、表型观察和统计学分析 *DHTKD1*^{Tyr486*} 突变小鼠繁育至 255 只后作统计学分析。结果显示，野生型（wt/wt）：杂合子（wt/mt）：突变纯合型（mt/mt）的比例为 56：134：65（0.88：2.12：1.00），符合孟德尔遗传的比例（1：2：1），见表 4-2。对小鼠的体重进行测量未发现 3 种基因型小鼠存在统计学差异。对小鼠的肾、脑、脾等组织病理学进行分析也未见 3 种基因型小鼠存在显著差异。

表 4-2　*DHTKD1*^{Tyr486*} 突变小鼠子代 3 种基因型的比例

	wt/wt	wt/mt	mt/mt	总数
数量（只）	56	134	65	255
百分比（%）	22.0	52.5	25.5	100.0
比率	0.88	2.12	1.00	约1：2：1

3. 突变敲入小鼠外周神经出现异常 小鼠坐骨神经的超微结构显示，*DHTKD1*^{Tyr486*} 突变纯合子小鼠部分神经出现髓鞘厚度增大或髓鞘冗余，轴索直径变小，大径轴突（>20μm）数量明显减少。

4. 感觉神经出现异常，而运动神经未见异常 小鼠行为学实验显示，突变纯合子小鼠出现感觉神经异常，如对热反应减弱（$n=10$；$P<0.05$），对痛反应减弱（$n=10$；$P<0.01$），但运动试验如跑步试验（$n=10$；$P>0.05$）和转棒试验（$n=8$；$P>0.05$）未见显著变化。由此推测，突变敲入小鼠感觉系统敏感性下降，但运动能力未见异常。

5. 突变敲入小鼠能量代谢水平下降 *DHTKD1*^{Tyr486*} 突变纯合子（mt/mt）小鼠和突变 ES 细胞的 ATP 水平明显低于野生型小鼠，而 NADP$^+$/NADPH 的比值则明显高于野生型及杂合子小鼠，提示敲入小鼠的能量代谢受累。

6. 腓肠肌线粒体堆积 电镜照片显示，突变小鼠腓肠肌线粒体体积增大或变形，数量增多，甚至出现线粒体堆积，肌质网消失。

7. 突变敲入小鼠运动神经与感觉神经传导速度未见明显异常 *DHTKD1*^{Tyr486*} 基因突变敲入小鼠运动神经与感觉神经传导速度检测显示，WT 小鼠与突变敲入小鼠的运动神经传导速度未见显著差异；WT 小鼠与突变敲入小鼠的感觉神经传导速度也未见显著差异。

8. RNA 芯片显示野生型小鼠和纯合子小鼠基因表达存在差异 基因芯片结果提示，突变纯合子小鼠 *Dgkg* 基因表达上调，而 *Lpin2* 基因表达下调。进一步研究显示，突变纯合子小鼠 DHTKD1

的表达水平明显下降，Dgkg 表达水平比野生型小鼠高，而 *Lpin2* 基因表达水平比野生型小鼠低，并且存在统计学意义。然而，野生型小鼠和突变纯合子小鼠在血糖（GLU）、高密度脂蛋白（HDL）和低密度脂蛋白（LDL）方面并无统计学意义，但是总胆固醇（TCHO）和甘油三酯（TG）存在差异，尤其是突变纯合子小鼠的甘油三酯明显低于野生型小鼠，提示突变纯合子小鼠脂代谢存在异常。

上述研究成果以题为"CMT2Q-causing mutation in the Dhtkd1 gene lead to sensory defects，mitochondrial accumulation and altered metabolism in a knock-in mouse model"发表在《神经病理学通信杂志》（*Acta Neuropathologica Communications*）2020 年第 8 期上。

思 考 题

1. 一个女子患血友病 A，其双亲表型正常，这如何解释？她与一个父亲也患血友病 A 的男子结婚，后代发病风险如何？

2. 一对正常夫妇携带一男孩前来门诊，患儿侏儒，关节僵直，爪状手，智力发育落后，角膜混浊，经调查家系知患者的舅舅也有相同的临床表现，于 10 岁时死亡；患儿父系无此症患者，患儿的祖父母为表兄妹婚配，患儿的伯父正常。

（1）你认为此男孩患有何症？

（2）绘出该家系图。

（3）这对夫妇想生第二胎，问得此症的风险有多大？

（4）患儿的一个表现型正常的伯父同人群中一正常女性婚配，其子代的风险多大？（设此症的基因频率为 1/1000）

3. 上海某三甲医院的张医师（主治医师）在临床工作中发现一个呈常染色体显性遗传的大家系。经临床医师检查和实验室检测，排除已知基因致病的可能性。请给张医师提出建议，如何才能找到该家系的致病基因？如何开展新的致病基因的分子机制研究？

（顾鸣敏）

第五章　多基因病发病机制与研究方法

多基因病（polygenic disease）又称复杂性疾病（complex diseases）。由于不良环境往往在其中发挥重要作用，因此也可称为基因-环境相互作用疾病（gene-environment interaction diseases）。心脑血管疾病、癌症、精神疾病、糖尿病和阿尔茨海默病等常见疾病导致近 2/3 的人在其一生中发病和过早死亡。这些疾病往往在家庭中呈现聚集现象，即患者亲属患同样或类似疾病的比例高于一般人群，但疾病的遗传模式却不遵循孟德尔遗传定律。多个基因变异往往存在于这类疾病中，再加上某些环境暴露或偶然事件，共同触发或加速了疾病的发生和进程。

第一节　多基因遗传的基本规律

多基因学说于 1909 年由瑞典学者 H.Nilsson-Ehle 提出，他首先认为同一性状（trait）由若干个基因所控制，性状包括质量性状（qualitative trait）和数量性状（quantitative trait）。质量性状也称属性性状，即能观察而不能测量的性状，是指同一种性状的不同表现型之间不存在连续性的数量变化，而呈现质的中断性变化，如各种癌症和类风湿关节炎等，这些疾病是以一种有或无的形式存在。数量性状是指个体间表现的差异只能用数量来区别，变异呈连续性的性状，如身高、体重和血压等。

1941 年，英国数量遗传学家 K. Mather 把控制数量性状的基因称为微效基因，其特点为：①各个基因对于数量性状的效应都很微小，而且大致相等；②控制同一数量性状微效基因的作用一般是累加性的；③控制数量性状的等位基因间一般没有明显的显隐性关系。效应显著但数量较少且控制质量性状的基因称为主效基因。

数量性状与质量性状的区分并不是绝对的。由于划分的标准不同，数量性状有时也可以被看作是质量性状。例如，高脂蛋白血症是由多种基因决定的数量性状，该病的某些生理、生化指标在人群中表现为连续的变异。但是从临床角度考虑，则可以把人群划分为患者和正常两类，因而也可以把它看作质量性状。这种根据某一数量变化范围来区分类别的数量性状称为阈值性状。

许多数量性状在人群中往往遵循正态分布（normal distribution）或钟形分布（bell-shaped distribution）。以身高为例，假设身高由一个位点上的一对等位基因 A 和 a 所决定，等位基因 A 让人变高，等位基因 a 让人变矮。如果基因所在的位点不呈现显性遗传，会出现 3 种基因型（AA、Aa 和 aa）和 3 种表型（高、中、矮）。假设 A 和 a 等位基因频率分别为 0.50，人群高度分布见图 5-1A。

如果做更切合实际的假设，即高度由两个位点决定，第二个位点上也存在一对基因 B（高）和 b（矮），它们影响身高的方式与等位基因 Aa 完全相同，这样在人群中就有 9 种可能的基因型，即 aabb、aaBb、aaBB、Aabb、AaBb、AaBB、AAbb、AABb、AABB。一个个体可能有 0、1、2、3 或 4 个"高"等位基因，以及对应的 5 种不同的表型，见图 5-1B。

目前，已经知道多个基因及环境因素都可以影响身高，尽管每个因素的影响程度都很小，但产生了很多身高的表型，每个表型略有不同，其高度分布接近图 5-1C 所示的钟形曲线。全基因组关联分析（genome-wide association study，GWAS）已经确定了 400 多个基因中的 700 多个变异与人类身高有关，因此也就确定了身高这种数量性状是由多基因遗传所决定的。

血压是另外一个受多基因遗传控制的数量性状。无论是收缩压还是舒张压，子女都与父母相关，但也会受到环境因素的影响，如饮食和压力。目前已经发现了一些与血压相关的基因，如果它们发生突变，不仅会影响血压，还会影响高血压患者应用抗高血压药的效果。

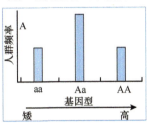

假设身高由等位基因A和a所决定，A让人变高，a让人变矮

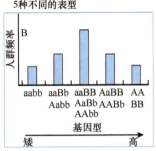

假设高度由Aa和Bb两对等位基因决定，A和B让人变高，a和b让人变矮，人群有9种可能的基因型，个体可能有0、1、2、3或4个"高"等位基因，以及对应的5种不同的表型

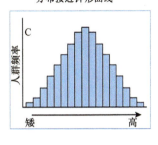

基因及环境都可影响身高，由此产生了很多身高表型，分布接近钟形曲线

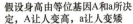

图 5-1　不同基因型与身高分布的关系

第二节　多基因病的发病阈值

在多基因病中，会有多个基因出现异常，但仅仅这些基因出现异常不足以导致疾病，而是部分决定了个体发病的可能性。这种由遗传基础决定某个个体患病风险的现象称为疾病的易感性（susceptibility）。由于环境对多基因病产生不同的影响，学术界将遗传因素和环境因素共同作用决定某个个体罹患某种疾病的可能性称为疾病的易患性（liability）。

在相同的不良环境中，不同的个体有人发病，有人不发病，其原因就是个体对疾病的易感性不同。在一般群体中，易感性很高或很低的个体都很少，大部分个体都接近平均值。因此，群体中的易感性变异也呈正态分布。在一定的环境条件下，易感性高低可代表易患性高低，当一个个体的易感性达到一定程度就可发病。

多基因病发病的最低限度称为发病阈值（threshold）。发病阈值可将连续分布的易患性分为两部分，一部分是正常群体，另一部分是患病群体。一个个体的易患性高低无法测量，但一个群体的易患性平均值可以从该群体的患病率（prevalence rate）作出估计。

多基因病易患性正态分布曲线下的面积代表总人群，其易患性超过阈值的部分面积为患者，患者在总人群中所占的百分数即为患病率。一种多基因病的易患性平均值与阈值越近，群体患病率越高；相反，易患性的平均值与阈值越远，群体患病率越低（图 5-2）。

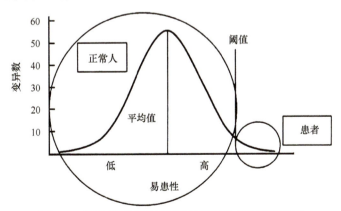

图 5-2　某个人群疾病易患性的正态分布及发病阈值

现以幽门狭窄来说明疾病的发病阈值模型。该病出生后不久就发病，由幽门狭窄或阻塞所引起，临床表现为慢性呕吐、便秘、体重减轻和电解质失衡，可以通过手术矫正，有时也可自行消

退。白种人幽门狭窄的患病率约为 3/1000，男性比女性常见，男性的患病率约为 1/200，女性则约为 1/1000，由此说明男性的发病阈值低，而女性的发病阈值高（图 5-3）。男性发病阈值低，意味着较少的易感因素就可以导致男性发病。

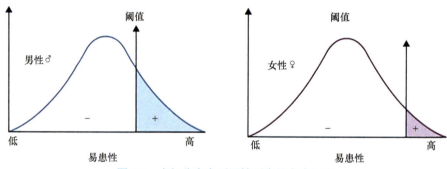

图 5-3　幽门狭窄在不同性别中的发病阈值

第三节　多基因病的特征及再发风险评估

有时很难将多基因病与低外显率或可变表达率的单基因疾病区分开来，人群大数据和家族史数据是区分它们的必要条件。多基因病具备的特征可以用来评估疾病在家庭中的再发风险（recurrent risk）。

1. 亲属中患者越多，再发风险越高　如果家庭成员发生同样疾病的人数越多，则该病在其他家庭成员中再发风险就越高。例如，兄弟姐妹中有一个患有心脏室间隔缺损（ventricular septal defect，VSD），则他们的父母再生育子女患 VSD 的风险为 3%；但如果兄弟姐妹中有两个患有 VSD，风险则上升至 10%。相比之下，符合孟德尔遗传定律的单基因病再发风险是相同的，即无论兄弟姐妹有多少人发病，家庭患病风险不变。

2. 先证者病情越重，再发风险越高　如单侧唇裂再发风险为 2.46%，单侧唇裂＋腭裂的再发风险为 4.4%，双侧唇裂＋腭裂的再发风险为 5.6%。

3. 发病率较低的性别发病，再发风险越高　有些多基因病的发病率有性别差异。如先天性幽门狭窄，男性发病率为女性的 5 倍；唇裂在黑种人中发病率为 0.04‰，白种人为 1‰，黄种人为 1.7‰，且男性发病率高于女性。无脑儿在英国发病率为 2%，在北欧为 0.05%，且女性高于男性。此时，患者为发病率较低的性别，其亲属再发风险高于发病率较高性别患者的亲属。

4. 亲属发病率与亲缘级数成反比　亲缘关系下降一级，单基因孟德尔病的再发风险降低 50%。例如，常染色体显性疾病患者子女的再发风险为 50%，而侄女或侄子的再发风险为 25%，外甥或外甥女再发风险为 12.5%。但多基因病的再发风险降低得更多，如唇裂在一级亲属中发病率为 4%，二级亲属（叔、伯、舅、姨）中发病率约为 0.7%，三级亲属（堂兄弟姐妹、姑、姨表兄弟姐妹等）中发病率仅为 0.3%。这反映了一个事实，即多个基因变异和不良环境因素必须结合在一起才能导致疾病的发生。所有必要的风险因素不太可能出现在关系不太密切的家庭成员身上。

5. 一级亲属发病率接近群体发病率的平方根　如果某种多基因病的发病率为 f（0%～100%），则先证者一级亲属的再发风险约为 f 的平方根 $\sqrt{f}$。虽然这不是绝对规律，但大多数多基因病符合这一预测。如唇裂，人群发病率为 1.7/1000，患者一级亲属发病率 4%，近于 0.0017 的平方根。

6. 近亲婚配提高子代再发风险　近亲结婚所生子女的发病率比非近亲结婚所生子女的发病率高 50%～100%，但不如常染色体隐性遗传那样显著，这可能与多基因的累加效应有关。

7. 同卵双生同病一致率高于二卵双生同病一致率。

第四节　多基因病的家族聚集性与遗传度

亲属间的等位基因存在共享。两个个体在一个家庭中关系越密切，他们从共同的祖先那里继承的等位基因就越多。一个家庭中两个成员的血缘关系越远，他们从同一个祖先继承来的共同等位基因就越少。两个个体拥有相同等位基因的最极端的例子是同卵双胞胎，他们在每个位点都有相同的等位基因。一个家庭中最近的亲缘关系是一级亲属，如父母、孩子、兄弟姐妹。

在亲子配对中，孩子在每个位点上与父母的等位基因有1/2相同，兄弟姐妹同样有1/2的等位基因与其他兄弟姐妹相同，但这只是平均水平。由于一对兄弟姐妹有1/4遗传了相同的两个等位基因，1/4没有共同的等位基因，1/2有一个共同的等位基因。因此，在任何一个位点上，一个个体与兄弟姐妹共享的等位基因的平均值计算如下：

1/4（2等位基因）+1/4（0等位基因）+1/2（1等位基因）=0.5+0+0.5=1等位基因

如图5-4所示：父系基因型为 A_1A_2，母系为 A_3A_4。兄弟姐妹1（S_1）和2（S_2）所有4种可能的基因型位于图5-4右图。方格里的数字代表了兄弟姐妹共有的16种不同基因型组合。左上角为2是因为 S_1 和 S_2 都有 A_1A_3 基因型，所以 A_1 和 A_3 等位基因是相同的。左下角数字为0是因为 S_1 为 A_1A_3，而 S_2 为 A_2A_4，所以没有共同的等位基因。

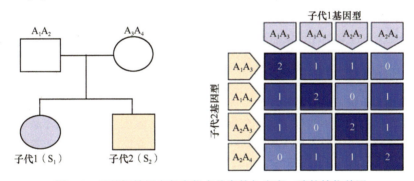

图5-4　兄弟姐妹间在任意位点共享的与疾病一致的等位基因

一、数量性状的家族聚集性

数量性状往往在家族中发生聚集。如果某些等位基因增加了患某种疾病的机会，那么与一般人群相比，发病个体的亲属更容易发病，这是因为家庭成员与患病亲属关系越密切，他们就会拥有越多的相关等位基因，也就越有可能受到影响。

（一）相对风险比

相对风险比（relative risk ratio）是患病先证者亲属中该疾病发病率与一般人群中该疾病发病率的比值，以 λr 表示，r指亲属（relative），计算公式为：

$$\lambda r = \frac{先证者亲属发病率}{一般人群发病率}$$

λr 值作为一种疾病家族聚集的衡量标准，既取决于疾病在患病个体亲属中再发的频率（分子），也取决于一般人群中该疾病的发病率（分母）。λr 越大，家族聚集性越高。纳入疾病人群发病率是因为一种疾病越常见，聚集的可能性就越大。$\lambda r=1$ 时，表明先证者亲属并不比任何其他个人更有可能患上这种疾病；而 $\lambda r>1$ 时，则表明先证者亲戚更有可能患该种疾病。在实际应用过程中，可以测量某一类亲属的 λ，如兄弟姐妹的 λ（λs）和父母（parent）的 λ（λp）。表5-1是在各种疾病中兄弟姐妹的相对风险比。

表 5-1　某些疾病在同胞间的相对风险比

疾病	关系	λs
精神分裂症	同胞	12
孤独症	同胞	150
双相情感障碍	同胞	7
1 型糖尿病	同胞	35
克罗恩病	同胞	25
多发性硬化	同胞	24

（二）病例对照研究

另一种评估家族聚集性的方法是病例对照研究。收集患者的家族史，以及环境暴露、职业、地理位置、婚育情况和既往疾病情况。此外收集类似家族史及影响因素的未患病个体，作为对照组。将患者家系中该病的发病率与对照组发病率进行比较。在这种情况下，配偶通常被用作对照，因为他们往往在年龄和种族上与患者相符，并且共享相同的家庭环境。例如，多发性硬化（multiple sclerosis，MS）患者的一级亲属有 3.5% 会发病，远高于匹配的无多发性硬化对照的一级亲属（0.2%），多发性硬化患者一级亲属患病概率是对照组的 18 倍。因此，可以得出结论，多发性硬化存在明显的家族聚集性，从而为该病的遗传易感性研究提供了证据。

二、遗传对数量性状的贡献

遗传如果对疾病有贡献，这种疾病的家族聚集性就会增加。决定某种数量性状等位基因的共享会影响该性状在家庭成员中的分布。一个数量性状等位基因在亲戚之间共享越多，该性状在家庭成员中发生率越接近于一般人群中测量到性状发生率的方差值。遗传变异对数量性状的影响常通过两种方法进行测量，即亲缘相关性和遗传度（heritability）。

（一）亲缘相关性

通过测量家族中患者和亲属中性状的相关程度，可以确定该性状是否在家族中存在聚集趋势，用相关系数（coefficient of correlation，r）表示。例如，一组患者的胆固醇水平升高，其亲属的胆固醇水平也相应升高，那么该组患者的胆固醇测量值与其亲属的胆固醇水平就存在正相关关系。

例如，30～39 岁母亲的血清胆固醇水平与她们 4～9 岁儿子血清胆固醇水平呈中度正相关（r=0.294）。r 的值可以从 0（不相关）到 +1（完全正相关），也可以从 0 到 –1（完全负相关）。

（二）遗传度

多基因病由遗传因素和环境因素共同作用所致，其中遗传因素的作用大小可用遗传度来衡量。遗传度越大，表明遗传因素的贡献越大。如果一种疾病完全由遗传因素所决定，则遗传度为100%。如果完全由环境所决定，则遗传度则是 0。在遗传度大的疾病中，遗传因素在决定疾病易患性上的作用较大，环境因素的作用较小；在遗传度低的疾病中，环境因素起着重要作用，而遗传因素的作用不显著，不会出现明显的家族聚集现象。

遗传度的计算方法有多种，主要有 Holzinger 公式和 Falconer 公式。

1. Holzinger 公式　是根据遗传度越高的疾病，同卵双生的患病一致率与二卵双生患病一致率相差越大的原则而建立的。

同卵双生（monozygotic twins，MZ）是由一个受精卵形成的两个双生子，他们的遗传物质完全相同，个体差异主要由环境决定。二卵双生（dizygotic twins，DZ）是由两个受精卵形成的两个双生子，相当于同胞，他们个体差异由遗传基础和环境因素共同决定。所谓患病一致率是指双生子中一个患某种疾病，另一个也患同样疾病的概率。其中，C_{MZ} 为同卵双生子的同病率，C_{DZ} 为二卵双生子的同病率，n_1 和 n_2 分别为同卵双生子和二卵双生子的对子数。h 为该遗传病的遗传度。

$$h = \frac{C_{MZ} - C_{DZ}}{1 - C_{DZ}}$$

$$S(h) = \sqrt{\left[\frac{1 - C_{MZ}}{(1 - C_{DZ})^2}\right]^2 \times \frac{C_{DZ}(1 - C_{DZ})}{n_2} + \left(\frac{1}{1 - C_{DZ}}\right)^2 \times \frac{C_{MZ}(1 - C_{MZ})}{n_1}}$$

例如，据双生子近视患病调查资料，201 对同卵双生子中近视患病一致者 156 对，102 对二卵双生子中近视患病一致者 47 对，h 及标准误差计算如下：

$$C_{MZ} = \frac{156}{201} = 0.78 \qquad C_{DZ} = \frac{47}{102} = 0.46$$

$$h = \frac{0.78 - 0.46}{1 - 0.46} = 0.5926$$

$$S(h) = \sqrt{\left[\frac{1 - 0.78}{(1 - 0.46)^2}\right]^2 \times \frac{0.46 \times (1 - 0.46)}{102} + \left(\frac{1}{1 - 0.46}\right)^2 \times \frac{0.78 \times (1 - 0.78)}{201}} = 0.0657$$

故近视的遗传度为 59.26%±6.57%。

2. Falconer 公式　是根据先证者亲属的患病率与遗传度有关的原则而建立。亲属患病率越高，遗传度越大。可通过调查先证者亲属患病率和一般人群的患病率，计算出遗传度（h 或 H）。

$$h = b/r \tag{A}$$

（A）式中，h 为遗传度，b 为亲属易患性对先证者易患性的回归系数，r 为亲属系数。

当已知一般人群的患病率时，用下列公式计算回归系数：

$$b = (Xg - Xr)/ag \tag{B}$$

当缺乏一般人群的患病率资料时，可设立对照组，调查对照组亲属的患病率，用下列公式计算回归系数：

$$b = pc(Xc - Xr)/ar \tag{C}$$

在（B）和（C）式中，Xg 为一般群体易患性平均值与阈值之间的标准差；Xc 为对照组亲属中的易患性平均值与阈值之间的标准差；Xr 为先证者亲属易患性平均值与阈值之间的标准差；ag 为一般群体易患性平均值与一般群体中患者易患性平均值之间的标准差；ar 为先证者亲属易患性平均值与先证者亲属中患者易患性平均值之间的标准差；qc 为对照亲属患病率，$pc = 1 - qc$。

用以计算 Xg、Xr 和 ag、ar 的一般群体患病率、对照亲属患病率和先证者亲属患病率可查 Falconer 表得到。

关于遗传度的概念和计算应注意下列问题：①遗传度是由特定环境中特定人群的患病率估算得到，因此不宜外推到其他人群和其他环境。②遗传度是群体统计量。如果某种疾病的遗传度为 50%，不能说某个患者的发病 50% 由遗传因素决定，50% 由环境因素决定，而应该说在这种疾病的群体总变异中，50% 与遗传变异有关，50% 与环境变异有关。③遗传度的估算仅适用于没有遗传异质性，也没有主效基因的疾病。如果影响性状或疾病有主效基因存在，并且主效基因存在显性、隐性关系，那么上述计算就会产生偏差。若有一个或几个显性主效基因，那么估算的遗传度可以超过 100%。若主效基因为隐性基因，则由先证者同胞估算的遗传度可以高于由父母或子女估算的遗传度。因此，只有当由同胞、父母和子女分别估算的遗传度相近时，使用遗传度估算才是合适的，同时也才能认为该疾病的发生可能是多基因遗传的结果。

（三）领养研究

对被领养的儿童进行研究，即领养研究（adoption study），也可用于估计多基因病中的遗传贡献。有疾病的父母所生的后代，如果被没有疾病的养父母领养，可以通过发病率的变化来比较遗传所起的作用。在某些情况下，患病父母的后代被没有患病的养父母领养后，这些后代患该种疾病的频率高于对照组的儿童（即父母没有这种疾病的被领养儿童），这就提供了遗传可能参与该病的证据。例如，亲生父母患有精神分裂症的被领养儿童中，有 8%～10% 患有精神分裂症；而亲生父母未受影响的被领养儿童中，只有 1% 患有精神分裂症。

与双胞胎研究一样，在解释领养研究的结果时必须考虑多种影响因素。首先，产前环境可能会对被领养的孩子产生长期的影响；其次是孩子被领养时的年龄，这关系到非遗传因素的影响；最后，领养机构有时会根据社会经济地位来匹配养父母和生父母。所有这些因素都可能夸大遗传的作用。

第五节　多基因病的发病机制

某些先天畸形（congenital malformation）与某些常见病属于多基因病，如先天性心脏病、唇腭裂、神经管畸形、孤独症、精神分裂症、躁狂抑郁综合征、高血压、冠心病和糖尿病等。仅携带遗传变异基因者往往不发病，而不良环境与遗传变异的相互作用是发病的关键。

大约 2% 的新生儿存在先天畸形。一般来说，先天畸形的同胞再发风险在 1%～5%。表 5-2 列出了较为常见的先天畸形患病率。

表 5-2　常见先天畸形的患病率

疾病	患病率（每千人）
唇腭裂	1.0
单纯唇裂	0.4
马蹄内翻足	1.0
先天性心脏病	4.0～8.0
脑积水	0.5～2.5
神经管畸形	1.0～3.0
幽门狭窄	3.0

有些先天畸形，如唇腭裂和幽门狭窄，比较容易修复，因此不会造成持久的问题。其他一些先天畸形，如神经管缺陷，通常会有更严重的后果。虽然一些先天畸形可以单发，即非综合征型。但也有不少先天畸形与其他疾病共存，称为综合征型，如唇腭裂常见于 13-三体综合征，先天性心脏病见于多种综合征，包括 13-三体综合征、18-三体综合征和 21-三体综合征等。

以下以神经管缺陷和唇腭裂为例说明多基因病的发病机制。

一、神经管缺陷

神经管缺陷（neural tube defect，MIM 182940）又称神经管畸形，包括脊柱裂、无脑畸形和脑膨出等，新生儿发病率约为千分之一。正常情况下，胎儿的神经管在妊娠第 4 周关闭。神经管闭合缺陷或随后重新打开可导致神经管损伤。

脊柱裂是最常见的神经管缺陷，脊髓组织（包括脑膜、脊髓和神经根）通过脊柱裂隙突出在脊柱之外。大约 75% 的脊柱裂患者有继发性脑积水，有时会出现智力障碍、瘫痪、肌肉无力、括约肌失控和足部弯曲。由于手术和医疗保健的改善，脊柱裂患者的生存率在过去几十年里有了显著提高，约 80% 的患者可以活至 17 岁。无脑畸形的特征是颅顶和颅骨部分或完全缺失，以及大脑半球部分或完全缺失。至少 2/3 的无脑胎儿是死胎，足月分娩的新生儿也只能存活数小时或数天。脑膨出是脑组织从颅骨缺损口向外膨出，男性好发颅前部脑膨出，女性多见颅后部脑膨出，轻者无明显神经系统症状，重者与发生的部位及受损的程度有关。

神经管缺陷是遗传和环境因素共同作用的结果，遗传度约为 70%。在大多数人群中，神经管缺陷患者的兄弟姐妹再发风险为 2%～5%。与其他多基因病类似，神经管缺陷的再发风险随着兄弟姐妹患者的增多而增加。匈牙利的一项研究表明，神经管缺陷的患病率为 1/300，在有 1 个、2 个或 3 个患者的家庭中，兄弟姐妹的再发风险分别为 3%、12% 和 25%。

流行病学调查研究发现，在怀孕期间补充叶酸的母亲，其子女患神经管缺陷的可能性较低。50%～70% 的神经管缺陷可以通过膳食补充叶酸来避免。叶酸缺乏部分解释了神经管缺陷兄弟姐妹再发风险升高的原因。然而，遗传变异也影响人体对叶酸的利用，这有助于解释为什么一些摄入足够叶酸的母亲所生的孩子却患神经管缺陷。目前发现，亚甲基四氢叶酸还原酶等与叶酸代谢相关的基因变异会导致叶酸代谢异常，在神经管缺陷的发病中发挥重要作用。

二、唇　腭　裂

唇腭裂是人类最常见的颅颌面出生缺陷，常有软组织畸形和不同程度的骨组织缺损，会对患儿的吸吮、进食、面部美观、语言发展、心理健康和社会交往等方面造成严重影响。

根据发病部位的不同，唇腭裂可分为单纯唇裂、唇裂伴腭裂和单纯腭裂。每一种亚型根据严重程度可进一步划分为完全唇腭裂或不完全唇腭裂，以及单侧唇腭裂或双侧唇腭裂。根据是否伴有其他部位的病变，唇腭裂可分为综合征型和非综合征型。

唇腭裂的发生是环境因素和遗传因素相互作用的结果。与唇腭裂发生相关的环境因素包括妊娠期抽烟和酒精摄入、叶酸及其他维生素和微量元素缺乏、高热、精神压力、肥胖、职业暴露、电离辐射和感染等。同时，唇腭裂具有家族聚集性，如果一级亲属中有唇腭裂患者，子代发生唇腭裂的风险比无家族史的高出 30～40 倍；同卵双生双胞胎发生唇腭裂的一致性高达 40%～60%，而异卵双生双胞胎仅为 3%～5%，说明遗传因素在唇腭裂的发生中发挥了重要作用。

第六节　多基因病的主要研究方法

确定多基因病的易感基因是研究多基因病的重要目标，只有如此，我们才有可能真正了解多基因病，并对该类疾病的预防、治疗和预后判断提供有效的手段。对于复杂的多基因病而言，这是一项艰巨的任务，因为基因座的异质性、多个基因的相互作用、年龄依赖的发病时间和表型都会影响对易感基因的鉴定。幸运的是，随着测序技术的飞速进步，多基因病易感基因发现的步伐明显加快。

一、全基因组关联分析

全基因组关联分析（GWAS）是应用基因组中数以百万计的单核苷酸多态性（SNP）为遗传标记，进行全基因组水平上的对照分析或相关性分析，通过比较发现影响复杂性状基因变异的一种策略。从 2005 年至今，全世界众多研究小组开展了大量复杂疾病 GWAS，发现了 2000 多种疾病/表型相关变异，由此推动了人类对这些疾病/性状的认识，为探讨复杂疾病的遗传学发病机制提供了新的思路，为疾病预警、疾病再发风险预测、疾病病因诊断、药物开发及个体化用药指导等奠定了理论基础。

初期的 GWAS 是基于"常见疾病，常见变异"（common disease, common variant）原理，应用 DNA 微阵列等基因芯片技术，在全基因组范围内选择遗传位点进行基因分型，比较患者组与对照组之间遗传位点变异及其频率的差异，统计分析它们与疾病/性状之间的相关性，筛选出最相关的遗传变异开展多中心、大样本的研究并反复验证，最终确认与疾病/性状相关的遗传变异。

根据实验设计的不同，GWAS 分为两类：一类是基于无关个体的研究，另一类是基于相关个体的研究。基于无关个体的研究，对于质量性状而言，通常使用病例-对照研究（case-control study）；对于数量性状，则通常使用以人群为基础的研究（population-based study）。基于相关个体的研究，即基于家系的研究（family-based study），通常采用传递不平衡检验（transmission disequilibrium test，TDT）。

2005 年，*Science* 杂志首次报道了年龄相关性黄斑变性（age-related macular degeneration，AMD）的 GWAS 结果，随后一系列 GWAS 成果被陆续报道。AMD 是视网膜中央视觉部分的进行性退行性病变，特征是视网膜黄斑区域出现蛋白质和脂质沉积。虽然有充分的证据表明遗传因素与 AMD 有关，但大多数 AMD 并不符合孟德尔遗传模式。环境因素在 AMD 的发病中也很重要，如吸烟者患 AMD 的风险比不吸烟者高。

尽管 GWAS 取得了丰硕的研究成果，挖掘出了许多和复杂性状相关的易感 SNP 位点，然而后续研究发现，那些被挖掘的疾病易感 SNP 位点，只能够解释很小一部分致病原因，即存在"遗传性缺失"（missing heritability）现象。此外，许多经过生物实验验证的和复杂疾病相关的 SNP 位点，在 GWAS 中并不能被重复，原因在于复杂疾病通常受多个微效基因和环境等因素共同调控，仅通过检验 1 个到数个 SNP 与疾病是否关联，会忽略 SNP 之间的相互作用。后续提出基因相互作用中上位效应（epistasis）的理论和方法，成为解决"遗传性缺失"的有效途径。拓展后的上位效应主要表现在：①从 2 个 SNP 之间的相互作用扩展到多个 SNP 之间的相互作用；②从传统相互作用的偏离值扩展到 SNP 间非线性相互作用的效应总和；③遗传度从 0、0.5 和 1 这 3 种值变为从 0 到 1 之间的任意值。

随着 GWAS 在多种疾病中的广泛应用，研究人员开始察觉 GWAS 发现的绝大部分变异并不能够完全解释疾病的发病风险（*OR*：1.1~1.5）。研究发现，许多复杂疾病是由罕见变异造成的，而这种基于芯片的 GWAS 在实验的最开始就漏掉了这部分信息，因而无法解释复杂的遗传特征。因此，当今的 GWAS 已经开始使用如高通量测序、表观基因组学研究、基因型填补研究、表达数量性状位点（expression quantitative trait loci，eQTL）等新方法，以捕获既往基因芯片难以发现的疾病相关变异。

在此特别要提及 eQTL 分析方法，该方法在 2001 年由 Jansen 和 Nap 提出，原理是将整个基因组中所有基因多态性与组织中基因的 mRNA 表达水平进行定量作图，目的是发现在特定组织中对特定基因表达存在影响的基因多态性。大多数 GWAS 发现的性状相关 SNP 位点可能具有 eQTL 效应。GWAS 发现的大量疾病相关易感位点位于非编码序列，对它们与疾病关系的解释多局限于位点对 mRNA 表达水平的影响。而 eQTL 主要研究 mRNA 水平与基因组的关联性，进而探究遗传变异与基因表达关系、基因间相互作用和基因调控网络等。将 GWAS 与 eQTL 联合应用，可为非编码区遗传变异影响疾病表型的作用机制研究提供有力的依据。

二、易感基因的功能学研究

基因的序列和表达水平决定了蛋白质的结构与功能。基因序列发生变化，可能影响功能，但也可能不影响。因此，明确基因变异是否影响以及如何影响蛋白质的功能，是发现基因变异后必须进行的研究。

（一）多基因突变的性质

与单基因突变类似，多基因突变中的易感基因突变性质也可分为功能丢失突变、功能获得突变、新特性获得突变和异时或异位基因表达突变，研究方法参考第四章。

一般而言，基因变异的频率越低，该变异对基因功能影响越大；反之，基因变异频率越高，对基因功能影响可能越小。与单基因突变所致的单基因病相比，多基因病中的易感基因变异频率较高，变异对基因编码产物带来的效应则较弱。

（二）沉默候选基因

如果首次发现某基因的变异与疾病存在关联，可以在相关细胞中沉默该基因，观察细胞表型的变化。沉默基因的主要方法包括 RNA 干扰和基因编辑。技术原理及步骤详见第十三章。

（三）构建基因突变体

根据所发现的基因变异构建基因突变体，将其转导或转染至细胞或受精卵中，观察细胞表型或动物发育的变化，可以确定突变位点的功能。

定点突变（site-directed mutagenesis）技术可以随心所欲地在已知 DNA 序列中取代、插入或缺失一定长度的核苷酸片段。除用于改变核苷酸序列获得突变基因、研究基因的结构与功能的关系之外，还能够通过改变特定的氨基酸获得突变蛋白质，研究蛋白质的结构与功能。

1. PCR 介导的定点突变　用 PCR 技术进行定点突变，不仅可以使突变体大量扩增，还可以在所设计的引物 5' 端加入合适的限制酶酶切位点，为 PCR 扩增产物的克隆提供方便。PCR 介导的定点突变一般需要 4 种引物（a、b、c、d），进行 3 次 PCR 反应。在前两次 PCR 反应中（内侧引物 b 和 c 碱基序列互补且含有突变碱基），扩增形成两条双链 DNA 片段，其中一段可以彼此重叠，经过变性和退火可以形成具有 3' 末端的异源双链分子；经 Taq 酶作用后，产生含有重叠序列的双链 DNA 分子；再使用两个外侧引物（引物 a 和 d）进行第三次 PCR 扩增，便可产生突变体DNA，然后再构建表达载体进行表达（图 5-5）。这种方法的优点是操作比较简单、成功率高；缺点是 Taq 酶的保真度偏低，后续工作较复杂。

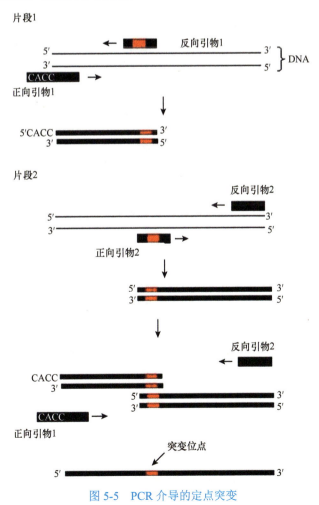

图 5-5　PCR 介导的定点突变

2. CRISPR/Cas9 系统　同样可以用于构建单点突变和多点突变。以下 3 个步骤可以显著提高点突变实验的成功率：①引入同义突变，防止 Cas9-sgRNA 的二次切割。点突变一般采用单链寡核苷酸（single-stranded oligonucleotide，ssODN）作为同源定向修复（homology directed repair，HDR）模板，在原间隔基序（protospace adjacent motif，PAM）位点或者单链向导 RNA（sgRNA）区域靠近 PAM 位点引入突变。如果点突变位点距离 PAM 位点较远（＞10bp），通常可以在 PAM 位点附近引入同义突变，防止二次切割。如果 PAM 位点或者 sgRNA 区域不在编码区域上，无法引入同义突变，则可以通过两步法进行实验。第一步，先引入点突变和 PAM 位点突变，获得双突变的阳性克隆；第二步，将 PAM 位点突变至野生型，获得仅靶位点突变的阳性克隆。②优化切割位点到突变位点的距离。同源定向修复并不需要完整的同源臂作为修复模板，细胞可以仅使用同源臂的一部分用于 HDR 修复，这使远离 Cas9-sgRNA 切割位点的突变无法被有效整合进基因组。已知突变整合效率随着与切割位点距离的增加而迅速下降，如与切割位点距离 10bp，整合效率下降约 50%；如果超过 30bp，则一般无法整合到基因组。因此，突变位点与切割位点的距离原则上不要超过 10bp，从而保证较高的整合效率。③通过优化距离提高纯合或者杂合的偏向性。如果想获得纯合克隆，与切割位点距离不应超过 10bp；如果想获得杂合克隆，与切割位点距离则应为 5～20bp。

（四）细胞表型研究

当构建成功含有突变体的细胞后，需要通过多种细胞表型观察，来判断突变体是否对细胞产生影响。

1. 细胞凋亡实验　与细胞坏死不同，细胞凋亡（apoptosis）是细胞主动结束生命的过程，也称为程序性细胞死亡（programmed cell death，PCD）。细胞凋亡的特征是细胞核浓缩、染色体 DNA 被以核小体为单位切成片段、细胞缩小，最终形成细胞凋亡小体。

细胞凋亡的过程大致可分为 4 个阶段：①凋亡信号转导。当细胞内外的凋亡诱导因素与被作用的细胞受体结合后，细胞产生复杂的生化反应，并形成与凋亡有关的第二信使，如 cAMP、Ca^{2+} 和神经酰胺等。②凋亡基因激活。调控凋亡的基因在接收死亡信号后，开始按预定程序启动，并合成执行凋亡所需的各种酶和相关物质。③凋亡的执行（共同通路）。主要由核酸内切酶和半胱氨酸蛋白酶-3（Caspase-3）来执行。④凋亡细胞的清除。凋亡后细胞可以被邻近的巨噬细胞分解。

（1）电子显微镜检测：在透射电镜下，凋亡细胞体积变小。凋亡 I 期（pro-apoptosis nuclei）时染色质高度盘绕，出现许多空泡结构；IIa 期细胞核的染色质高度凝聚、边缘化；凋亡晚期出现核解体，产生凋亡小体。

（2）细胞核染色法：相比细胞凋亡的其他形态变化，利用荧光染料配合荧光显微镜对细胞核形态进行观察较为直接。常用的 DNA 特异性染料有 Hoechst、DAPI 及碘化丙啶（PI）。Hoechst 是与 DNA 特异结合的活性染料；DAPI 为半通透性，用于常规固定细胞的染色；PI 不能透过完整的细胞膜，但对于在凋亡中的晚期细胞和死细胞来说，PI 能够透过细胞膜而将细胞核红染。

（3）annexin V/PI 双染法：磷脂酰丝氨酸（phosphatidylserine，PS）位于正常细胞膜的内侧。细胞凋亡的早期，PS 可从细胞膜的内侧翻转到细胞膜的表面，暴露在细胞外环境中。膜联蛋白（annexin V）是一种 Ca^{2+} 依赖磷脂结合蛋白，对 PS 具有高度亲和力。将荧光标记〔异硫氰酸荧光素（FITC）、藻红蛋白（PE）或生物素（biotin）〕的 annexin V 作为探针，利用荧光显微镜或流式细胞仪可检测细胞凋亡的发生。annexin V 联合 PI 法更加省时，结果更为可靠。

（4）Caspase-3 活性检测：cysteinyl-aspartic acid proteases（Caspase）蛋白家族的活化是细胞凋亡的特征，在介导细胞凋亡过程中具有重要的作用，其中 Caspase-3 作为关键的执行分子在细胞凋亡信号转导的许多途径中发挥功能。Caspase-3 在正常细胞中以酶原形式存在，细胞凋亡早期被活化，但在凋亡晚期及死亡细胞中，Caspase-3 活性下降。因此，可以通过检测 Caspase 剪切体的含量或 Caspase 活性来反映细胞凋亡的过程。

（5）末端标记法：原位末端脱氧核苷酸转移酶标记法（terminal deoxynucleotidyl transferase mediated fluorescein-dUTP nick end labeling，TUNEL）是指细胞凋亡时，DNA 发生断裂，此时大量的黏性 3′-OH 末端可在末端脱氧核苷酸转移酶（terminal deoxynucleotidyl transferase，TdT）作用下，将脱氧核苷酸和荧光素、过氧化物酶、碱性磷酸酶或生物素形成的衍生物标记到 DNA 的 3′ 末端，从而实现凋亡细胞的检测。

2. 细胞迁移与侵袭实验　细胞迁移（cell migration）也称为细胞爬行、细胞移动或细胞运动，是指细胞在接收到迁移信号或感受到某些物质的梯度后而产生的移动。细胞迁移是细胞头部伪足的延伸、新的黏附建立、细胞体尾部收缩在时空上的交替过程，是正常细胞的基本功能之一，也是活细胞普遍存在的一种运动形式。胚胎发育、血管生成、伤口愈合、免疫反应、炎症反应、动脉粥样硬化和癌症转移等过程中都涉及细胞迁移。

细胞侵袭（cell invasion）是指细胞通过细胞外基质从一个区域迁移到另一个区域的能力。细胞侵袭是正常细胞和癌细胞应对化学和机械刺激的反应。在迁移到新区域之前，细胞外基质首先会被细胞释放的蛋白酶降解。细胞侵袭常发生在伤口修复、血管形成、炎症反应，以及肿瘤细胞的浸润和转移过程中。

（1）细胞划痕实验：是实验室分析细胞迁移能力的常用方法。当细胞长到融合成单层状态时，在融合的单层细胞上人为制造一个空白区域，称为"划痕"。划痕边缘的细胞会逐渐进入空白区域使"划痕"愈合。该实验有以下优点：①在一定程度上模拟了体内细胞迁移的过程；②非常适合研究细胞与细胞外基质，以及细胞与细胞之间相互作用；③与包括活细胞成像在内的显微镜系统兼容，可用于分析细胞间的相互作用；④是研究细胞迁移的体外实验中最简单的方法。

（2）Transwell 实验：检测细胞迁移能力和侵袭能力常用的实验手段是 Transwell 实验（图 5-6）。其基本原理是：将小室放入培养板中，小室内称为上室，培养板内称为下室，上下层培养液以聚碳酸酯膜相隔，上室内添加上层培养液，下室内添加下层培养液。将细胞种在上室内，由于膜有通透性，下层培养液中的成分可以影响到上室内的细胞，从而可以研究下层培养液中的成分对细胞生长、运动等的影响。

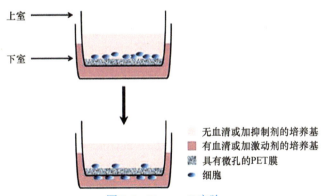

上室

下室

无血清或加抑制剂的培养基
有血清或加激动剂的培养基
具有微孔的PET膜
细胞

图 5-6　Transwell 实验

3. 细胞增殖实验　细胞增殖是指细胞通过分裂使细胞数目增加，使子细胞获得和母细胞相同遗传特性的过程。细胞增殖具有 3 种不同的形式，即无丝分裂（amitosis）、有丝分裂（mitosis）和减数分裂（meiosis）。无丝分裂是一种直接进行细胞核与细胞质分裂的方式；有丝分裂是真核细胞增殖的主要方式，分裂的结果是遗传物质平均分配到子细胞中；减数分裂是有性生殖个体在成熟过程中发生的一种特殊方式的细胞分裂，子细胞得到了亲代细胞一半数目的遗传物质。

（1）5-溴脱氧尿嘧啶核苷法：5-溴脱氧尿嘧啶核苷（bromodeoxyuridine，BrdU）是一种胸腺嘧啶核苷的类似物。当细胞处于细胞周期中的 DNA 合成期（S 期）时，BrdU 可以掺入到新合成的 DNA 中。利用抗 BrdU 的单克隆抗体荧光染色，就可通过流式细胞术检测 BrdU 的含量，从而定量细胞群体的增殖情况。另外，结合核酸染料测定单个细胞的 DNA 含量，还可以定性特定细胞在细胞周期中的具体进程。在该实验中，运用脱氧核糖核酸酶 DNase I 解开 DNA 双链，使抗体与 DNA 链上的 BrdU 得以接近和结合。该方法可对细胞表面及胞内的其他标记物同时进行多色流式分析。

（2）细胞计数试剂盒-8（cell counting kit-8，CCK8）法：CCK8 是基于四唑单钠盐（WST-8）的一种细胞增殖检测方法。WST-8 是一种水溶性四唑盐，常用于评估细胞的代谢活性。在 pH 呈中性及中间电子受体存在的情况下，被细胞线粒体中的脱氢酶还原为具有高度水溶性的蓝/紫色甲臜（formazan）产物，后者的数量与活细胞的数量成正比。用酶联免疫检测仪在 450nm 波长处测定其光吸收值，可间接反映活细胞数量。该方法已被广泛用于一些生物活性因子的活性检测、大规模的抗肿瘤药物筛选、细胞增殖试验、细胞毒性试验和药敏试验等。

（3）噻唑蓝法：噻唑蓝 [3-(4,5)-dimethylthiahiazo(-z-y1)-3,5-di-phenytetrazoliumromide，MTT] 是活细胞代谢物的还原剂。MTT 为黄色化合物，是一种接受氢离子的染料，可作用于活细胞线粒体中的呼吸链，在琥珀酸脱氢酶和细胞色素 c 的作用下 tetrazolium 环开裂，生成蓝色的甲臜结晶，后者的生成量仅与活细胞数目成正比（死细胞中琥珀酸脱氢酶消失，不能将 MTT 还原）。还原生成的甲臜结晶可以用 DMSO 溶解，利用酶标仪测定 570nm 处的光密度（OD）值，可反映出活细胞数目。

4. 细胞自噬　自噬意为自体吞噬，细胞自噬（autophagy）是真核细胞在自噬相关基因的调控下，利用溶酶体降解自身细胞质蛋白和受损细胞器的过程。自噬可防止细胞损伤，促进细胞在营养缺乏的情况下存活，并对细胞毒性刺激作出反应。自噬包括生理条件下的基础型自噬和应激条件下的诱导型自噬。前者是细胞的自我保护机制，有益于细胞的生长发育，保护细胞防止代谢应激和氧化损伤，对维持细胞内稳态以及细胞产物的合成、降解和循环再利用具有重要作用。但过度自噬可能导致代谢应激、降解细胞成分，甚至引起细胞死亡。研究表明，自噬在细胞稳态、衰老、免疫、肿瘤发生及神经退行性疾病等多种生理病理过程中发挥着重要作用。

根据包裹物质及运送方式的不同可将自噬分为 3 种类型：①巨自噬（macroautophagy）：通过形成具有双层膜结构的自噬体（autophagosome）包裹胞内物质，最终自噬体与溶酶体融合。一般情况下所说的自噬是指巨自噬。②微自噬（microautophagy）：通过溶酶体或液泡表面的形变直接吞没特定的细胞器。③分子伴侣介导的自噬（chaperone-mediated autophagy，CMA）：具有 KEFRQ 样基序的蛋白在 HSP70 分子伴侣帮助下，通过溶酶体相关膜蛋白 2A（lysosome associated membrane protein 2A，LAMP2A）转运体转运到溶酶体。

（1）透射电镜法：自噬体属于亚细胞结构，普通光镜下看不到，直接在透射电镜下观察自噬不同阶段的形态变化是一种非常直接的方法。

（2）荧光显微镜观察法：微管相关蛋白 1 轻链 3（microtubule associated protein 1 light chain 3，MAP1LC3），又称 LC3，是目前公认的自噬标志物，有 3 种类型，即 LC3A、LC3B 和 LC3C。其中 LC3B 应用广泛。

LC3 蛋白合成后被自噬蛋白 4（autophagy protein 4，ATG4）剪切掉 C 端 5 肽，暴露甘氨酸残基，产生胞质定位的 LC3-I 。在自噬过程中，LC3-I 会被包括 ATG7 和 ATG3 在内的泛素样体系修饰和加工，与磷脂酰乙醇胺相偶联，形成 LC3-II 并定位于自噬体内外膜上。自噬体和溶酶体融合后，外膜上的 LC3-II 被 ATG4 切割，产生 LC3-I ，然后被循环利用；内膜上的 LC3-II 被溶酶体酶降解，导致自噬溶酶体中 LC3 含量降低。可以通过荧光显微镜观察内源性 LC3 或 GFP-LC3 实现对自噬发生的检测。

自噬形成时，GFP-LC3 或 mCherry-GFP-LC3 融合蛋白转移至自噬体膜，在荧光显微镜下形成多个明亮的绿色或黄色荧光斑点。当自噬溶酶体形成后，酸性环境使绿色荧光蛋白（green fluorescent protein，GFP）荧光猝灭，而红色荧光蛋白（mCherry）荧光不受影响，自噬溶酶体呈现红色荧光（图 5-7）。因此，可以通过 LC3 荧光指示系统来监测自噬流。

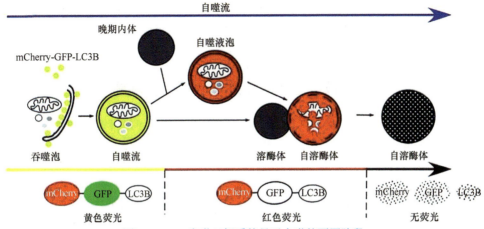

图 5-7　LC3 自噬双标系统显示自噬的不同阶段

（3）蛋白印迹法检测 LC3 和 p62 蛋白的表达量：①利用蛋白印迹法检测 LC3-Ⅱ/Ⅰ 比值的变化评价自噬形成。自噬形成时，胞质型 LC3-Ⅰ 会酶解掉一小段多肽，随后跟磷脂酰乙醇胺结合转变为膜型的 LC3-Ⅱ。因此，可以通过 LC3-Ⅱ/Ⅰ 比值的大小估计自噬水平的高低。②除 LC3 外，其他自噬底物表达量的变化也可以用于监测自噬。其中，p62 是研究广泛的一个自噬底物。在自噬体形成的过程中，p62 作为连接 LC3 和聚泛素化蛋白之间的桥梁，被选择性地包裹进自噬体，之后被自噬溶酶体中的蛋白水解酶降解，所以 p62 蛋白的表达量与自噬活性呈现负相关。

（4）基于 Keima 蛋白的自噬评价：Keima 是一种 pH 敏感型荧光蛋白，由于它在中性和酸性 pH 中荧光信号不同的特性，因而可以被用来直观地反映自噬程度。将细胞质的 Keima 传递到溶酶体可反映非选择性自噬，将 Keima 融合到特定的蛋白（如融合到线粒体靶向序列——mt-Keima）可用于反映选择性自噬。值得注意的是，基于 Keima 的检测不能在固定细胞中进行，因为这种检测完全依赖于溶酶体的酸性环境。

此外，实验动物模型也是研究基因功能的有效方法。该部分内容将在第十三章介绍。

思 考 题

1. 多基因的特点是什么？
2. 质量性状与数量性状的区别是什么？
3. 如何评估多基因病的再发风险？
4. 如何计算多基因病的相对风险比？
5. 如何计算多基因病的遗传度？
6. 如何寻找多基因病的易感基因？
7. 如何证实多基因病的易感基因？

（马　端　马　竞）

第六章　群体遗传学

第一节　群体遗传学的基本要素

群体遗传学定量研究种群遗传变异的分布、在种群中或种群间如何维持基因和基因型频率，以及基因和基因型频率如何随时间变化。群体遗传学既涉及突变和繁殖等遗传因素，也与选择和迁移等环境和社会因素有关，这些因素共同决定了等位基因和基因型频率在家庭和社区的分布。目前，群体遗传学的原理和方法主要用来解决许多悬而未决的问题，如人群的历史和遗传结构，等位基因在人群之间和代际之间的流动；重要的是可以作为鉴定常见疾病遗传易感性的最佳方法。在医学遗传临床实践中，群体遗传学可提供常见于不同人群的各种疾病基因的信息，这是临床诊断和遗传咨询所必需的，包括确定精确风险计算所需要的等位基因频率。

一、群体遗传学起源

在 20 世纪早期，格雷戈尔·孟德尔（1822—1884）在豌豆中的研究发现通常被认为与达尔文的自然选择理论不一致，前者被认为是不连续进化的证据，涉及从亲本到后代的巨大变化。而后者需要持续的进化，涉及从亲本到后代的微小渐进变化。1908 年，戈弗雷·哈罗德·哈迪（1877—1947）和威廉·温伯格（1862—1937）分别独立使用代数方法解释了如何用等位基因频率预测二倍体有性繁殖群体的表型和基因频率，建立了哈迪-温伯格（Hardy-Weinberg）平衡方程。哈迪认为生物学家从孟德尔的工作中推断显性性状在群体中增加，而隐性性状会变得更稀少。这似乎符合逻辑，然而却是错误的，因为隐性等位基因通过突变或迁移进入群体，并维持在杂合子中。由于自然选择，当隐性等位基因赋予生殖优势时，它们也会变得更加普遍。

在 1930—1932 年期间，群体遗传学以孟德尔理论和达尔文理论融合的形式出现。当时大多数生物学家接受进化论的事实或者达尔文的"后代渐变"，但对于达尔文自然选择是遗传变异原因的观点存有争议。这是由于当时缺少对群体遗传变异充分的解释，也缺少利用合理的统计学方法解决这些问题的想法，直到理论群体遗传学的出现才带来了希望。这些成就主要归功于 3 位生物学家的贡献，他们撰写了理论群体遗传学的基础著作。

费希尔（1890—1962）在著作《自然选择的遗传学理论》中从形式上和数学上证明了自然选择概念是如何发挥潜在作用的。其观点包括：进化主要由自然选择或群体选择驱动，在低水平上的作用独立于所有其他单个基因座上的单一等位基因变化的平均效应（弱效应）。

赖特（1889—1988）在《孟德尔群体的进化》中寻找的是进化发生的理想条件，并对孟德尔遗传和个体适合值之间的关系作出了具体假设。他认为理想的条件是能够以最快的速度进化到最高"适应性峰值"，而达到这种条件要对群体细分和半隔离，并且伴有选择、随机遗传漂变和迁移，从而达到"动态平衡"阶段，即进化是通过 3 个阶段的平衡过程进行的。第一，随机遗传漂变导致半隔离的个别亚群在整个群体中失去平衡状态；第二，复杂遗传相互作用系统中的群体选择提高了亚群体的适应度；第三，群体间的选择提高了大群体或整个群体的适应度。

霍尔丹（1892—1964）的《进化的原因》是对群体遗传学理论起源的重要贡献。霍尔丹同意费希尔和赖特的部分进化理论。但是霍尔丹认为，自然选择会在大群体中迅速进行，这不同于费希尔和赖特的观点。

费希尔、赖特和霍尔丹的工作实现了孟德尔理论与达尔文理论在数学上的融合，开始了被称为"进化综合论"的进化生物学时期。到了 20 世纪 50 年代综合论更强调了自然选择是最重要的进化原因。自 1960 年以来，分子技术在进化问题上的应用导致了对群体遗传学理论以及分子水平上进化的一些基本假设和解释的修订。

　　总之，当代群体遗传学的模型体现了孟德尔理论和达尔文理论之间的普遍协调。群体遗传学将"进化"定义为基因频率的变化，体现的是群体中等位基因频率代际的变化。群体遗传学的目的是揭示群体在突变、迁移、自然选择和遗传漂变等进化动力的影响下，遗传变异的动态改变。

二、进化的群体遗传学基础

　　在家庭和个人层面上，遗传学的差异是由于 DNA 序列的不同。然而在群体层面，遗传学的差异则是等位基因（基因变异）频率的不同。群体遗传学能够追溯人类的起源，了解人类今天的多样性，并帮助人类想象未来将会出现的变化。

　　生物群体是指在特定的地理区域内，能够交配并产生可育后代的同一物种中的任何群体。而社会逻辑意义上的群体可能更具限制性，如一个种族群体或经济阶层。群体遗传学作为遗传学的一个分支，它考虑到一个生物体内基因组中所有等位基因，这些等位基因组成了基因库。这个"库"是群体中所有配子的集合，群体中的一个后代就是基因库中两个配子的组合。当个体迁移和交配时，等位基因可以在群体之间传递，称为基因流，基因流的移动是进化的基础。

　　在群体水平上的基因问题，主要反映频率的变化，即一个特定的基因变异在一个特定群体中出现的频率。这种频率可以针对等位基因、基因型或表型进行计算，并且可能包括单碱基突变或短的重复 DNA 序列占序列总数的比例。例如，囊性纤维化跨膜传导调节蛋白（cystic fibrosis transmembrane conduction regulator，CFTR）的等位基因频率是指 ΔF508 等位基因占等位基因总数的比例（ΔF508 是最常见的等位基因，该基因纯合时会导致疾病发生）。ΔF508 等位基因频率指每个囊性纤维化（cystic fibrosis，CF）患者的两个 ΔF508 等位基因，加上杂合子中携带的等位基因，除以总人口含有的全部等位基因数，即基因库中 ΔF508 占所有等位基因的比例。基因型频率是杂合子和两种类型纯合子在人群中的比例。最后，表型频率只是人群中患有 CF 的人（或没有 CF 的人）的百分比。如果一个基因有多个等位基因，情况会变得更加复杂，因为可能有更多的表型和基因类型。

　　表型频率一般是根据经验确定的，也就是说通过观察某一条件或性状在人群中的常见程度来确定。例如，苯丙酮尿症（phenylketonuria，PKU）是一种先天性的代谢缺陷疾病，该病在不同人群中的发病率是不同的。

　　在更广泛的层面上，群体中等位基因频率的变化反映了基因变化的微小进展，称为微进化。这些小的、渐进的变化改变了基因型的频率，并且构成了进化的基础。基因型频率很难保持恒定，非随机交配、迁移、遗传漂变、突变和自然选择均可导致它们发生改变。除突变外，所有这些情况都相当普遍。因此，当等位基因频率不变时，遗传平衡是罕见的。由于人类具有主动选择伴侣以及主动迁移的倾向，微进化是不可避免的。当足够多的微进化积累起来，足以导致新物种的形成时则被称为宏观进化。物种形成可以随时间推移由许多微小的变化所产生，也可合并或由巨大影响表型的一些变化所导致。

三、遗传信息在群体中传递的规律

　　孟德尔遗传定律描述了父母和后代之间的基因传递是如何发生的。如果考虑一个单一性状的杂交，将给出下列结果：

$$A_1 A_2 \times A_1 A_2$$

$$\downarrow$$

$$\frac{1}{4} A_1 A_1 \quad \frac{1}{2} A_1 A_2 \quad \frac{1}{4} A_2 A_2$$

　　而群体遗传学描述了遗传如何在一个父母群体和子代群体之间发生传递的。上述性状在上、下代群体中则如表 6-1 所示。

表 6-1　单一性状在两代群体中的基因型分布

母本基因型	子代基因型		
	A_1A_1	A_1A_2	A_2A_2
A_1A_1	305	516	
A_1A_2	459	1360	877
A_2A_2		877	1547

　　该表从经验上描述了亲代母亲的基因型和她们后代的基因型之间的关系。当然，也可以对这个群体中的父亲基因型做出一些推论。例如，来自 A_1A_1 基因型母亲的受精卵的 821 个雄配子中，有 305 个携带 A_1 等位基因（37%）。

　　群体的遗传构成包括该群体遗传变异的 3 个方面，即一个基因座的等位基因数，该基因座的等位基因频率以及该基因座的基因型频率。例如，在表 6-2 的两个群体中，等位基因频率和基因型频率体现了群体的遗传构成。

表 6-2　两个群体的基因型分布

	A_1A_1	A_1A_2	A_2A_2
群体 1	50	0	50
群体 2	25	50	25

　　群体遗传学的任务首先是规定基因频率从一代到另一代保持不变的条件，也就是进化没有发生的条件。这些条件被"Hardy-Weinberg 平衡"的群体遗传学基本原则所掌握。该原则从一组遗传系统、交配系统和种群结构的假设开始。假设包括有一个随机杂交、足够大的（数学上是无限的）二倍体生物种群；有一个基因座和两个等位基因。鉴于这些基本假设，Hardy-Weinberg 原则指出，在没有进化的情况下，即没有突变、迁移、自然选择和随机遗传漂变时，种群的基因频率将从一代到下一代中保持不变，也就是种群将处于"Hardy-Weinberg 平衡"。

　　哈迪和温伯格用代数法推翻了显性性状增加而隐性性状减少的假设，并通过一个简单的代数等式表达群体遗传学：

$$p+q=1$$

式中，p 代表一个基因的所有显性等位基因 A 的频率，q 代表所有隐性等位基因 a 的频率。$p+q=1$ 代表所有的显性等位基因和隐性等位基因构成了一个群体中该基因的所有等位基因。等位基因频率和基因型频率之间的数学关系如下：

$$AA:p^2\ Aa:2pq\ aa:q^2$$

式中，p^2 代表显性基因型 AA 个体的比例，q^2 代表隐性基因型 aa 个体的比例，$2pq$ 代表杂合子的比例。由于 $p+q=1$，所有可能的等位基因组合随机出现的概率是 $(p+q)^2=1$，这就是 Hardy-Weinberg 平衡原则方程：

$$p^2+2pq+q^2=1$$

　　该定律也适用于具有超过两个等位基因的基因。例如，如果一个基因座具有 3 个等位基因，频率分别为 p、q 和 r，基因型分布可以由 $(p+q+r)^2$ 等式确定。一般而言，任何已知等位基因数量为 n，等位基因频率为 $p_1,p_2,\cdots,p_n$ 的基因型频率均可以根据 $(p_1+p_2+\cdots+p_n)^2$ 展开式导出。此外，只要平衡定律的基本假设在没有进化原因的情况下成立，等位基因频率 p 和 q 将保持不变，基因型频率将符合该方程；换而言之，在 Hardy-Weinberg 平衡的种群中没有进化变化。本定律适用于所有常染色体位点和女性的 X 染色体，但是不适用男性的 X 连锁基因座，因为男性只有一条 X 染色体。

对于影响表型的编码基因来说，Hardy-Weinberg 平衡并不常见，因为生物体的外表和健康会影响其繁殖能力。有害的等位基因组合会从群体中被剔除，而有用的等位基因组合被传递。Hardy-Weinberg 平衡存在于许多不影响表型的 DNA 序列中。然而，如果一个处于 Hardy-Weinberg 平衡的基因在其染色体上与一个受自然选择影响的基因紧密相连，它可能会通过与所选基因一起遗传而脱离平衡，这种旁观者效应称为连锁不平衡（linkage disequilibrium，LD）。

第二节　影响等位基因频率的因素

Hardy-Weinberg 定律的基础及其使用是基于假设的条件，这些条件在所有群体中不会被全部满足。其首要条件是研究的群体要很大，且交配是随机的。然而，在一个非常小的群体中，随机事件可以从根本上改变等位基因频率，导致首要假设条件难以满足。第二个条件是等位基因频率不会随时间显著变化，这要求群体中没有迁入或迁出的子群，其中子群特定基因座的等位基因频率总体上与整个群体的等位基因频率完全不同。同样，选择或抵抗特定的等位基因，以及由于突变在基因库中添加新的等位基因，都将破坏 Hardy-Weinberg 定律的假设。在实践中，将该定律应用于人类群体时，人类的一些行为使得该假设更难被满足。例如，对于从群体等位基因频率预期的常染色体隐性情况而言，违反随机交配可导致个体纯合频率出现大的偏差。此外，由于突变、选择或迁移导致的等位基因频率的变化通常仅对 Hardy-Weinberg 平衡带来轻微和微小的偏差。最后，当 Hardy-Weinberg 平衡对一个特定基因座的特定疾病等位基因不成立时，将有助于研究等位基因及其相关的基因型不平衡，因为这可能提供有关疾病发病机制的线索。

一、非随机交配

非随机交配、迁移、遗传漂变、突变和自然选择的存在和相互作用，在等位基因水平上塑造了群体。改变等位基因频率可以改变基因型频率，进而改变表型频率。

在 Hardy-Weinberg 平衡的状态下，所有基因型的个体都可以随机选择伴侣婚配。而在现实中，选择伴侣可能会涉及很多因素，如外貌、收入潜力等。在人类群体中，非随机婚配是改变等位基因频率的主要因素。当某些个体对下一代的贡献大于其他个体时，就会出现非随机交配影响群体的情况。这种情况在农业中很常见，如用一只强壮公牛的精液给成千上万的奶牛授精。

二、迁　　移

迁移可以通过基因流动的过程改变等位基因频率，定义为基因跨越一个障碍的缓慢扩散。山脉和水域等地理结构差异、语言的隔阂等都可能会阻碍迁移。基因流通常涉及一个大群体以及基因频率的逐渐变化。具有自身等位基因频率特征的迁移群体的基因逐渐融合到被迁移的基因库中，这一过程简称为遗传混合。

遗传病相关等位基因频率可以揭示患者的迁移途径。半乳糖激酶缺乏症可导致婴儿白内障，这种疾病在居住在保加利亚的吉普赛人中很常见，其中每 1600～2500 人中就有一人受到这种疾病的影响。但在整个保加利亚的所有吉普赛人中，发病率下降到 1/52 000，在西部地区变得更加罕见。这种模式提示具有该等位基因的个体是在保加利亚定居时产生的，只有少数人或家庭向西迁移。

当移民引入等位基因和原住居民移出等位基因时，就会形成一个梯度变异。在梯度变异的情况下，等位基因频率从一个相邻的群体变成另一个群体。如果没有地理和语言障碍阻碍迁移路径，梯度变异可能是渐进的；如果障碍阻止基因流动，梯度变异可能是突然的。

三、遗 传 漂 变

遗传漂变是指等位基因频率在代际之间的波动，这种波动是偶然发生在配子上的，它是所有群体的一个特征。导致遗传漂变的等位基因频率的变化是随机发生的，且不可预测。当群体变得非常小时，遗传漂变的影响就会加快，基因频率可能会有相当大的波动，直到随着群体人口规模增加等位基因频率达到一个新的平衡。迁移、自然灾害、地理障碍导致小群体被独立，或由于其他人为因素的后果，群体可能会变小，遗传漂变的影响会被增大。在较大的群体中，一个较小的民族社区成员可能只在他们社区内部繁衍后代，从而使某些等位基因在较小的群体中更普遍。例如，在罗马尼亚，白癜风在北部山区与世隔绝的一个小社区内更为常见。

加速遗传漂变有两个主要因素，即奠基者效应和群体瓶颈效应，它们都会减小群体规模。当一些个体离开一个较大的群体或在繁殖上与他们隔离时，就会产生奠基者效应；相反，群体瓶颈效应反映的是原始群体规模的大幅减少。

奠基者效应（founder effect）是一种特殊形式的遗传漂变。当一个小的亚群从更大的群体中分离出来，少数人群的基因频率可能不同于它起源的人群，因为这个新群包含一个小的、随机的父群的样本，可能碰巧不具有与父群相同的基因频率。如果一个新群的原始奠基者之一恰好携带一个相对罕见的等位基因，那么新群的该等位基因将比它派生出来的大群具有更高的频率。在有历史或家谱记载的情况下，奠基者效应很容易被追踪。

当一个群体的许多成员死亡，剩下少数成员再将群体数量补足时，就会出现群体瓶颈效应。新的群体只有幸存下来的小群体的等位基因。相比于原来的大群体，参与群体中的一个等位基因在被补充的新群体中更为常见。因此，新群体的基因库要比较大的祖先群体的基因库更加有限，因为一些变异被放大，另一些变异则被减弱。例如，当人类在岛屿上定居时，可能会出现群体瓶颈效应。

四、突　　变

非随机交配可以显著扰乱 Hardy-Weinberg 平衡预测的各种基因型的相应频率。相反，选择或突变导致的等位基因频率的变化通常发生较缓慢，变化幅度小，导致 Hardy-Weinberg 平衡均衡的偏差也相当小，尤其对于隐性疾病而言。新突变率通常远低于常染色体隐性疾病杂合子的频率。因此，基因库新的突变等位基因的增加在短期内对此类疾病的等位基因频率几乎没有影响。此外，大多数有害的隐性等位基因隐藏在无症状的杂合子中，因此不受选择的影响。那么，选择也不太可能对这些隐性等位基因的频率有重大的短期影响。因此，Hardy-Weinberg 平衡甚至可能适用于导致严重常染色体隐性遗传病的等位基因。然而，对于显性或 X 连锁疾病而言，突变和选择会通过大幅减少或增加某些基因型来扰乱基于 Hardy-Weinberg 平衡预期的等位基因频率。

突变将一个等位基因改变为另一个等位基因。遗传变异也来自减数分裂过程中的杂交，但这些变异是重组了现有的特征，而不是引入了新的特征。如果基因中的某部分 DNA 碱基发生了改变，而该部分编码的氨基酸序列又是原蛋白所必需的，那么就会导致蛋白结构的改变。基因世代变化的另一种方式是重复序列拷贝数变异（CNV），它也起着等位基因的作用。尽管自然选择消除了对生殖不利的等位基因，然而有害的隐性等位基因仍保留在杂合子中，并通过新的变异重新引入群体。因此，所有群体都有一些纯合时有负面影响的等位基因。一个群体中有害的隐性等位基因的集合被称为遗传负荷。

五、自 然 选 择

当具有某些表型的个体比其他个体更有可能生存和繁殖时，环境变化会改变等位基因的频率。

这种由环境变化诱导的不同生存繁殖方式就是自然选择。例如，在高碳水化合物饮食人群中，大多数人拥有更多编码唾液淀粉酶的基因拷贝数，而遵循低碳水化合物饮食的人群成员的基因拷贝数较少，酶的含量也可能较少。

在自然选择中，繁殖能力是重要指标，因为这是传递有利等位基因和淘汰不利等位基因的途径，并最终影响群体结构，从而推动微进化。适合度（fitness）是决定突变能否被立即消除的主要因素，可逐渐在群体中稳定，甚至随着时间的推移，对突变的适合度可使其成为特定基因位点的主要等位基因。群体中的等位基因频率代表着突变的等位基因频率和选择影响之间的一个平衡。如果突变率或有效选择被改变，等位基因频率也可能被改变。一个等位基因能否传递给后代取决于它的适合度 f。适合度 f 是指在适当的条件下，受影响且活到生育年龄个体的后代数量。如果突变等位基因像正常等位基因可出现在下一代中，f 等于 1。如果等位基因导致死亡或不育，选择的作用完全抵消它，f 等于 0。0 和 1 之间的值代表突变的传递，但发生率要低于不携带突变等位基因的个体。另一个相关参数是选择系数 s，它是适合度损失的量度，定义为 $1-f$，是指由于选择的结果而丢失的、没有传递的突变等位基因的比例。在遗传意义上，阻止成年人生殖和导致胚胎过早流产的突变，都不会传递给下一代。因此，适合度是生存和生育力协同的结果。当遗传病严重地限制了生殖则适合度为零（即 $s=1$），称为遗传致死。在生物意义上，适合度没有优越的禀赋内涵，但是具有为下一代贡献等位基因的相应能力。

（一）负选择和正选择

如果一个性状在群体中减少，那自然选择的作用就会是负面的，因为它会对生殖产生不利的影响；如果一种性状在种群中变得更加常见，自然选择就会起到积极的作用，因为它增加了繁殖成功的机会。然而，"负向的"和"正向的"选择并不是价值的判断，它们只是指某一性状在群体中的减少或增加。在达尔文时代，自然选择主要被认为是一种消极的选择。今天，DNA 测序的能力已经揭示了人类基因组中正选择的"迹象"。正选择的一个标记是在人类和其他灵长类动物保守的基因中，人类的氨基酸序列至少会出现一个明显的差异，而不仅仅是 DNA 序列的差异。这种变化不受自然选择的影响，自然选择仅对表型发挥作用。

（二）平衡多态性

自然选择可将有害表型的个体从群体中剔除，而有害的突变等位基因以两种方式被取代，即通过新的突变或通过杂合子持续存在。如果杂合子具有可以影响生殖的健康优势，如抵抗传染病或在环境威胁中幸存下来，隐性基因可能被继续保留下来。这种在群体中保持隐性致病等位基因的"杂合优势"被称为平衡多态性。多态性意味着"变异"，这种影响是平衡的，因为非遗传病的保护作用抵消了有害等位基因在两条染色体中的负面影响，因此保持了其在群体中的频率。平衡多态性是一种平衡选择，更广泛地说是指保持种群中的杂合子。

第三节　等位基因频率的应用

一、群体的分层和选择交配

随机交配的原理是对于任何基因座或特定基因型的个体与任何其他基因型个体的交配具有纯随机概率，这个比例仅由群体中不同基因型的相对频率决定。然而，一个人的伴侣选择可能不是随机的。在人群中，非随机交配可能是因为 3 个不同但相关的现象，即分层、选型交配，以及血缘关系。

分层（stratification）是指一个群体中包含许多亚群的状态。由于历史、文化或宗教的差异，现代子群的遗传是分离的。世界范围内有许多分层的群体，如印度的不同种姓等。不论何种原因，当一个群体中配偶选择被限制在某一特定亚群的成员中，而该亚群恰好有一个变异等位基因频率高于整个群体时，结果将导致明显的纯合子过量，超出随机交配条件下整个人群等位基因频率的预期值。为了说明这一点，假设一个群体包含占人口 10% 的少数群体，其中一个常染色体隐性疾病的突变等位基因频率 q_{min}=0.05，野生型等位基因的频率 p_{min}=0.95，该群体剩下 90% 的人口中，突变等位基因几乎不存在（即 q_{maj} 约为 0，且 p_{maj}=1）。相比之下，分层对常染色体显性遗传病的频率没有作用。由于通过增加少数具有突变等位基因的女性纯合子，分层对 X 连锁疾病频率也只有很小的影响。

选型交配（assortative mating）是基于配偶具有的一些特质进行选择。选型交配通常为正性的。也就是说，人们倾向于选择与自己相似的配偶（母语、智力、身材、肤色、音乐天赋或运动能力）。在某种程度上，伴侣具有的特征是遗传决定的，正选择交配的整体遗传效果是以牺牲杂合基因型为代价，增加了纯合基因型的比例。

血缘关系和近亲婚配（consanguineous marriage）也可能增加染色体隐性遗传病的频率，这是由于增加了常染色体隐性遗传病携带者伴侣的频率。与分层人群中的疾病不同，有血缘关系的每个子群可能保持少数等位基因的高频率。在相关父母的后代中看到隐性疾病种类可能在整个人群中罕见，因为近亲婚配使不常见的等位基因从杂合的共同祖先遗传成为纯合子。类似的现象见于遗传隔离和来源于少数共同祖先的小群体，且这些祖先倾向于仅在他们之间进行婚配。在遗传隔离群中，两个显然"无关"个体之间的交配可能具有与某些近亲婚配可见的隐性遗传病相同的风险，因为这两个个体都是遗传自孤立群体共同祖先的携带者，这种现象被称为近亲繁殖。

二、遗传病的群体效应

（一）隐性疾病的选择

针对有害隐性突变的选择对群体突变等位基因频率的影响较针对显性突变选择要小得多，因为只有一小部分基因以纯合子状态暴露于选择力下。即使有针对纯合子的完整选择（f=0），如许多致命的常染色体隐性遗传病，要经历许多代才能明显降低突变的基因频率，因为大多数突变等位基因是由正常适应的杂合子携带。此外，持续的治疗可以减少或消除对常染色体隐性障碍的选择（如对 PKU 的治疗），但这要历经多代才能减缓对该基因频率增加的作用。因此，尽管是针对隐性等位基因纯合子进行选择，只要交配是随机的，常染色体隐性遗传病的基因型可以处于 Hardy-Weinberg 平衡。因此，Hardy-Weinberg 平衡中描述的基因型和等位基因频率之间的数学关系适用于大多数实际的隐性遗传病。

（二）显性障碍的选择

与隐性突变等位基因相反，显性突变等位基因直接暴露在选择下。因此，选择和突变的影响更明显。对于完全显性且遗传致死的基因而言，携带显性基因的纯合子个体和杂合子个体都面临选择。因此，如果没有产生新的突变，显性且致死的有害基因更容易从群体中消失。表 6-3 总结了这几种人类疾病，被认为或已知适合度为零或接近零的常染色体显性性状，从中可以看出总是来自新的而不是遗传的常染色体显性突变，这是遗传咨询中具有重要意义的一点。在某些情况下，基因和特定的突变等位基因是已知的，家系研究表明受影响个体具有的新突变不是从父母那里遗传的。在另外的条件下，基因未知但父亲年龄效应显现，提示父亲生殖系中的新生突变是疾病的一个可能原因。遗传咨询的意义在于，当父母的孩子患有一种常染色体显性遗传并是遗传致死的疾病时，通常在随后的怀孕中再发的风险非常低，因为这种情况通常需要另一个独立的遗传突变才能复发。但是，要注意出现生殖嵌合的可能。

表 6-3 偶发性新突变引起零适合度的疾病示例

疾病	描述
骨发育不全	早期致命短肢骨骼发育不良
德朗热综合征	智力障碍、小耳畸形、齿间畸形和其他异常，可由 NIPBL 基因突变引起
Ⅱ型成骨不全	围生期致死型，Ⅰ型胶原蛋白（COL1A1、COL1A2）缺陷
致死性发育不良	FGFR3 基因从头突变导致的早期致命性骨骼发育不良

（三）显性遗传病的突变和选择平衡

如果一种显性疾病是有害的但不是致命的，受影响的人可能会生殖，但贡献给下一代的要少于后代的平均数量，也就是说，它们的适合度 f 将会减少。这样的突变会通过负向选择作用造成杂合子比率降低。因此，在群体中该疾病的等位基因需要靠隐性基因突变为显性基因而获得平衡。因此，一个稳定的等位基因频率将会达到一种足以平衡两个对立力量的水平：即一个力（选择）从基因池中删除突变的等位基因，另一个力（新生突变）则添加新的突变回到基因池。一个疾病的基因位点在每代的突变率（μ）必须足以涵盖所有突变等位基因（等位基因频率 q）中在这一代因选择而丢失的部分，因此 $\mu=sq$。例如，对软骨发育不全而言，受影响患者的适合度不是零，而大约只有人群中身材正常孩子的 1/5。因此，他们的平均适合度 $f=0.20$，选择系数 $s=1-f=0.80$。因此，下一代只有 20% 的软骨发育不全等位基因会被传递下去。因为软骨发育不全的频率似乎一代又一代均很稳定，新的突变必须替换群体中通过选择丧失的 80% 的突变基因。

如果由于治疗手段的进步使患者的适合度突然好转，群体中该病的发病率预计将会增加并达到新的平衡，视网膜母细胞瘤和其他儿童期发病的显性胚胎肿瘤就是例证，可以预测群体中该疾病频率增加的后果。由于等位基因频率、突变率和适应是相关的，因此，如果已知这 3 个特征中的任何 2 个，第 3 个即可进行估算。

（四）X 连锁隐性遗传

由于 X 连锁隐性基因所决定的性状仅在男性中表现出来，而杂合子女性表现正常，不受选择影响，所以自然选择仅发生在男性和少数适合度表现降低的杂合子女性中。因此，选择对 X 连锁隐性基因的作用强于对常染色体隐性基因的选择。

为了易于理解，我们假设杂合子女性具有正常的适合度。由于男性有一条 X 染色体，而女性有两条，X 连锁等位基因池占整个群体基因库的比例在任何给定时间都可被划分，其中 1/3 的突变等位基因存在于男性和 2/3 的突变等位基因存在于女性。正如在常染色体显性突变的情况下看到的，通过选择丢失的突变等位基因必须被反复出现的新突变所取代，从而维持可见的发病率。

如果严重的 X 连锁疾病的发病率不改变，并且选择正在针对（和仅仅针对）半合子男性发挥作用，突变率 μ 必须等于选择系数 s（该比例的突变等位基因不传递）乘以等位基因频率 q，并除以 3，这是因为选择只随时发生在群体中 1/3 突变等位基因中，即男性身上。因此，$\mu=sq/3$。对于 X 连锁遗传致死性疾病，$s=1$，并且基于一个稳定的平衡，所有相应突变基因拷贝数中的 1/3 在每一代人都必须被新生突变所取代。因此，对这种疾病而言，1/3 X 连锁致死性疾病的患者预计会携带一种新的突变，他们以后生育同样疾病孩子的风险较低；其余 2/3 患有 X 连锁致死性疾病个体的母亲则是携带者，将有 50% 的风险生产另一个患病儿。然而，预计 2/3 患者的母亲是致病突变的携带者是基于如下的假设，即男性和女性的突变率是相等的。可以证明，如果男性的突变率远大于女性，那么卵子中发生新突变的机会非常低，并且大多数受累儿童的母亲将成为携带者，她们是遗传了正常父亲的新突变，然后将该突变传递给她们受累的孩子。

在血友病 A 这类不太严重的疾病中，新突变的患病比例小于 1/3，目前大约为 15%。因为血友病的治疗水平迅速提高，突变等位基因的总频率预计会相对较快地增加，并达到新的平衡。假设该基因位点的突变率随时间保持不变，新突变的血友病患者比例会减少，但总体发病率会上升，这样的改变将影响对该病的遗传咨询。

三、群体遗传的生物医学意义

疾病风险是多方面的，受到社会经济、人口、文化、环境和遗传等因素的影响。了解遗传多样性及其对人类疾病的潜在作用可为探究疾病的生物学机制提供新的见解，并有助于量化遗传和环境变异的相互作用对人群发生疾病风险的危害程度。因此，在全球不同人群中开展基因组研究，可为研发公共卫生和精准医疗举措提供信息。例如，有关研究分析了世界上 46 个人群的基因序列，发现中国人群 70% 拥有 ADH1B 基因的第 7 种变体，其中汉族人中高达 79%，而欧洲人群拥有这一基因的比例则几乎为 0。ADH1B 基因变体产生的酶可增加酒精降解速度约 13 倍，使得携带人群不容易酒精中毒，同时还能分解酒精中与乙醇结构类似的毒素。这项研究提示，如果利用 ADH1B 第 7 型酶的药物干预缺乏这种变体酶的人群，可降低酒精中毒的风险。

性状是基因信息与环境共同作用的结果，不同人群之间疾病的潜在遗传风险因素在很大程度上是相似的或共有的，因此，在一定程度上可以找到某些遗传变异位点与群体的关联。通过全基因组关联分析（GWAS）对群体基因数据进行分析，可发现许多位点在不同的人群中共享，并且很容易在人群中重复或转移。例如，一项对 2 型糖尿病多民族病例（6142 例和 7403 例对照）的研究表明，在不同种族的人群中，变异影响的方向是广泛一致的，大多数已在欧洲人群中验证 2 型糖尿病相关变异，在不同种族的人群中与糖尿病风险的关联依然是显著的。说明这一变异在人群中效应估计的高度相关性。

近年来，技术进步已经改变了基因筛查的格局。结合流行病学和分子遗传学研究策略，群体遗传学方法已经证明了疾病机制与群体突变之间的关联。例如，通过确定特异性突变与 CFTR 缺陷之间的关系，可以改善囊性纤维化患者的护理，包括对该病的监测和治疗决策。此外，随着基因组信息的积累，将基因型与表型联系起来，预测调控功能，并分类突变类型是具有挑战性的。因此，需要创新的策略来进一步了解医学生物学与遗传疾病的联系。一种方法是收集单核苷酸变异（single nucleotide variant，SNV）的公共信息，并创建合适的数学模型。例如，一项研究通过描述心肌细胞功能的生物物理指标，从而可以准确预测人类心脏表型。另一种方法是基于神经网络自动从输入数据中提取相关特征，并利用机器学习在临床医疗保健和群体遗传学领域进行分析。例如，为了识别罕见病患者的致病突变，研究人员结合人类和非人类灵长类动物的常见变异建立了一个深度神经网络（deep neural network，DNN）模型，达到了 88% 的准确率，并发现了 14 个新的智力残疾相关候选基因。

围绕不同人群对疾病的遗传易感性以及遗传和环境因素对疾病影响的研究，不仅有助于了解疾病风险，也为预防、诊断或治疗策略提供了重要信息。群体的特异性和多民族生物资源为建立一系列疾病的个性化健康评价与预测模型提供了机遇，可实现对不同人群疾病的精细基因结构进行全面描述，从而为精准治疗，以及为同时检查多种复杂疾病特征和治疗表型提供高效的策略。

四、群体遗传的法医应用

Hardy-Weinberg 平衡为 DNA 图谱分析提供了基础。Hardy-Weinberg 平衡理论和实践之间的联系是基因组的许多部分不会影响表型，如一些不编码氨基酸的基因，以及与编码氨基酸的基因没有紧密联系的短重复序列处于 Hardy-Weinberg 平衡。如果特定群体中的频率已知，同时考虑基因组中的几个位置，并应用乘积规则，那么可以使用这些序列的可变性来识别个体。

利用分子技术获得 DNA 图谱，然后再对群体遗传数据进行统计分析。DNA 图谱的方法起源于遗传标记测试，用于确定与致病基因密切相关的 DNA 序列。短串联重复序列（short tandem repeat，STR）在灾害条件下可持续存在，是 DNA 图谱分析的常用目标区域。STR 的大小从 2 个碱基到 10 个碱基不等，但用于法医分析的 STR 大多数长度为 4 个碱基。目前，毛细管电泳法常被用来分离 DNA 片段。用荧光标记可以扩增的 STR 序列的短 DNA 片段，并将其加入 DNA 样本，经互补序列结合，进行 PCR 扩增。利用激光激发标记每一个 DNA 片段的荧光染料，进而测量荧光的强度并将其显示为峰值。特定 STR 的单个高峰表明是纯合子，如每个同源基因上有相同的 6 个重复序列拷贝。强度较小的两个峰值表明是杂合子，如一个同源基因上有 6 个重复序列拷贝，而另一个同源基因上有 8 个重复序列拷贝。如果 DNA 被严重降解，甚至短串联重复序列也被破坏，线粒体 DNA（mitochondrial DNA，mtDNA）通常用来代替被称为高变区 I 和 II 的两个重复区域，它们具有群体特异性。单个细胞可以产生成百上千个线粒体基因组拷贝，即使是非常小的样本也含有这种 DNA。mtDNA 在大灾难证据分析中发挥了至关重要的作用，这是由于这些证据里其他 DNA 大多都已被严重降解。

　　DNA 图谱分析主要依靠追踪几个染色体上的重复序列。根据重复序列在 DNA 来源人群中的频率，对重复序列的拷贝数进行概率分析。考虑到不同染色体上的重复，可以根据孟德尔的分类法则并结合乘法来计算人群中出现特定重复数组合的可能性。例如，对于每个重复序列，利用电泳峰值表示个体是纯合子还是杂合子；使用 Hardy-Weinberg 方程计算基因型频率，即 p^2 和 q^2 表示重复序列的两种纯合子，$2pq$ 表示杂合子，将这些基因型频率相乘，可以判断重复拷贝数的组合在一个特定人群中出现的概率。如果该基因型组合在人群中是罕见的，并且该基因型出现在嫌疑人的 DNA 或者受害者的 DNA 证据中，那么该基因型的来源者就很可能是罪犯。

　　DNA 图谱分析的准确性和意义取决于等位基因频率来源的群体。如果群体的定义过于宽泛，那么等位基因频率通常很低，导致对嫌疑人与证据匹配的可能性会非常低。要应用等位基因频率来解释 DNA 图谱，需要更严格的群体数据库。随着世界不同地区的人们社交变得越来越容易，人类群体结构将变得更加复杂，DNA 图谱分析也将变得更具挑战性，群体遗传学为识别个体身份提供了一种强有力的方法。

第四节　群体遗传多态性

一、遗传多态性概况

　　遗传多态性造成了个体或群体中 DNA 序列的差异，也决定了人类的多样性。如果在一个群体中有一个以上的等位基因占据了该基因的基因座，那么这个基因就具有多态性。同时，每个等位基因在群体中出现的频率至少高于 1%，才能被普遍认为是多态的。与之相对应，一般将等位基因频率低于 1% 的遗传变异归类为突变，不是遗传多态性。然而，由于多态性也可能在低等位基因频率下发生，因此，这并不是区分新突变和多态性的可靠方法。

　　遗传多态性具有多种形式。例如，单核苷酸多态性（single nucleotide polymorphism，SNP），即发生在基因组中某个特定位置的单个核苷酸变异，是最常见的遗传变异形式；小规模插入/缺失，包括 DNA 中碱基的插入或缺失；DNA 重复序列的多态性，活化的转座子（transposable element，TE）可以将自身插入到新的位置而导致多态，如 Alu 和 LINE1 家族的重复序列会导致人类基因组的多态；微卫星 DNA，即 DNA 序列中 1～6 个碱基对的重复序列，导致长度多态性（length polymorphism），微卫星 DNA 通常被用作分子标记，特别是用于识别等位基因之间的关系。

　　遗传多态性可以发生在基因组的任何区域。大多数基因多态性都是"沉默"的，即不改变基因的功能或表达，而有些多态性是可见的。例如，在犬类的 E 基因座可以有 5 种不同的等位基因，即 E、Em、Eg、Eh 和 e，这些等位基因的不同组合导致了犬毛不同程度的色素沉积。遗传多态性也可能导致蛋白质的异常表达或产生异常的蛋白质，有致病风险或与疾病密切相关。这种变异蛋白的酶促能力受损或完全丧失催化特性，导致组织中的代谢和生化反应受阻。例如，编码

CYP4A11 基因的一个变体，即胸腺嘧啶取代了位于该基因 8590 位上的胞嘧啶，从而使其编码的蛋白 434 位上的丝氨酸取代了苯丙氨酸。这种变异蛋白降低了花生四烯酸代谢为调节血压的羟基二十碳四烯酸的酶活性。一项研究表明，携带这种 *CYP4A11* 基因变体的人，其高血压、缺血性卒中和冠状动脉疾病的发病率也会增加。

二、遗传多态性的应用和临床意义

遗传多态性通过单个基因座上的多个等位基因提供了一种标记基因或 DNA 片段的手段，为各种研究提供了强大的支撑。在临床领域，遗传多态性分析也已经在复杂性疾病和药物代谢研究中被广泛应用。

在肺癌患者中，遗传多态性已在编码着色性干皮病蛋白质 D 组（xeroderma pigmentosum group D，XPD）的基因内的多个外显子中被发现。XPD 的工作原理是切割和移除因吸烟和吸入其他环境致癌物等而受损的 DNA 片段。Asp312Asn 和 Lys751Gln 是 XPD 中两个常见的多态，会导致单一氨基酸的变化。*Asn* 和 *Gln* 等位基因的这种变化与个体 DNA 修复效率降低有关。通过检测不同年龄、性别和种族的肺癌患者的 *XPD* 基因，初步发现 *Asn* 等位基因纯合或 *Gln* 等位基因纯合的个体患肺癌的风险显著增加，但具有等位基因多态的吸烟者与他们患肺癌的易感性之间没有统计学意义。因此，*XPD* 基因多态性与肺癌风险的关系仍需要进一步分析。

哮喘是一种肺部炎症性疾病，已有 100 多个基因位点被确定为可以导致或加重该疾病的发生。通过传统的连锁分析以及 GWAS 已经识别出了少量的哮喘相关基因。哮喘相关基因的各种多态以及这些多态如何与携带者所处的环境相互作用仍在深入分析。例如 *CD14* 基因，已知它的多态性与 CD14 蛋白含量的增加以及血清 IgE 水平的降低有关。一项针对 624 名儿童的研究，观察了他们的 IgE 血清水平与 *CD14* 基因多态性的关系，结果发现，*CD14/-260* 基因中有 C 等位基因儿童的血清 IgE 水平与经常接触的变应原类型有关。经常接触家养宠物的儿童血清 IgE 水平较高，而经常接触稳定动物的儿童血清 IgE 水平较低。对基因-环境相互作用的深入研究，将会开发出基于个体环境的精准治疗方案。

治疗稳定型缺血性心脏病（stable ischemic heart disease，SIHD）的药物美托洛尔（Metoprolol）、卡维地洛（Carvedilol）和普萘洛尔（Propranolol）的代谢受到遗传多态性或其他干扰肝脏代谢药物的影响。美托洛尔的氧化代谢主要通过细胞色素 P-450 酶 CYP2D6 进行，并表现出异喹胍型（debrisoquin type）遗传多态性。与普通的羟化者或代谢者相比，弱羟化者或弱代谢者的药物消除半衰期显著延长。因此，代谢能力差的心绞痛患者，每天服用标准剂量的美托洛尔可控制病情；而对于正常代谢的心绞痛患者，每天则需要 2～3 倍的剂量。如果患者在服用美托洛尔、普萘洛尔或其他脂溶性 β 受体阻滞药后出现较大的临床反应（如极端的心动过缓），这可能是由于氧化代谢缓慢而延长了药物的消除半衰期所致。美托洛尔的代谢也受到与 CYP2D6 相互作用药物的影响。初步证据表明，由于 β$_2$-肾上腺素受体（*ADRB1* 和 *ADRB2*）的多态性，使用 β 受体阻滞药治疗的不稳定型缺血性心脏病（unstable ischemic heart disease，UIHD）患者和诱发缺血的 SIHD 患者的存活率存在差异。

思 考 题

1. 在处于 Hardy-Weinberg 平衡的种群中，已知群体基因型如以下频率存在，即 A/A，0.81；A/a，0.18；a/a，0.01。请问：

（1）A 和 a 基因的频率分别是多少？

（2）随机交配一代后，他们下一代的基因频率和基因型频率各是多少？

（3）在这个种群中，A/a×A/a 交配的比例是多少？

2. 若一个基因有多个影响表型的等位基因，为什么其 Hardy-Weinberg 平衡的计算会更复杂？

3. 同一 STR 的杂合子和纯合子在电泳图上如何以不同的方式表示？

4. 在何种情况下分析 mtDNA 中的重复序列有价值？

5. 与常染色体隐性遗传相比，X 连锁疾病的等位基因频率计算有何不同？

6. 下列哪项不会改变群体的基因频率？（　　　　　）

A. 群体变为很小时　　　B. 群体内随机交配　　　C. 选择放松

D. 选择系数增加　　　　E. 突变率的降低

（彭鲁英）

第七章 线粒体遗传病

线粒体是细胞内除细胞核外唯一携带遗传物质的细胞器，由于其行使功能也需要依赖大量细胞核编码的蛋白，因此，线粒体病具有独特且复杂的遗传方式。同时，由于线粒体在细胞中发挥生物能量代谢等多种重要功能，且在不同组织器官中功能侧重不同，加之线粒体 DNA 的遗传特征，导致线粒体病在不同患者中表型多样且严重程度不同，给疾病的诊断带来很大挑战。本章节概述了线粒体遗传病的遗传、表型特点、诊断和治疗方法，以及研究的前沿进展。

第一节 线粒体的基本结构、功能和遗传物质基础

一、线粒体的基本结构

线粒体是一种存在于大多数细胞中的具有双层膜结构的细胞器，线粒体外膜是线粒体最外围的一层单位膜；线粒体内膜是位于外膜内层的一层单位膜，厚度约 6nm，常向内折褶形成许多嵴，大大增加了内膜的表面积。内膜含有三类功能性蛋白：①呼吸链中进行氧化反应的酶；② ATP 合成酶复合物；③一些特殊的运输蛋白，调节基质中代谢物的输出和输入。线粒体内腔，或者称线粒体基质，是内膜和嵴包围着的线粒体内部空间，其中含有许多有氧呼吸有关的酶，催化三羧酸循环以及脂肪酸和丙酮酸氧化的酶类均位于基质中。因此，线粒体基质是有氧呼吸的主要场所。线粒体内腔具有一套完整的转录和翻译体系，包含线粒体 DNA（mtDNA）、70S 型核糖体、tRNA、rRNA、DNA 聚合酶和氨基酸活化酶等。

二、线粒体的功能

线粒体是细胞中重要的能量代谢细胞器。生命活动使用的 ATP 绝大多数由线粒体通过氧化磷酸化产生。细胞从外界摄取的葡萄糖通过糖酵解途径最终产生丙酮酸。丙酮酸进入线粒体后，由丙酮酸脱氢酶产生乙酰辅酶 A，乙酰辅酶 A 通过三羧酸循环产生携带高能电子的还原型烟酰胺腺嘌呤二核苷酸（NADH）和还原型黄素腺嘌呤二核苷酸（FADH2）、少量 ATP 及二氧化碳。在氧化磷酸化过程中，还原型 NADH 和 FADH2 分别通过复合体 I 和复合体 II 传递高能电子进入线粒体内膜上的电子传递链。线粒体电子传递链由 4 个位于线粒体内膜上的大型蛋白复合体 I 至复合体 IV 构成，辅酶 Q 负责在复合体 I～III 和 II～III 之间传递电子，而细胞色素 c 负责在复合体 III～IV 之间传递电子。通过电子传递链，高能电子释放其携带的能量，最终与氧和质子结合形成水，伴随这一过程的质子从线粒体内腔运输到线粒体膜间区并通过产生质子浓度梯度来储存能量。最终，复合体 V 利用质子浓度梯度回流合成 ATP（图 7-1）。

此外，线粒体是细胞内活性氧的重要来源。伴随着电子传递的过程，大约 5% 的高能电子可能从电子传递链中泄漏，与氧气结合形成超氧阴离子。超氧阴离子及其衍生的过氧化氢、羟自由基、单线态氧等统称为活性氧。活性氧易与生物大分子如核酸、脂质和蛋白发生反应并将其氧化，活性氧的异常积累是导致生物大分子氧化伤害的重要原因，在缺氧、炎症和衰老中扮演重要角色。细胞中大多存在多个线粒体，数量从几百到几千不等，每个线粒体含有 2～10 个 mtDNA 的拷贝，这也造成线粒体遗传物质在细胞（包括卵细胞）中有多个拷贝。多个线粒体可以通过融合形成联通的线粒体网络，提高线粒体氧化磷酸化的效率。

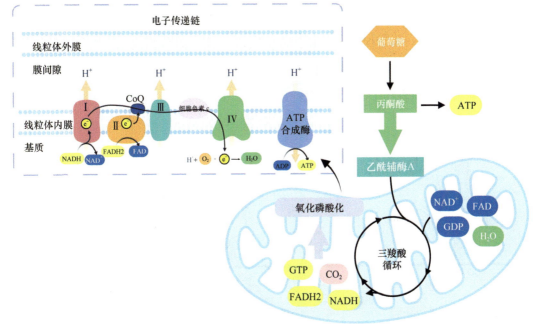

图 7-1　线粒体能量代谢

三、线粒体遗传的物质基础

除细胞核中的染色体外，线粒体也是遗传物质的载体，是细胞质遗传的核心组成部分。线粒体承载的遗传物质——线粒体 DNA（mtDNA），被称为"第 25 号染色体"或"M 染色体"（图 7-2），存在于线粒体内腔中，且与线粒体内膜存在相互作用，常呈双链环状，mtDNA 的长度一般为几万至数十万碱基对。人类 mtDNA 的长度为 16 569bp，含有 37 个基因，编码了两种 rRNA（12S rRNA 和 16S rRNA）、22 种 tRNA（同样转运 20 种标准氨基酸，只是亮氨酸和丝氨酸都有两种对应的 tRNA），以及 13 种多肽（呼吸链复合物 I、III、IV、V 的亚基）。

mtDNA 利用率极高，各基因之间排列十分紧凑，部分区域还可能出现重叠（即前一个基因的最后一段碱基与下一个基因的第一段碱基相衔接）。人类 mtDNA 中基因间隔区只有 87bp，占 mtDNA 总长度的 0.5%。mtDNA 的两条 DNA 单链均有编码功能，其中重链编码两个 rRNA、12 个 mRNA 和 14 个 tRNA；轻链编码一个 mRNA 和 8 个 tRNA。人类 mtDNA 没有内含子，但也已发现某些真核生物的 mtDNA 拥有内含子，这些生物包括盘基网柄菌等原生生物和酵母菌（其 OXi3 基因有 9 个内含子）。这些 mtDNA 中的内含子在基因转录产物的加工和翻译中可能有一定功能。

线粒体基因组通常都存在于同一个 mtDNA 分子中，但少数生物的线粒体基因组却分别储存在多个不同的 mtDNA 中。例如，人虱的线粒体基因组就分开储存于 18 个长 3～4kb 的微型环状 DNA 中，每个 DNA 分子只分配到了 1～3 个基因。这些微型环状 DNA 之间也存在着同源或非同源的基因重组现象，但成因未知。

mtDNA 与核 DNA 相比，具有独特的传递规律，其遗传特点呈母系遗传方式，又称细胞质遗传。mtDNA 缺少组蛋白保护，无 DNA 损伤修复系统，更容易发生突变。mtDNA 的复制具有半自主性，复制所需要的 DNA 聚合酶由核 DNA 编码，因而受到细胞核的控制。mtDNA 所用的遗传密码和通用密码不同，遗传密码中 UGA 编码色氨酸，而非终止信号，mtDNA 的基因无终止子。tRNA 兼容性较强，其上反密码子主要识别密码子的前两位碱基，第 3 位碱基的识别有一定的自由度，称为碱基摆动，可识别 4 种碱基中的任何一种。因此，仅用 22 个 tRNA 便可识别线粒体 mRNA 中多达 48 个密码子。

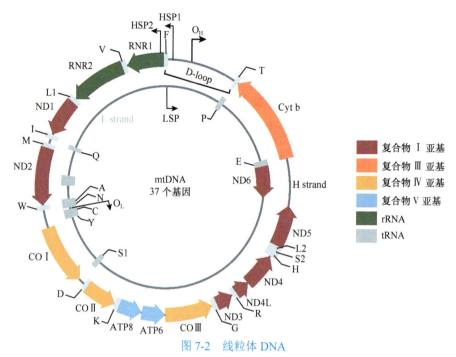

图 7-2　线粒体 DNA

ATP8: ATP 合成酶 Fo 亚基 8; ATP6: ATP 合成酶 Fo 亚基 6; COⅠ：细胞色素 c 氧化酶 1 号亚基; COⅡ：细胞色素 c 氧化酶 2 号亚基;
COⅢ：细胞色素 c 氧化酶 3 号亚基; Cyt b: 细胞色素 b; ND1: NADH 脱氢酶 1 号亚基; ND2: NADH 脱氢酶 2 号亚基; ND3: NADH
脱氢酶 3 号亚基; ND4L: NADH 脱氢酶 4L 亚基; ND4: NADH 脱氢酶 4 号亚基; ND5: NADH 脱氢酶 5 号亚基; ND6: NADH 脱氢酶
6 号亚基; A：丙氨酸 tRNA; R：精氨酸 tRNA; N：天冬酰胺 tRNA; D：天冬氨酸 tRNA; C：半胱氨酸 tRNA; E：谷氨酸 tRNA;
Q：谷氨酰胺 tRNA; G：甘氨酸 tRNA; H：组氨酸 tRNA; I：异亮氨酸 tRNA; L1：亮氨酸 tRNA; L2：亮氨酸 tRNA; K：赖氨酸
tRNA; M：甲硫氨酸 tRNA; F：苯丙氨酸 tRNA; P：脯氨酸 tRNA; S1, S2：丝氨酸 tRNA; T：苏氨酸 tRNA; W：色氨酸 tRNA; Y：
酪氨酸 tRNA; V：缬氨酸 tRNA; RNR1：线粒体核糖体小亚基（12S）; RNR2：线粒体核糖体大亚基（16S）

第二节　线粒体病的表型和分类

一、线粒体病的表型

线粒体病（mitochondrial disease）广义上是指由于编码线粒体蛋白的基因突变导致线粒体功能障碍引发的疾病，包括由线粒体 DNA 突变导致的疾病和由编码线粒体蛋白的核基因突变导致的疾病。其中，由细胞质中线粒体 DNA 突变导致的疾病称为线粒体遗传病（mitochondrial genetic disease），也是本章讨论的重点。

（一）线粒体遗传病组织器官的表型

由于线粒体广泛分布于机体各个组织器官的细胞中，且在能量代谢和众多生化代谢中扮演重要角色，所以线粒体遗传病的显著特征是多器官受累，而其中高能耗的器官表现最为明显，如神经系统和肌肉系统。根据受累的器官不同临床表现也各不相同（图 7-3）。各组织器官的表型如下。

1. 中枢神经系统表型　线粒体功能异常可能表现为中枢神经系统损伤症状，如癫痫发作、肌阵挛、共济失调及其他运动障碍；此外还有诸如痴呆、学习障碍、孤独症等行为或精神问题；以及"卒中样"表现、偏瘫、偏头痛、中枢性呼吸暂停、发育迟缓和发育倒退等问题。

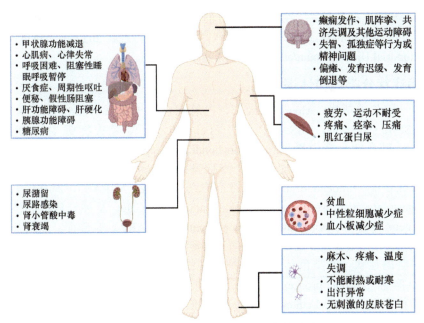

甲状腺功能减退
· 心肌病、心律失常
· 呼吸困难、阻塞性睡眠呼吸暂停
· 厌食症、周期性呕吐
· 便秘、假性肠阻塞
· 肝功能障碍、肝硬化
· 胰腺功能障碍
· 糖尿病

· 癫痫发作、肌阵挛、共济失调及其他运动障碍
· 失智、孤独症等行为或精神问题
· 偏瘫、发育迟缓、发育倒退等

· 疲劳、运动不耐受
· 疼痛、痉挛、压痛
· 肌红蛋白尿

· 尿潴留
· 尿路感染
· 肾小管酸中毒
· 肾衰竭

· 贫血
· 中性粒细胞减少症
· 血小板减少症

· 麻木、疼痛、温度失调
· 不能耐热或耐寒
· 出汗异常
· 无刺激的皮肤苍白

图 7-3　线粒体遗传病对组织器官的影响

2. 外周和自主神经系统表型　线粒体功能异常可能表现为外周和自主神经系统表型，如麻木、感觉异常、疼痛和不能耐热或耐寒、温度失调（低基线温度）、出汗异常（热减少，冷增加）、无刺激的皮肤苍白、斑块或斑点、头晕和晕厥。

3. 感觉神经系统表型　线粒体功能异常可能导致视物模糊、双重视觉、上睑下垂、眼肌麻痹、视神经萎缩、色素性视网膜病变和听力丧失。

4. 肌肉系统表型　线粒体异常表现为疲劳、运动不耐受、疼痛、痉挛、压痛和肌红蛋白尿；心脏线粒体异常表现为心肌病或心律失常。

5. 其他脏器表型　肺部线粒体异常可导致呼吸困难或阻塞性睡眠呼吸暂停；肾脏线粒体异常表现为肾小管酸中毒或肾衰竭；膀胱线粒体异常表现为尿潴留或尿路感染；内分泌系统线粒体异常表现为身材矮小、糖尿病、甲状腺功能减退、甲状旁腺功能减退或肾上腺功能不全；胃肠道线粒体异常表现为厌食症、早饱、发育停滞、腹痛、胃食管反流、腹胀、假性肠阻塞、便秘、周期性呕吐；消化腺线粒体异常表现为肝大、肝功能障碍、脂肪肝、肝硬化、凝血病、胰腺功能障碍；皮肤线粒体异常表现为苍白、斑点、无刺激的斑点、红肌痛、容易瘀伤；血液系统线粒体异常表现为贫血、铁粒幼细胞贫血、中性粒细胞减少症、血小板减少症等。

除以上组织系统表型外，线粒体异常还会导致一系列代谢异常，包括代谢性酸中毒、乳酸性酸中毒、高氨血症、低血糖、低肉碱、脂肪酸 β 氧化功能障碍、酮症、继发性神经递质异常。

（二）发病年龄

线粒体遗传病多为儿童发病。由于线粒体功能的重要性，线粒体遗传病表型在婴幼儿阶段首次出现更为常见。线粒体遗传病患儿可能表现出孤立的上述症状，但更为常见的情况是多个组织器官系统依次受到影响，逐渐衰竭，表现为 3 个或更多器官系统受累的严重疾病，或者影响 2 个或更多器官系统并导致缓慢但明显逐步恶化的复发性疾病（数据来源于 www.umdf.org）。儿童线粒体遗传病多以基因突变为主要诱因。

二、线粒体遗传病的分类

线粒体遗传病有多种类型。每一种线粒体障碍都会产生不完全相同的症状，通过表型诊断线粒体病对于患者和医生都具有挑战性。正在进行的研究和临床试验为更快的诊断和更有效的治疗提供了希望，也持续更新和修订着线粒体病症状类型和分类。现将 2022 年线粒体病联合基金会（United Mitochondrial Disease Foundation）的分类整理如下。

（一）按疾病症状分类线粒体遗传病

1. 综合征　阿尔珀斯病（Alpers disease）、巴思综合征（Barth syndrome）、卡恩斯-塞尔综合征（Kearns-Sayre syndrome，KSS）、利氏病（Leigh disease）、勒夫特病（Luft disease）、线粒体脑肌病伴高乳酸血症和卒中样发作（mitochondrial encephalomyopathy with lactic acidosis and stroke-like episode，MELAS）及原发性线粒体肌病（primary mitochondrial myopathy）、线粒体隐性共济失调综合征（mitochondrial recessive ataxia syndrome，MIRAS）、肌神经胃肠疾病和脑病（myoneurogastointestinal disorder and encephalopathy，MNGIE）及神经病、共济失调和视网膜色素变性（neuropathy，ataxia，and retinitis pigmentosa，NARP）综合征，以及皮尔逊综合征（Pearson syndrome）、感觉性共济失调性神经病及构音障碍和眼肌瘫痪（SANDO）等。

2. 神经和肌肉症状　常染色体显性视神经萎缩（autosomal dominant optic atrophy）、慢性进行性眼外肌麻痹（chronic progressive external ophthalmoplegia，CPEO）、乳酸升高的白质脑病 – 脑白质营养不良（LBSL-Leukodystrophy）、莱伯遗传性视神经病变（Leber hereditary optic neuropathy，LHON）、肌阵挛性癫痫伴破碎红纤维综合征（myoclonic epilepsy and ragged-red fiber disease，MERRF）、线粒体脑病（mitochondrial encephalopathy）及原发性线粒体肌病（primary mitochondrial myopathy，PMM）等。

3. 其他　乳酸性酸中毒（lactic acidosis）等。

（二）按生化过程异常分类的线粒体遗传病

线粒体遗传病主要影响氧化磷酸化过程，可分为复合物 I 缺乏症（complex I deficiency）、复合物 II 缺乏症（complex II deficiency）、复合物 III 缺乏症（complex III deficiency）、复合物 IV 缺乏症（complex IV deficiency）、复合物 V 缺乏症（complex V deficiency）及辅酶 Q10 缺乏症（coenzyme Q10 deficiency）等。

第三节　线粒体遗传病的遗传特点

一、母系遗传

线粒体遗传病呈现母系遗传特征，即患病母亲的线粒体基因突变几乎 100% 会遗传给所有后代，但患病父亲的线粒体基因突变则大多不会遗传给后代。同理，如果一个患儿携带有母亲遗传的线粒体基因突变，则其兄弟姐妹极有可能也会带有相同线粒体基因突变，该突变也来自母亲。

由于维持线粒体功能的重要蛋白由细胞核或线粒体基因组编码，涉及线粒体功能的核基因突变同样会导致线粒体病的表型，但疾病的传递方式符合孟德尔遗传。

二、线粒体遗传病的阈值效应

尽管线粒体基因突变的遗传性状相对简单，但其疾病表型（外显率）却相当复杂。例如，由一位母亲携带的线粒体基因 8993T＞G 突变（导致 ATPase 6 亚基上 L156R），其后代由于突变负荷百分比不同，可显示出连续表型谱。当携带突变 mtDNA 大于 90% 时，患者表现出利氏病；携带突变 mtDNA 为 75%～90% 的后代，则患有 NARP（神经病、共济失调和视网膜色素变性）综合征；携带突变 mtDNA 为 60%～75% 时，患者可能仅患有视网膜色素变性；而母亲本人突变小于 60% 时，可能是无症状携带者。这就是线粒体遗传病的阈值效应（图7-4）。

造成这一现象的原因有 2 个。其一，线粒体的遗传物质位于胞质中，并不遵循孟德尔遗传定律，在卵裂和胚胎发育过程中，突变的线粒体并不会均等地分布到两个子细胞中。这就造成同一患病母亲的后代携带不同拷贝数和比例的突变线粒体基因，该现象也称为 mtDNA 复制分离。其二，突变线粒体在不同组织器官中的分布也可能不均衡。而线粒体的功能在不同组织器官中的重要程度不同，如果高度依赖线粒体功能和能量代谢的组织器官携带更多的线粒体基因突变，那么

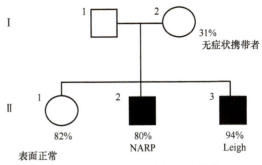

图 7-4　线粒体遗传病的阈值效应

表型会更加明显。而在很多临床研究中，对线粒体突变频率的评估来源于血液样本，但血液样本中的突变频率不一定能反映关键脏器的突变频率。例如，带有 tRNA^{lys}8363G>A 突变的家族可出现周围神经病和心肌病，不同家族成员疾病的严重程度与外周血中的突变频率并无相关性。

此外，部分线粒体突变，特别是由于线粒体 DNA 分子的大片段缺失而引起的疾病，通常是由随机突变导致（比如由药物或其他有毒物质可引发）的散发疾病，不会影响其他家庭成员，如前述的卡恩斯-塞尔综合征大多由自发突变引起而非遗传因素。

三、线粒体遗传病病例

线粒体遗传病可由众多基因突变导致复杂的多种表型，且随着对线粒体遗传病认识的加深，越来越多的疾病表型和分类被发现。本节以线粒体脑肌病伴高乳酸血症和卒中样发作和卡恩斯-塞尔综合征两种经典的线粒体遗传病为例，从其疾病表型、发病时间和进程、致病机制和遗传特征，以及治疗方法进行讨论。

（一）线粒体脑肌病伴高乳酸血症和卒中样发作

线粒体脑肌病伴高乳酸血症和卒中样发作（MELAS）是一种主要影响神经系统和肌肉的进行性多系统疾病，是最常见的线粒体遗传病之一。MELAS 在成人中患病率为（1～16）/10 万，不同性别和种族都受到同等影响。

1. 疾病表型　类似卒中发作的急性事件，涉及身体一侧的突然神经症状，如虚弱。MELAS 患者的其他常见症状包括癫痫发作、痴呆、头痛、皮质盲丧失、肌无力、呕吐、身材矮小；MELAS 患者有时也伴有听力障碍、学习障碍、焦虑、抑郁症及糖尿病等。

2. 发病时间和进程　MELAS 通常出现在儿童时期，但症状也可在 2 岁之前或 40 岁以后出现。进行性的神经损伤通常会导致患者死亡。但大多数患者在癫痫发作或神经系统出现其他问题后可存活 17 年左右。

3. 致病机制　MELAS 是一种线粒体遗传病。MELAS 患者存在以下线粒体基因突变，包括 *MT-TL1*、*MT-ND5*、*MT-TC*、*MT-TF*、*MT-TH*、*MT-TK*、*MT-TL2*、*MT-TQ*、*MT-TV*、*MT-TW*、*MT-TS1*、*MT-TS2*、*MT-ND1*、*MT-ND6*、*MT-CO2*、*MT-CO3*、*MT-CYB*。

4. 遗传特征　母系遗传。

5. 治疗　缺乏阻止或逆转 MELAS 的方法。支持治疗可以改善患者的生活质量，精氨酸可用于治疗脑卒中样发作；抗癫痫药物、维生素（如辅酶 Q10 或左卡尼汀）对部分患者有效，适度接受监督的锻炼可以改善肌无力，胰岛素可以治疗糖尿病，耳蜗植入可以治疗听力损失。

（二）卡恩斯-塞尔综合征

卡恩斯-塞尔综合征（KSS）是一种影响身体多个系统的线粒体 DNA 缺失综合征。发病率为 2/10 万左右。

1. 疾病表型 眼部肌无力［慢性进行性眼外肌麻痹（CPEO）］和眼睑下垂（上睑下垂）、眼底部的色素细胞层退化（视网膜色素变性）、心脏传导阻滞。此外，患者经常出现吞咽困难、说话带鼻音、肢体肌肉无力和动作不协调（共济失调）。

KSS 还包括以下表现：吞咽困难和四肢肌无力，常伴随眼部异常、脑脊液蛋白升高、共济失调、沮丧、认知障碍、身材矮小、发育迟滞、听力损失、叶酸缺乏、肌张力减弱（肌张力低下）、青春期延迟、智力残疾、癫痫发作、糖尿病和其他内分泌问题及肾功能不全。

2. 发病时间和进程 一般于 20 岁前发病，大多在诊断后几年内死亡。KSS 的早期诊断和对症治疗对于患者的生存起重要作用。

3. 致病机制 由线粒体 DNA 的大片段缺失引起，最多可达 5kb 以上。大约 90% 的 KSS 患者是线粒体 DNA 的缺失突变导致，是散发的。遗传性突变导致的 KSS 相对罕见，但 KSS 女性患者也会将突变传给后代，概率大约为 4%。

4. 遗传特征 由于 KSS 突变的严重后果，大多为散发。

5. 治疗 目前缺乏阻止或逆转 KSS 的方法。支持治疗可以改善患者的生活质量，手术或特殊眼镜可矫正下垂眼睑，物理和职业治疗可以提高肌肉力量和平衡，起搏器可用于心脏传导阻滞，人工耳蜗可用于矫正听力问题，亚叶酸可用于治疗脑叶酸缺乏症，身材矮小可用激素替代疗法，胰岛素可用于治疗糖尿病，也可使用辅酶 Q10、B 族复合维生素、α-硫辛酸或左旋肉碱等补充剂以综合改善患者病情。定期接受专家检查对 KSS 患者至关重要，监测心脏问题的迹象尤为重要，因为突发心脏事件，特别是心脏传导阻滞，是导致死亡的常见原因，因此，心率缓慢、心跳加速或晕厥发作等需要紧急处理。

第四节　线粒体遗传病的诊断、治疗和预防

一、线粒体遗传病的诊断

线粒体遗传病的诊断较为困难。在疾病发生的早期，线粒体遗传病表型单一阶段比较容易被误认为其他疾病，许多专家将线粒体病描述为"臭名昭著的伪装者"。当患者出现常规无法解释的疾病表型也伴随着慢性退行性疾病如癫痫发作、发育迟缓或退化（包括早发性痴呆和迟发性痴呆）、肌阵挛、运动障碍（肌张力障碍、运动障碍、舞蹈症等）、复杂性偏头痛、卒中、神经病、心脏传导缺陷或心肌病、听力障碍、身材矮小、眼外肌疾病（包括上睑下垂、获得性斜视和眼肌麻痹）、糖尿病、肾小管疾病、视力丧失（视网膜炎）、乳酸酸中毒（可能是轻微的）等时需要考虑线粒体病。

如前所述线粒体遗传病往往导致多器官受累和器官退行性变化，特别是对能量代谢依赖高的组织器官如神经和肌肉组织。这些表型的临床诊断是线粒体病诊断的第一步。但由于线粒体遗传病对多器官有不同程度的影响，仅通过临床表现往往无法确诊线粒体遗传病，需要进一步通过血液生化指标、组织活检和基因诊断的方法来确诊。线粒体遗传病诊断一般需包括临床诊断、家族史调查、酶学检测、组织功能，以及分子或代谢指标。而最终确诊往往需要对线粒体和核基因组进行测序。在这一过程中，血液样品可用于乳酸、丙酮酸、三羧酸循环中间产物、酮体、血糖、血脂和肌酸激酶的测试。肌肉活检样品可用于组织化学、免疫组化及电子显微镜观察分析，也可用于检测线粒体关键蛋白是否缺失或减少。血液样品和肌肉活检样品均可用于线粒体 DNA 的缺失和重排鉴定，以及用于线粒体 DNA 和核 DNA 的测序分析（图 7-5）。

由于线粒体遗传病确诊的复杂性高、肌肉活检的病患依从性低，以及基因组测序的费用昂贵等因素，多个诊断标准被相继提出，以期在开展更复杂和昂贵的检测前对确诊线粒体病的可能进行评分。1996 年，Walker 等提出了成人呼吸链疾病的诊断标准（成人标准：AC）。2002 年，Bernier 等提出了成人标准的修改版本（Modified Walker 标准或 Modified Adult Criteria，MAC），

以提高敏感性并将其应用范围扩大到包括儿科患者和成人。2002 年，Wolf 等提出了婴儿和儿童的共识线粒体诊断标准（MDC）评分系统，该系统评估肌肉症状、CNS 的临床特征异常和多系统受累，以及代谢异常和神经影像学。在此基础上进一步评估组织学异常来推断线粒体遗传病是否为确定的、很有可能的、可能的或不可能的。MDC 系统通过对临床、代谢、成像和病理等指标对未确诊的患者进行评估，只有达到可能或明确的分类，才建议进行肌肉活检。

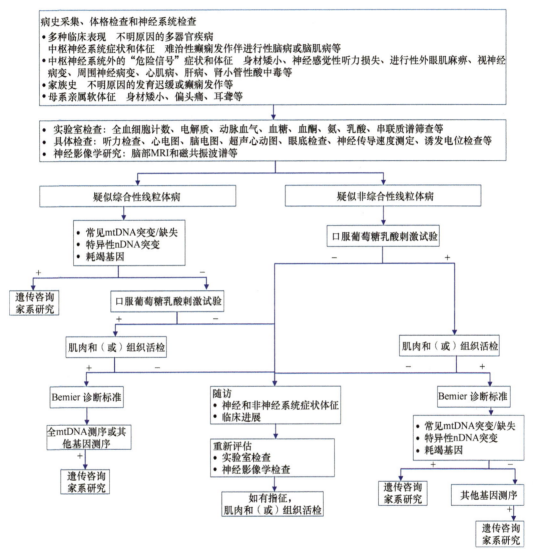

图 7-5 线粒体遗传病的诊断策略

二、线粒体遗传病的治疗和预防

现阶段，绝大部分线粒体遗传病缺乏有效的治疗手段，对患者多采用对症治疗和姑息性治疗。对线粒体遗传病患者的姑息性治疗手段主要包括节约能量、控制情绪、获得充足的营养、补充有效的保健品（如对线粒体生化反应十分重要的维生素）、预防感染、适度锻炼和避免接触可能影响线粒体功能的毒素（如特定药物和麻醉药等），所有这些手段的目的都在于降低组织细胞面临的压力、保证机体细胞的能量供给和改善线粒体功能。其中，有效的保健品包括抗氧化剂，如维生素 E（vitamin E）、维生素 C（vitamin C）、硫辛酸（lipoic acid）、β-胡萝卜素（β-carotene）等，可以帮助抵抗由于线粒体功能异常导致的超氧化物过量产生；辅酶或辅基，如辅酶 Q10、维生素 B$_2$、

维生素 B_1、烟酰胺（nicotinamide）及硒（selenium）等，能提高线粒体能量代谢酶的功能；营养物，如左卡尼汀（levo-carnitine）和乙酰左旋肉碱（acety-L-carnitine）能改善脂质代谢。值得一提的是，线粒体功能异常也越来越多地被发现与其他常见退行性疾病高度相关，而很多对线粒体病的姑息治疗策略也能一定程度地缓解这些退行性疾病。例如，辅酶 Q10 的水平在帕金森病患者中较低，而辅酶 Q10 的供给能延缓疾病进程；稳定线粒体的药物也能帮助老年痴呆患者。

线粒体遗传病患者在面临感染、禁食、麻醉、外科手术等应激状态或并发其他疾病时，可能因为能量需求增加而引发失代偿，从而导致原有症状恶化，出现危重症表现。线粒体遗传病患者危重症期间应在具有处理多系统功能障碍能力的医疗中心进行诊治。对血糖、血液乳酸或丙酮酸水平、凝血功能、甲状腺及肾上腺功能、消化道功能和神经功能进行监测及对症治疗（表 7-1）。

表 7-1　线粒体遗传病常用药物

线粒体病药物治疗方向	线粒体病治疗药物	线粒体病治疗药物的作用机制
清除氧自由基	辅酶 Q10	辅酶 Q10 是线粒体氧化呼吸链中的重要组成部分，能抑制脂质过氧化而具有抗自由基作用
	艾地苯醌	艾地苯醌是一种亲脂性化合物，结构上与辅酶 Q10 相似，是一种高效的抗氧化剂
	维生素 C	氧化还原剂，可以对抗氧自由基的作用
	维生素 E	强效的氧自由基清除剂
	硫辛酸	硫辛酸的双硫五元环结构电子密度很高，具有抗氧化性；同时，巯基很容易进行氧化还原反应，可保护巯基酶免受重金属离子的毒害
减少毒性产物	二氯乙酸	降低线粒体病因无氧代谢增加而过于聚集的乳酸、丙酮酸和丙氨酸等损害线粒体氧化代谢的产物
	二甲基甘氨酸	
通过旁路传递电子	辅酶 Q10	辅酶 Q10 和艾地苯醌能将电子传递给复合体Ⅲ，对于复合体Ⅰ或Ⅱ缺陷起到旁路传递电子作用
	琥珀酸盐	琥珀酸能直接将电子传递给复合体Ⅱ，在复合体Ⅰ缺陷时通过电子传递旁路使氧化磷酸化正常进行
	维生素 K	维生素 K 是 NADH 向辅酶 Q10 和细胞色素 c 传递电子的重要载体，可作为电子传递的旁路对缺陷酶起到代偿作用
补充代谢辅酶	维生素 B_1（硫胺素）	硫胺素是丙酮酸和酮戊二酸氧化脱羧的辅酶
	维生素 B_2（核黄素）	可用于治疗脂质代谢障碍
	维生素 B_3（烟酰胺）	能潜在调节人类机体 NAD^+ 代谢、肌肉线粒体生物生成
	肌酸	磷酸肌酸的高能磷酸键是肌肉快速收缩过程中合成的主要来源
	肉碱	肉碱是脂质代谢的重要辅助因子
	硫辛酸	硫辛酸作为辅酶，在两个关键性的氧化脱羧反应中起作用，即在丙酮酸脱氢酶复合体和酮戊二酸脱氢酶复合体中，催化酰基的产生和转移

然而，以上这些手段都只能延缓疾病进程和减轻临床表型或挽救危重症患者，但无法逆转和根除线粒体遗传病。由于线粒体遗传病对新生儿的严重影响，以及线粒体基因突变的母系遗传特点，通过核质置换对携带有突变线粒体 DNA 的卵子进行干预是线粒体遗传病的有效预防手段。具体操作中分为两种方法，一种是将健康捐赠者的细胞核替换成 mtRNA 突变患者受精卵的细胞核；另一种是将患者卵子的细胞核移植到健康捐赠者卵子的去核的细胞质中，再进行体外受精。其目的都是清除患者胞质中的突变线粒体 DNA。但由于卵子与精子之外加入了第三方，破坏了人类现有的基因，产生所谓的"三亲婴儿"，这一技术也会带来伦理上的问题。因此，进一步开展线粒体遗传病的机制和应用研究，不仅对于患者至关重要，对于疾病预防也有重要意义。

三、线粒体遗传病诊断和治疗的研究前沿进展

线粒体遗传病在诊断和治疗方面存在多种困难，还需要通过进一步的研究以加深对线粒体功能、致病机制和干预手段的认识。

（一）线粒体遗传病的临床诊断

线粒体遗传病的组织异质性带来巨大挑战，前面已有详述。近来有研究表明，成纤维细胞生长因子 21（FGF21）以及生长分化因子 15（GDF15）在线粒体疾病患者血清中水平升高，而且线粒体基因的缺失以及翻译受损是主要触发因素，可与线粒体呼吸链障碍而导致的线粒体遗传病的患者相鉴别，通过二者血清浓度的检测对线粒体疾病患者进行筛查，如有水平增高再进行有针对性的肌肉组织活检或基因测序等，有望在未来成为快速、无创的早期筛查工具。

（二）线粒体遗传病的治疗

研究进展主要体现在 3 个方面，即预防线粒体遗传病的遗传、对突变 mtDNA 进行编辑的基因治疗，以及通过药物等方法进行姑息性治疗。

1. 预防线粒体遗传病的遗传　线粒体基因突变导致的线粒体遗传病由于其独特的母系遗传方式，通过辅助生殖技术来减少或避免致病性 mtDNA 的传播是重要的预防手段。虽然可以通过卵细胞捐赠避免线粒体遗传病的传播，但由于宗教、法律等多方面因素，这种方法在绝大多数国家都不能被接受；而产前诊断如羊水穿刺等，由于组织样本的异质性，即细胞中既有正常 mtDNA 又有致病性 mtDNA，且比例不一，故检测结果并不能很好地代表或预测胎儿未来疾病严重程度，故而亟须新的技术方法来解决这些问题。

目前，线粒体捐赠或称为线粒体替代疗法是现阶段常见的预防手段，主要的方法有 3 种，包括母体纺锤体转移（maternal spindle transfer，MST）、极体转移（polar body transfer，PBT）、原核转移（pronucleus transfer，PNT）。母体纺锤体转移是指在携带有 mtDNA 突变的母亲卵细胞的 M Ⅱ 期，将纺锤体取出转移到去除了纺锤体的正常供体卵细胞中，后续经过体外受精等辅助生殖技术再将检测过的正常的胚胎移入母体子宫中，以获得正常不携带致病性 mtDNA 的儿童。有研究报道，通过该项技术帮助携带线粒体突变的母亲顺利产下一名不携带致病基因的健康男孩。极体具备替代卵母细胞核的潜能，通过将携带有 mtDNA 突变的卵母细胞的极体取出转移入正常供体去核的卵母细胞中，得到重组卵母细胞，后续经体外受精发育成完整胚胎进而发育成为完整个体。有研究团队通过该技术在食蟹猴中实现非人灵长类第一极体转移，并获得正常发育个体；有研究者通过小鼠的极体转移，发现第一极体和第二极体都可以发育成正常胚胎，且能在 F2 代中保持 mtDNA 的稳定，表明极体转移也是一种有希望的疗法。与上述两种在未受精卵细胞上进行操作不同，原核转移是将患者卵细胞取出后进行体外受精，将受精卵的原核取出再转移至去核正常受精卵中，以获得正常胚胎。3 种方法都在一定程度上避免了线粒体遗传病的传播，但仍面临如下问题：一方面，在转移过程中不可避免会带走一部分细胞质进行转移，也就造成受精卵或胚胎中或多或少带有 mtDNA 突变，如何最小化这种携带是需要考虑的问题；另一方面，虽然可以通过线粒体替代疗法来获得既有父母双方基因且表型正常的儿童，在部分地区也获得临床应用批准，但仍然有很长的伦理和法律的路要走。

2. 基因治疗　通过对基因进行编辑来治疗线粒体遗传病也是研究方向之一。由于线粒体结构的特殊性，分子穿过线粒体以编辑 mtDNA 的能力受到限制，如无法将单链向导 RNA（sgRNA）有效传递进入线粒体使得 CRISPR/Cas9 使用受限。因哺乳动物缺乏 mtDNA 双链断裂有效的修复途径，通过选择性地引入核酸酶使得突变的 mtDNA 双链断裂，进而导致这些突变 DNA 被降解，以达到选择性消除突变 mtDNA 的目的，而 mtDNA 在细胞中的拷贝数是相对恒定的，消除后剩余的野生型 mtDNA 将复制填充，以此降低突变 mtDNA 的比例，达到治疗相关疾病的目的。基于该

理论机制以及线粒体结构特性，目前较有希望的两种方法是线粒体靶向转录激活因子样效应物核酸酶（mitochondrial-targeted transcription activator-like effector nuclease，mitoTALEN）以及线粒体靶向锌指核酸酶（mitochondrially targeted zinc-finger nuclease，mtZFN）。目前已有研究表明，通过腺病毒传递 mitoTALEN 以及 mtZFN 至异质性小鼠模型中，有效消除了突变 mtDNA 和相关表型，恢复了组织及结构的功能（图 7-6）。

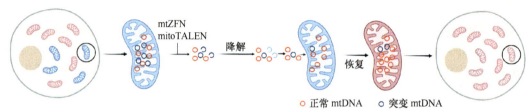

○ 正常 mtDNA　　● 突变 mtDNA

图 7-6　基于基因编辑的线粒体遗传病的治疗策略

3. 药物治疗　迄今为止，线粒体遗传病的治疗大部分还是对症治疗或称为姑息性治疗，通过小分子药物或其他方法来对症治疗线粒体功能障碍引发的组织器官功能失调，以达到改善生理功能的目的。这类疗法的优势在于不只集中于原发性线粒体遗传病，也可用于治疗与线粒体功能障碍相关的其他代谢性疾病。目前，该类治疗的主要研究方向大致有促进线粒体生物发生、诱导线粒体自噬、抗氧化等。

4. 研究进展

（1）提高线粒体质量：在线粒体遗传病治疗过程中，提高线粒体质量可能有益于细胞或组织器官的功能。与线粒体生物发生相关的关键蛋白包括 PGC-1α、Sirtuins、AMPK 等。研究表明，PGC-1α［过氧化物酶体增殖物激活受体（PPAR）-γ 共激活物 1α］是线粒体生物发生的重要介质，在细胞色素 c 氧化酶缺陷的小鼠模型中，过表达 PGC-1α 可以诱导小鼠的线粒体增殖以及增加组织中 COX 的活性。PPAR 激活剂、苯扎贝特，通过激活 PGC-1α/PPAR 通路改善了线粒体疾病小鼠表型，但其对增加线粒体数量方面的功能有待进一步研究。在 Sirtuins 蛋白家族中与线粒体生物发生相关的成员是 Sirtuin 1，一种 NAD⁺ 依赖的蛋白去乙酰化酶。NAD⁺ 可以通过激活 Sirtuin 1 来改善衰老小鼠模型线粒体功能，治疗线粒体疾病。外源性补充 NAD⁺ 前体，如烟酰胺核糖苷（NR），一种维生素 B₃ 类似物，可以显著诱导线粒体生物发生和氧化代谢，延缓小鼠线粒体肌病的进展。

（2）诱导线粒体自噬：也是主要研究方向之一，通过该机制来诱导功能障碍的线粒体自噬，防止线粒体累积，减轻组织异质性，恢复组织正常功能（图 7-7）。西罗莫司（雷帕霉素）是一种大环内酯类化合物，起初被发现具有抗菌作用后也作为免疫抑制剂应用。研究发现，它可以改善线粒体功能障碍疾病的多种表型，具体机制可能是通过特异性抑制其在体内的靶点 mTORC1，促进线粒体自噬来完成的。尿石素 A（Urolithin A）广泛存在于人类饮食中，由肠道菌群代谢产生。研究发现，口服尿石素 A 可以通过诱导线粒体自噬来抑制功能失调的线粒体的积累，改善了肌肉的功能。近年来，临床实验研究进一步表明，尿石素 A 具有良好的安全性，且能够改善老年人的肌肉健康，是未来较有希望阻止或延缓与年龄相关肌肉衰老的药物。

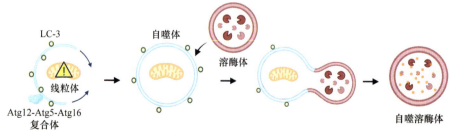

图 7-7　线粒体自噬

（3）过氧化物自由基（ROS）的清除：线粒体是活性氧如超氧化物的主要来源，过量 ROS 的清除一直是线粒体疾病治疗的重要方向之一。近年来对抗氧化剂的研究更加深入，部分药物已进入临床试验阶段。如小分子药物 EPI-743，通过靶向 NAD（P）H 脱氢酶醌 1（NQO1）来治疗线粒体呼吸链疾病。临床研究利用 EPI-743 对 Leigh 综合征儿童进行为期 6 个月的治疗，通过神经肌肉以及生活质量等指标对疾病进展情况进行评估，证明该药物对 Leigh 综合征有明显的改善效果；另外，靶向线粒体的抗氧化肽 SS31 通过减少活性氧的产生、增加 COX 活性、增加 ATP 水平等多方面的作用，也表现出减轻线粒体氧化损伤和改善神经退行性变性的效果，成为未来阿尔茨海默病（AD）治疗的方向。除线粒体疾病外，氧化应激还与多种感染性疾病相关。在注射了脂多糖（LPS）的小鼠中，使用亲脂性抗氧化剂辅酶 Q10 能够改善线粒体的功能障碍、减少细胞死亡，还可通过激活 PGC-1α 和 TFAM 来改善线粒体的生物发生，提示该药将来可能在抗感染性疾病及其并发症方面起到重要作用。

促进线粒体生物发生、诱导功能障碍线粒体自噬及抗氧化在很多药物治疗机制中并不是单一存在，而是多机制之间相辅相成相互促进。除小分子药物外，其他治疗方法也在研究中，如缺氧可以通过激活缺氧适应机制来减少活性氧的产生，改善线粒体疾病表型，然而如何通过缺氧疗法真正安全有效地治疗人类线粒体疾病仍然需要进一步的研究。

（4）除上述研究方向外，还有很多技术或疗法在将来可能会用于线粒体遗传病的治疗中。例如，Ascidian 公司的 RNA 外显子编辑平台可在不用修改 DNA 或引入外源性酶的情况下，通过 RNA 反式剪接（trans-splicing）来替换多位点突变的外显子，从而更换正确外显子恢复正常的蛋白表达。此前对线粒体遗传病的基因编辑技术多集中于编辑突变的 mtDNA，那么该类技术是否可以用于由核基因突变引起线粒体病则需要进一步的研究。

一直以来，线粒体基因被认为是通过母系遗传给后代的，然而近年来有研究发现，线粒体 DNA 正在向细胞核转移形成核线粒体 DNA 片段（NUMT），这种过程是持续进行的，这些插入到核基因组的序列片段将不再受到线粒体遗传方式的限制，意味着父系的线粒体 DNA 片段也有机会传递给后代。虽然线粒体 DNA 片段为什么以及如何插入核基因组中的机制尚不清楚，但是否可以通过类似的方法治疗线粒体病或者是否可以通过核 DNA 插入线粒体 DNA 中来达到治疗效果，都需要未来进一步研究。

四、核基因遗传的线粒体病

大量的线粒体蛋白是由细胞核编码在细胞质中合成的，这部分蛋白对于线粒体的功能至关重要。编码这些蛋白的基因突变同样会导致线粒体病，而这一类线粒体病的遗传特点遵循孟德尔遗传定律。根据不同突变的外显率分为显性遗传和隐性遗传，如果是由单基因决定，也同样遵循第四章所述单基因病的所有遗传特征，而其疾病表型与线粒体功能高度相关。主要遗传方式包括显性遗传、隐性遗传及细胞核和细胞质混合遗传。其中核-质混合遗传是由于细胞核不仅仅编码线粒体多种功能基因，也编码决定线粒体基因组结构和功能的关键蛋白，如影响线粒体 DNA 结构的 TFAM 蛋白和影响线粒体修复的 POLG 蛋白。这些基因的突变可能导致线粒体突变频率增加，如有研究认为 POLG 的突变与 25% 线粒体病相关。

此外，外界刺激，如缺血再灌注、心血管疾病、肾衰竭、胰腺和肝脏损伤、糖尿病、传染性病原体、胃肠道疾病、肿瘤疾病、酒精、吸烟、压力、药物和衰老等因素，或单独或联合导致线粒体异常，或在原本不严重的线粒体相关基因突变的基础上加剧线粒体功能恶化而导致线粒体病表型。

此外，线粒体功能缺陷也与许多常见的衰老疾病有关，包括 2 型糖尿病、帕金森病、动脉粥样硬化性心脏病、卒中、阿尔茨海默病和癌症。虽然还不能说线粒体功能缺陷会导致这些问题，但至少线粒体参与其中，因为其功能在这些疾病中显著下降。多发性硬化症、系统性红斑狼疮、类风湿关节炎等自身免疫病的发生发展似乎也与线粒体功能异常相关。

思 考 题

1. 临床上判定线粒体遗传病的过程。
2. 线粒体遗传具备复杂多变的特点，其遗传物质基础是什么？
3. 线粒体遗传病姑息性治疗的基本原理是什么？
4. 线粒体遗传病的预防策略面临的挑战是什么？
5. 线粒体遗传物质基因编辑的难点有哪些？

（杨　文）

第八章　肿瘤的遗传机制及研究方法

普遍认为肿瘤是细胞分裂或细胞凋亡（apoptosis）发生异常而导致的体细胞遗传病（somatic cell genetic disease）。从受精卵开始到癌症（cancer）晚期，肿瘤发生、发展的过程就是基因变异不断积累的过程。肿瘤中有一小部分是由于遗传物质的种系突变（germinal mutation）引起的，因此，该部分肿瘤的易感性可在家系中以孟德尔遗传方式传递。但对大多数肿瘤来说，遗传因素的作用相对较小，环境因素的作用占主导，如工人长期接触致癌化学品而导致的肿瘤、焦油工人易患的皮肤癌（epidermal cancer）、苯胺染料工人易患的膀胱癌（bladder carcinoma）、制造聚氯乙烯工人易患的肝血管肉瘤（hepatic angiosarcoma），以及石棉工人易患的肺间皮瘤（mesothelioma）。吸烟和肺癌之间的关联半个世纪前就已确认，但并不是所有的吸烟者都会患有与烟草有关的恶性肿瘤。研究表明，染色体端粒短的吸烟者，患癌症的风险大大高于端粒较短但无吸烟史的人，也高于端粒较长的吸烟者。肺癌也可以在家族中聚集，并有一系列基因的种系突变、多态性和易感性位点被确定为风险因素。

第一节　肿瘤发病的遗传因素和环境因素

癌症是细胞中原癌基因（proto-oncogene）和肿瘤抑制基因（tumor suppressor gene）的先天遗传和后天体细胞突变累积的结果。第三类基因——DNA 错配修复基因也很重要，因为它们的失活将导致其他基因的突变并直接影响到 DNA 修复、细胞周期控制和细胞死亡的信号通路。已知人类癌症中的基因突变至少有 100 多种是种系突变，有数百种是体细胞突变。

对于大多数癌症来说，遗传和环境的致病因素并不明显。通常既没有明确的遗传模式，也没有明确的环境原因。在过去，用于区分环境和遗传因素的证据多来自流行病学、家族和双胞胎研究、疾病关联和病毒因素等方面的研究。现代分子分析和肿瘤 DNA 图谱分析为遗传因素提供了进一步的证据。

一、流行病学证据

乳腺癌是妇女中最常见的癌症，生育史和月经史是公认的风险因素。有生育史的妇女，特别是生育多胎的妇女患乳腺癌的风险比无生育史的妇女低。此外，首次受孕的年龄越小，月经初潮的年龄越大，患乳腺癌的风险就越低。乳腺癌的发病率在不同的人种中差异很大，北美洲、欧洲和大洋洲的发病率较高，而亚洲和拉丁美洲的发病率低于上述地区。尽管这些差异可归因于这些人种之间的遗传差异，但对于从低发病率地区迁入的移民人群的研究表明，患乳腺癌的风险随着时间而上升，最终与当地人一样，表明非遗传因素具有重要作用。当然，其中一部分也可能受表观遗传因素的影响。

另一研究发现，胃癌在不同人群中的发病率也有差异，日本人和中国人的发病率比西欧人高 8 倍。对移民的研究发现，高危人群的胃癌风险直到移民 2～3 代之后才会降至本地人群的水平，这可能是由于在早期关键年龄受环境因素影响所致。例如，早期感染幽门螺杆菌引起慢性胃炎，会使胃癌风险增加 5～6 倍。另外，饮食中可能的致癌因素，如高盐、防腐剂，或潜在的环境因素，如硝酸盐等都会增加患胃癌的风险。

二、家族和双胞胎研究

肿瘤病例在家族中的聚集是遗传因素的重要证据。在西欧，一位 80 岁的妇女一生中患乳腺癌的风险约为 1/8。如果有一级亲属患乳腺癌，该女性患乳腺癌的风险是普通人群的 1.5～3 倍。患癌风险根据受累家庭成员的发病年龄有所不同，诊断年龄越早，近亲的风险越大。同卵双生（monozygotic twins，MZ twins）和双卵双生（dizygotic twins，DZ twins）乳腺癌患病率都很低，其中同卵双生女性患者略高，为 17%，而双卵双生女性患者为 13%。这表明，环境因素比遗传因素更重要。胃癌的双胞胎研究则发现二者没有差别。

三、疾病关联研究

血型是由基因决定的，因此，某一血型与特定疾病的关联表明病因可能有遗传的贡献。大量研究表明，A 型血与胃癌之间存在关联。据估计，A 型血患胃癌的风险增加 20%，A 型血与患恶性贫血的风险增加有关，贫血也与慢性胃炎密切相关。然而，恶性贫血与胃癌似乎又有单独的关联，因为恶性贫血患者患胃癌的风险增加了 3～6 倍。

四、病毒因素

佩顿·劳斯（Peyton Rous）在 20 世纪初基于动物研究首次发现感染因素可以导致癌症，该感染因素后来被证明是 RNA 病毒。目前，发现多种 RNA 病毒或反转录病毒会导致动物肿瘤，而与人类特定类型肿瘤有关的 DNA 病毒数量有限。逆转录病毒的遗传物质是 RNA。它们通过 DNA 编码的逆转录酶进行复制，该酶将病毒 RNA 复制成双链的 DNA，这种 DNA 可整合到宿主细胞基因组中，促进蛋白质的产生，从而导致后代病毒的重新包装。自然界中的逆转录病毒只有 3 个基因是复制所必需的。通过对鸡的劳斯（Rous）肉瘤病毒的研究，科学家发现了第四个基因，该基因在体外和体内都能转化宿主细胞，导致恶性肿瘤。这个病毒基因就是癌基因 v-Src。

第二节　肿瘤细胞中的遗传变异

导致肿瘤发生发展的遗传变异十分复杂，既涉及染色体变异，也涉及多种基因突变，包括原癌基因的激活和肿瘤抑制基因的失活；表观遗传异常也会参与其中。本章主要介绍基因突变在肿瘤发生中的作用。

一、基因突变与肿瘤

（一）癌基因

癌基因（oncogene）是正常基因或原癌基因的变异。原癌基因在细胞生长和分化中具有关键作用。正常的哺乳动物细胞中与病毒癌基因（viral oncogene，v-onc）同源的 DNA 序列，称为原癌基因或细胞癌基因（cellular oncogene，c-onc）。目前已知大约有 100 多种癌基因。原癌基因在进化过程中高度保守，这表明它们在调节细胞生长、维持细胞周期、细胞分裂和分化等生物学过程中具有重要作用。逆转录病毒中的 v-onc 是在病毒感染宿主过程中，逆转录病毒基因组随机整合到宿主 DNA 中并产生新的病毒 mRNA 时发生错误复制而产生，病毒癌基因在结构上与细胞中相应的癌基因相似，但却能持久地发挥作用。

1. 癌基因的激活方式　癌基因的发现最初基于两种细胞遗传学的现象，一种是在白血病中发现癌基因在染色体易位的断裂点上；另一种是肿瘤中发现双微染色体（double minute chromosome）的扩增或染色体的均质染色区（homogeneously staining region）。而多数癌基因是通过体外 DNA 转染可诱发肿瘤的功能来确定的。

（1）癌基因的转位激活：染色体畸变在恶性肿瘤细胞中十分常见，往往表现为染色体数量和结构变异。染色体结构的畸变会导致原癌基因内部或邻近结构的重排，进而产生新的融合基因，使原有基因的生化功能或原癌基因的活性发生改变。我们以慢性髓细胞性白血病（CML）和伯基特淋巴瘤（Burkitt lymphoma）为例进行说明。

1）易位产生融合蛋白：费城的研究组1960年首次报道在CML患者的白细胞中存在一条异常的微小染色体，因此，将这条异常的微小染色体称为费城染色体（Philadelphia chromosome，简称Ph^1染色体）。Ph^1染色体是一种在CML患者的血液或骨髓细胞中发现的异常染色体，在患者的其他组织中没有发现。1970年，研究发现Ph^1是由22号染色体长臂和9号染色体长臂相互易位形成的（图8-1），即 t（9；22）（q34；q11）。该染色体重排存在于90%的CML患者中。对染色体上基因的研究发现，染色体易位使位于9号染色体上的癌基因Abelson（ABL）转移到22号染色体的BCR区域，产生了c-ABL基因和BCR基因的融合转录子，最后产生由BCR蛋白的氨基端和ABL蛋白的羧基端相连形成的融合蛋白BCR-ABL，BCR-ABL激酶活性比ABL高，且具有肿瘤细胞转化活性。

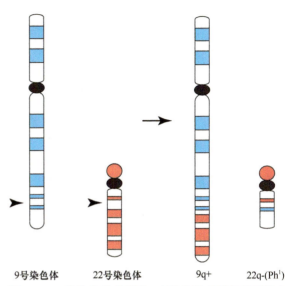

9号染色体　　22号染色体　　　　9q+　　　22q-(Ph^1)

图8-1　22号染色体长臂和9号染色体长臂相互易位产生费城染色体（Ph^1）

2）易位导致基因过度表达：伯基特淋巴瘤是一种在非洲儿童中发现的罕见的累及颌骨的淋巴瘤，于1958年由医务传教士丹尼斯·伯基特（Dennis Burkitt）首次报道。染色体分析显示，约90%受累儿童都有8号染色体长臂c-MYC癌基因易位到14号染色体免疫球蛋白重链（H链）基因座上。也有少数是MYC癌基因易位到2号染色体或22号染色体编码免疫球蛋白κ和λ轻链基因的区域。这些易位的结果是MYC基因受到相应的免疫球蛋白基因调控序列的影响，导致蛋白质表达增高10倍以上。

（2）癌基因的扩增：原癌基因也可以通过产生多个基因拷贝而被激活，称为基因扩增（gene amplification）。当细胞遇到环境压力时，这种机制能帮助细胞获得生存优势。例如，白血病细胞接触到化疗药物氨甲蝶呤（Methotrexate）时，可通过二氢叶酸还原酶（dihydrofolate reductase，DHFR）基因的拷贝数扩增而获得抗药性。细胞内癌基因拷贝数可以增加数百倍，从而产生更多的癌蛋白。肿瘤细胞中扩增的DNA序列可产生额外的双微体（double minute，DM）染色体。DM染色体可见于大约10%的肿瘤，特别是在恶性肿瘤的后期。研究发现，某些肿瘤细胞的DM中包含原癌基因，如鼠双微体2（murine double minute 2，mdm2）基因最早就是从肿瘤细胞的DM中发现的。

特定原癌基因的扩增是某些肿瘤的特征现象，常见于Myc家族的基因。例如，N-Myc在大约30%的神经母细胞瘤中扩增，但在晚期病例中这一比例上升到50%，其中基因扩增可以达到1000倍。人类小细胞肺癌中也可检出Myc、N-Myc和L-Myc的扩增。同样在肺癌中，表皮生长因子受体（EGFR）家族信号通路的多个下游成员，包括CDK5、AKT1和SHC1都有过度表达现象。20%的乳腺癌中都有ERBB2（HER2）、Myc和cyclin D1的扩增，这些基因扩增与淋巴结状态、雌激素和孕激素受体状态、肿瘤大小和组织学分级等预后因素有关。目前，发现与乳腺癌相关的癌基因已有20多个。

（3）癌基因的点突变：人类的RAS基因家族由3个密切相关的成员组成——H-RAS、K-RAS和N-RAS。人类的RAS蛋白与病毒的同类蛋白高度同源，仅在羧基末端不同。RAS原癌基因的致癌性是由于基因序列中的点突变而产生的。约 95% 的胰腺癌、60% 的甲状腺乳头状癌和 50% 的结直肠癌，均存在 *RAS* 基因的突变。同样，*RAS* 下游的丝氨酸/苏氨酸蛋白激酶基因 *BRAF* 的突变也与多种肿瘤有关，包括非霍奇金淋巴瘤（non-Hodgkin lymphoma）、结直肠癌（colorectal cancer）、恶性黑色素瘤（malignant melanoma）、甲状腺癌（thyroid carcinoma）和非小细胞肺癌（non-small cell lung cancer）。*RAS* 和 *BRAF* 都是 RAS-MAPK 信号转导通路的关键组分，它们的种系突变与神经纤维瘤病Ⅰ型（neurofibromatosis typeⅠ）和努南综合征（Noonan syndrome）相关，这些综合征均表现不同程度的肿瘤风险。

2. 原癌基因的功能 原癌基因产物构成细胞的信号转导通路，形成从细胞膜到细胞质再到细胞核的复杂的正、负反馈环路，是细胞进行精准增殖和分化所必需的。原癌基因在信号转导过程中主要有 3 种作用方式：①通过从 ATP 上转移磷酸基团，使底物蛋白的丝氨酸和酪氨酸残基磷酸化；改变蛋白质结构，激活激酶并产生与目标蛋白结合的位点，从而进行信号转导。②以鸟苷二磷酸-鸟苷三磷酸（GDP-GTP）循环为中间产物，将信号从膜相关的酪氨酸激酶传递给丝氨酸激酶（包括 RAS 家族）。③通过位于细胞核内的蛋白质控制细胞周期、DNA 复制和基因的表达。根据信号转导的不同环节，可将原癌基因的功能分为如下 5 类（表 8-1）。

（1）生长因子（growth factor）：通过与生长因子受体结合刺激细胞生长，它们控制细胞从 G_0 到启动细胞周期的过程。例如，*v-SIS* 癌基因编码血小板衍生生长因子（platelet-derived growth factor，PDGF）B 亚单位。在细胞中过表达 *v-SIS* 癌基因，细胞会被转化，表现出肿瘤细胞的特性——生长速度加快、失去接触抑制，当这种细胞注射到裸鼠体内可形成肿瘤。

（2）生长因子受体（growth factor receptor）：许多原癌基因编码生长因子受体，具有酪氨酸激酶结构域，过度激活导致细胞逃逸正常的控制机制。目前已发现 40 多种酪氨酸激酶，主要包括两种类型：一种是跨膜的生长因子酪氨酸激酶受体；另一种是位于细胞质中的非受体型酪氨酸激酶。酪氨酸激酶基因如 *ERBB2*（*HER2*）原癌基因，编码的蛋白属于表皮生长因子受体（epidermal growth factor receptor，EGFR）家族成员。*ERBB2* 的突变、重排和扩增导致其配体非依赖性激活并与胃癌、胰腺癌和卵巢癌相关。*KIT* 和 *PDGFRA* 的点突变导致散发性和遗传性胃肠道间质瘤综合征（gastrointestinal stromal tumor syndrome，GIST）。但单独基因种系突变不会导致肿瘤。

（3）细胞内信号转导因子（intracellular signal transduction factor）：如上所述，有两种形式的细胞内信号转导——具有 GTP 酶活性的 G 蛋白和细胞质的丝苏氨酸激酶。在 RAS-MAPK 信号通路中，这两种形式都存在。*RAS* 基因的突变导致了 GTP 酶活性的增加或持续激活；而 *BRAF* 的突变则导致细胞核的促生长信号持续传递或增加。

（4）DNA 结合核蛋白（DNA-binding nuclear proteins）：这些蛋白与单链或双链 DNA 结合，如果与特异性的序列结合，通常是在 DNA 的大沟中。它们是特定的转录因子，可以激活或抑制相邻 DNA 序列的转录。例如，*c-Myc* 基因的突变在许多癌症中都存在，其产物 c-Myc 癌蛋白通过结合增强子序列和招募组蛋白乙酰转移酶来激活下游众多基因的表达；它还直接控制 DNA 复制和过度表达，导致细胞持续性增殖。

（5）细胞周期因子和细胞凋亡蛋白（cell-cycle factors and apoptosis）：参与细胞周期调控的基因异常，可导致不受控制的细胞生长。这可能是通过生长因子、生长因子受体、GTP 酶或核蛋白，或抑制性因子缺失导致细胞周期蛋白依赖性激酶（cyclin-dependent kinase，CDK），如 CDK4 的激活。另外，诱导正常细胞凋亡基因的缺失可以导致细胞存活时间延长，成为某些肿瘤的发病机制。例如，抑制细胞凋亡的 *BCL2* 原癌基因，当染色体重排而被激活时就会导致某些类型的淋巴瘤。

表 8-1　癌基因以及它们在肿瘤中的作用

癌基因	功能	关联肿瘤
生长因子基因		
HST	成纤维细胞生长因子	胃癌
SIS	血小板源性生长因子亚基 β	胶质瘤（脑肿瘤）
KS3	成纤维细胞生长因子	卡波西肉瘤
生长因子受体基因		
RET*	受体酪氨酸激酶	多种内分泌肿瘤、甲状腺癌
ERBB	表皮生长因子受体	胶质母细胞瘤（脑肿瘤）、乳腺癌
ERBA	甲状腺激素受体	急性早幼粒细胞白血病
NEU(ERBB2)	受体蛋白激酶	神经母细胞瘤、乳腺癌
MET*	受体酪氨酸激酶	遗传性乳头状肾癌、肝细胞癌
KIT*	受体酪氨酸激酶	胃肠道间质瘤综合征
信号转导基因		
HRAS	GTP 酶	结肠癌、肺癌、胰腺癌
KRAS	GTP 酶	黑色素瘤、甲状腺癌、急性单核细胞白血病、结直肠癌
NRAS	GTP 酶	黑色素瘤
BRAF	丝氨酸/苏氨酸激酶	恶性黑色素瘤、结肠癌
ABL	蛋白激酶	慢性粒细胞白血病、急性淋巴细胞白血病
CDK4,7*	周期蛋白依赖性激酶	恶性黑色素瘤
转录因子基因		
NMYC	DNA 结合蛋白	神经母细胞瘤、肺癌
MYB	DNA 结合蛋白	恶性黑色素瘤、淋巴瘤、白血病
FOS	与癌基因 JUN 相互作用从而调节转录过程	骨肉瘤

*CDK4,7、KIT、MET 和 RET 是原癌基因，其胚系突变可引起遗传性癌症综合征

（二）肿瘤抑制基因

肿瘤抑制基因（tumor suppressor gene，TSG）是在对人类遗传性肿瘤的研究中发现的，遗传性肿瘤的致病基因绝大部分都是 TSG（见本章第三节）。20 世纪 60 年代的研究发现，将体外培养的恶性肿瘤细胞与正常细胞融合，杂交细胞中的恶性表型受到抑制。而当杂交细胞失去某条染色体后又会获得恶性肿瘤特征，这表明正常细胞含有一种或多种具有抑制肿瘤活性的基因。如果这些基因缺失或失活，就会导致恶性肿瘤的发生，这些基因被称为 TSG。TSG 表现为隐性性状。当然，就像癌基因一样，一个 TSG 的种系突变也不会引起肿瘤，肿瘤的发生还需要一个或多个基因的体细胞突变；同时，如电离辐射等环境因素也可能在肿瘤发生过程中起重要作用。目前已确认有 20 多个 TSG。下面我们以最经典的视网膜母细胞瘤（retinoblastoma，RB）基因和 TP53 基因为例来介绍 TSG。

1. 肿瘤抑制基因的特性

（1）视网膜母细胞瘤基因：视网膜母细胞瘤是一种罕见的高度恶性的儿童肿瘤，起源于眼部的视网膜细胞，通常发生在 5 岁以前。早期诊断和治疗与良好的预后有关。视网膜母细胞瘤分为散发型和遗传型（家族性）。散发型患者通常只涉及单侧，而遗传型患者可以是单侧的，但多见双侧或单侧多病灶，以常染色体显性方式遗传。与散发型患者相比，遗传型患者的发病年龄倾向较早。

1）杂合性丢失：通过比较遗传型 RB 儿童的外周血和肿瘤的 DNA 序列，结果发现肿瘤中的 *RB* 基因位点上有一个等位基因丢失，称为杂合性丢失（loss of heterozygosity，LOH）。如图 8-2A 所示，子代从父亲获得野生型 *RB* 基因（*RB*），从母亲获得突变的 *RB* 基因（*Rb*），所以孩子的这个基因位点是杂合性的。然而，肿瘤组织分析显示为等位基因 *Rb* 的纯合子，这是由于父系等位基因的丢失或突变造成的 LOH，与 Knudson（克努森）的二次打击学说一致。

体细胞发生 LOH 的机制可能有几种，如图 8-2B 所示，*RB1* 基因的表观沉默（相关内容详见第九章）；另一个等位基因发生缺失或点突变而失去功能；有丝分裂重组（导致突变等位基因的纯合）；有丝分裂中染色体不分离和再复制；以及染色体不分离而导致子细胞中一条染色体丢失等。肿瘤抑制基因的 LOH 现象在恶性肿瘤中普遍存在。

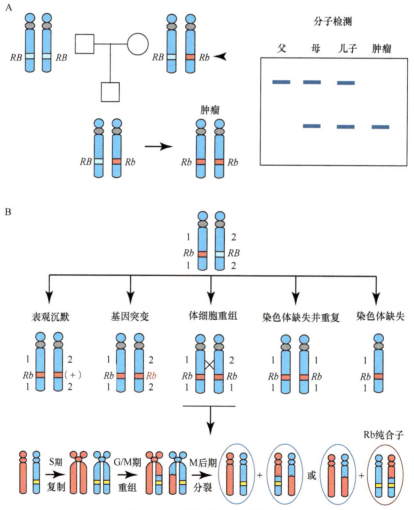

图 8-2　*Rb* 基因的杂合性丢失

A. *Rb* 基因突变的遗传及视网膜母细胞瘤发生过程中的 LOH；B. 视网膜母细胞瘤中 *Rb* 等位基因发生"二次打击"的可能机制

2）*RB* 基因的功能：从 RB 的模型可见，当等位基因 *Rb* 为纯合子状态时，基因产物的缺失导致肿瘤的发展。这表明，肿瘤抑制基因的正常功能是抑制细胞的异常增殖。进一步支持 *RB* 基因作为肿瘤抑制因子的观点，也解释了为什么遗传型 RB 患者在后期发生第二种新的恶性肿瘤的风险增加，包括骨肉瘤（osteosarcoma）、纤维肉瘤（fibrosarcoma）和软骨肉瘤（chondrosarcoma）。

RB 基因转录为 4.7kb 的 mRNA，编码 105kDa 的核蛋白 Rb（p105-Rb），p105-Rb 与 DNA 结

合并参与细胞周期的调控。当 p105-Rb 为非磷酸化状态时，它被激活并与转录因子 E2F 复合物结合，干扰 E2F 转录活性；当被 CDK 磷酸化时，p105-Rb 便会降解，继而 E2F 恢复活性，细胞周期进入 S 期。因此，E2F 的活性为细胞周期进入 S 期所必需，而 p105-Rb 则是细胞周期的"刹车"，阻止细胞周期进入 S 期。当 *RB* 基因发生功能丢失（loss-of-function, LOF）突变、缺失或 5′端启动子过度甲基化时，p105-Rb 就会失活，导致视网膜母细胞不能正常分化而进入失控的无限分裂状态。这也说明了癌症生物学中癌基因、肿瘤抑制基因和细胞周期调控基因之间存在复杂的互作机制。

（2）*TP53* 基因

1）*TP53* 基因的发现：p53 蛋白最开始被认为是宿主细胞中与 DNA 肿瘤病毒 SV40 的癌基因——T 抗原结合蛋白。直到在鼠友病毒（murine friend virus）诱导的红白血病（erythroleukemia）中常常发现 p53 失活，才最终发现 *TP53* 实际上是肿瘤抑制基因。在所有已知的人类肿瘤抑制基因中，*TP53* 基因的突变频率是最高的。在 20%～25% 的乳腺癌和 50% 以上的膀胱癌、结肠癌和肺癌中都发现有 *TP53* 突变。虽然这些突变发生在不同的密码子上，但大多集中在高度保守区域——第 5～10 外显子。而肝细胞癌的突变"热点"是第 249 位密码子，通常是 G 到 T 的突变，可能与致癌物黄曲霉毒素 B_1（aflatoxin B_1）或者乙型肝炎病毒（hepatitis B virus）有关，黄曲霉毒素 B_1 和乙型肝炎病毒均被认为是导致肝癌的风险因素。黄曲霉毒素 B_1 是一种常见的食品污染物，也是多种动物的诱变剂，会诱发 G 到 T 的替换。

2）*TP53* 基因的作用：癌症经常通过阻止细胞凋亡来降低细胞死亡率。而 *TP53* 就是激活细胞凋亡的主要基因。当细胞暴露于不良环境中，如 X 射线（X-ray）等离子辐射、紫外线（ultraviolet）、基因毒性试剂，以及导致 DNA 损伤或破坏微管的化疗药物，p53 蛋白就会变得稳定，从而蛋白水平升高。高水平的 p53 蛋白可导致细胞周期阻滞（cell cycle arrest）或启动细胞凋亡（图 8-3A）。因此，p53 被称为"基因组的卫士（safeguard）"。p53 蛋白是一个具有四聚体复合结构的转录因子，通过转录 *p21* 等下游基因，在细胞周期 S 期之前的 G_1 期行使检查点功能，防止损伤的 DNA 被复制。当细胞中 *TP53* 的一个等位基因发生突变，则细胞内既存在 p53 野生型蛋白又存在 p53 突变体蛋白，而后者的单体比 p53 野生型蛋白更稳定，并能与功能正常的野生型 p53 形成四聚体复合物，影响正常 p53 的功能甚至使其失活，从而导致显性负效应（dominant negative effect）或显性干扰（dominant interfering），这种突变的等位基因称为显性负效应或显性干扰等位基因（图 8-3B）。

3）Li-Fraumeni 综合征：由于 *TP53* 的体细胞突变见于 50% 以上的人类肿瘤，因此，可以预测 *TP53* 的遗传性或种系突变也将会产生严重的后果，这就是利-弗劳梅尼综合征（Li-Fraumeni syndrome, LFS）。这种罕见的综合征在家系中是以常染色体显性遗传的，其家族成员在幼年时极易罹患各种恶性肿瘤，包括肾上腺癌、肉瘤和乳腺癌。约 30 岁就会有 50% 的家族成员患恶性肿瘤，70 岁时 90% 以上的家族成员罹患恶性肿瘤。肿瘤分析显示，常见的点突变发生在 *TP53* 基因的高度保守区域（第 245～2258 密码子），并伴随正常等位基因的丢失。约 75% 的 LFS 是由 *TP53* 的种系突变引起，其他基因的突变，如 *CHEK2* 等也可导致该综合征。

2. 肿瘤抑制基因的功能 与 *RB* 基因和 *TP53* 基因一样，已克隆的肿瘤抑制基因都与家族性（见本章第三节）或散发性肿瘤有关。一般来说，这些基因的缺失会极大地增加携带者患某种特定罕见肿瘤的风险。而在某些情况下，这些基因的种系突变将导致携带者对多种类型肿瘤的易感性。表明正常情况下，这些基因的蛋白产物参与细胞的不同生物学功能，以降低肿瘤发生的风险。

肿瘤抑制基因的功能可分为两大类：一类肿瘤抑制基因通过影响细胞的增殖、分化或死亡来直接控制细胞的生物学功能，被称为"守门基因（gatekeeper genes）"，以表明它们在控制细胞周期中发挥的作用；另一类肿瘤抑制基因维持基因组稳定性，从而减少突变和染色体异常的可能性。由于癌症的发病机制依赖于体细胞突变的积累，降低突变率的基因在抑制癌症发病上就非常重要。相反，维护基因组稳定性基因的缺失往往会增加突变率而导致癌症风险的增加。由于这些

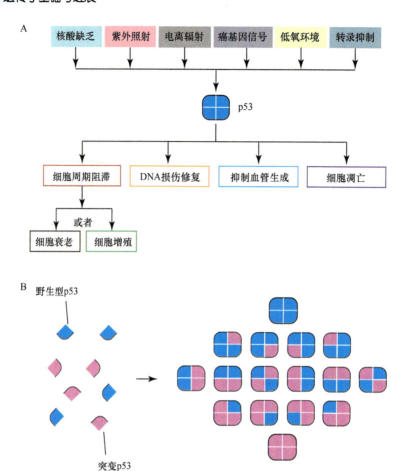

图 8-3　p53 蛋白的激活与显性负效应失活示意图

A. p53 蛋白的功能；B. TP53 等位基因杂合突变导致显性负效应

基因仅通过控制细胞累积基因突变的速度而间接影响细胞生物学功能，因此又被称为"看护基因（caretaker genes）"，以反映它们在维持细胞基因组稳定中的作用（表 8-2）。

表 8-2　肿瘤抑制基因和 DNA 修复基因及其在遗传性癌症中的作用

基因	基因产物的功能	胚系突变导致的疾病
肿瘤抑制基因		
RB1	阻碍细胞周期，与 E2F 转录因子复合体结合	视网膜母细胞瘤、骨肉瘤
APC	与 Wnt 信号通路中的 β-catenin 相互作用	家族性腺瘤性息肉病
SMAD4	传递来自 TGF-β 的信号	幼年性息肉病
NF1	下调 RAS 蛋白	神经纤维瘤病 I 型
NF2	细胞骨架蛋白调节	神经纤维瘤病 II 型
TP53	转录因子，诱导细胞周期停滞或细胞凋亡	利-弗劳梅尼综合征
VHL	调节多种蛋白，包括 p53 和 NF-κB	希佩尔-林道病（肾囊肿和癌症）
WT1	锌指转录因子，与表皮生长因子基因结合	肾母细胞瘤
CDKN2A(p14,p16)	CDK4 抑制剂	遗传性黑色素瘤
PTEN	调控 PI3K 信号通路的磷酸酯酶	多发性错构瘤综合征（乳腺癌和甲状腺癌）
CHEK2	磷酸化 p53 和 BRCA1	利-弗劳梅尼综合征

基因	基因产物的功能	胚系突变导致的疾病
PTCH	Sonic hedgehog 受体	戈林综合征（基底细胞癌、髓母细胞瘤）
CDH1	E-cadherin，调节细胞与细胞间黏附	胃癌
DPC4	传递转化生长因子-β 信号	幼年性息肉病
TSC2	下调 mTOR 信号（哺乳动物中雷帕霉素的靶点）	结节性硬化症
DNA 修复基因		
MLH1	DNA 错配修复	HNPCC
MSH2	DNA 错配修复	HNPCC
BRCA1	与 BRCA2/RAD51 DNA 修复蛋白复合体相互作用	遗传性乳腺癌和卵巢癌
BRCA2	与 RAD51 DNA 修复蛋白相互作用	遗传性乳腺癌和卵巢癌
ATM	蛋白激酶，磷酸化 BRCA1 以应对 DNA 损伤	毛细血管扩张性共济失调综合征，淋巴瘤易感性，在乳腺癌中的作用存在争议
XPA	核苷酸切除修复	着色性干皮病

3. 肿瘤抑制基因的失活　肿瘤抑制基因的突变往往导致其活性降低或完全丧失。突变类型包括移码突变、错义突变、无义突变、插入或缺失突变、剪接突变及启动子异常甲基化导致的基因沉默。如图 8-4A 所示，TP53 基因中错义突变占绝大多数，而其他类型的突变则相对较少。TP53 的错义突变绝大多数（95.1%）发生于 p53 蛋白的 DNA 结合域，使其不能与 DNA 结合而破坏其转录功能。p53 的转录激活结构域能与伴侣蛋白发生相互作用，其中包括 p300/CBP 转录共激活子和 p53 的拮抗蛋白 MDM2。与 TP53 基因不同，比较大的基因，如腺瘤性结肠息肉病（adenomatous polyposis coli，APC）基因、参与基因组维护的"caretaker"共济失调毛细血管扩张症（ataxia telangiectasia，ATM）基因及 BRCA1 基因等肿瘤抑制基因在大多数情况下为移码突变或无义突变，这两种通常产生截短蛋白，突变蛋白随后在细胞中被迅速降解（图 8-4B）。

二、表观遗传异常与肿瘤

前面所述的肿瘤基因变异大多发生在基因的编码区，导致遗传密码的改变，其特点是特定基因的突变。然而，表观遗传学（epigenetics）变异同样参与肿瘤的发生和发展。表观遗传学是指基因表达的可遗传性变化，但不是由于遗传密码的差异所致。这种基因表达变化同样可以通过细胞分裂（包括有丝分裂和减数分裂）稳定地传递给子代。在肿瘤中发现的表观异常包括 DNA 甲基化（DNA methylation）、组蛋白修饰（histone modification）和微 RNA（microRNA，miRNA）等方面。关于表观遗传与肿瘤将在第九章详细介绍，本节仅列举基因组甲基化改变在肿瘤发病中的作用。在本节中，我们还将讨论端粒的长度与癌症的关系。

（一）DNA 甲基化和基因组印记

DNA 甲基化是一种表观遗传调控现象，参与调控 X 染色体失活（X-chromosome inactivation）和基因组印记（genomic imprinting）机制（相关内容详见第九章）。DNA 甲基化一方面具有抑制基因表达的作用；另一方面还有维持基因组稳定的作用，特别是在大量 DNA 重复序列的区域（如异染色质区）。如果没有 DNA 甲基化的作用，就会发生 DNA 异常重组事件，导致相邻基因的调控发生改变。早在 1983 年研究发现，癌细胞的基因组与正常细胞相比，甲基化水平较低，该现象尤其存在于 DNA 重复区。这种印记丢失（loss of imprinting，LOI）可能会导致原本沉默的等位基因被激活，从而使细胞获得生长优势。目前发现 LOI 是许多癌症的早期事件，并可能与

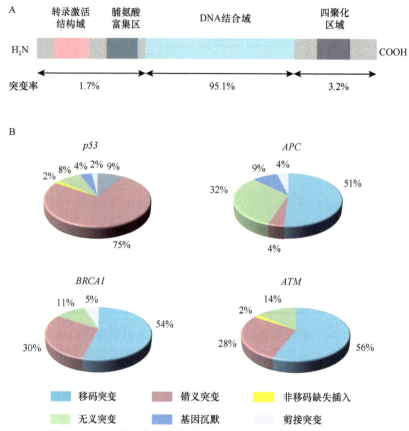

图 8-4　*TP53* 基因的突变特点及 4 种肿瘤抑制基因的突变特征

A. p53 蛋白的结构及突变分布；B. 4 种肿瘤抑制基因的突变特征

疾病的严重程度相关。另外，染色体不稳定也是肿瘤发病风险增加的原因，如染色体断裂综合征（chromosome breakage syndrome）患者的肿瘤发生频率，特别是白血病和淋巴瘤的患病频率显著增加。

　　LOI 和基因的正常甲基化去除可能诱导癌基因的激活，从而导致癌症风险。染色体 11p15.5 上的印记基因胰岛素样生长因子 2（insulin-like growth factor 2，*IGF-2*）/*H19* 的研究比较深入（相关内容详见第九章）。正常情况下，*IGF-2* 和 *H19* 分别由父系和母系等位基因表达，但母系等位基因 *LOI*（即低甲基化）导致 *IGF-2* 表达增加。该现象最初在肾母细胞瘤（Wilms tumor）中发现，目前已证明存在于多种常见的肿瘤，如肺癌、肝癌、结肠癌和卵巢癌。

　　正如低甲基化可能导致癌基因的激活，高甲基化也可能通过沉默肿瘤抑制基因导致癌症风险的增加。异常的高甲基化通常影响到 CpG 岛，这些位点在体细胞中大多是非甲基化的。高甲基化导致染色质结构的变化（组蛋白的低乙酰化），抑制基因转录。当抑制细胞增殖的基因被沉默，细胞就可获得生长优势。在早期结肠癌中已检测到 DNA 的高甲基化。

　　因此，通过药物逆转表观遗传修饰的策略也应用到肿瘤的治疗中。例如，去甲基药物 5-氮胞苷（5-Azacytidine）已被用于治疗白血病和骨髓增生异常综合征（myelodysplastic syndrome，MDS）。另外，由于组蛋白低乙酰化可以抑制 TSG 的活性，因此，组蛋白脱乙酰酶（histone deacetylase，HDAC）抑制剂也被用于治疗 T 细胞淋巴瘤（T-cell lymphoma）。但开发调控表观遗传药物的一个最大挑战是如何特异性靶向抑制导致癌症的基因。

（二）端粒长度与癌症的关系

　　端粒是染色体末端的特殊结构，具有保护染色体稳定性的功能。端粒 DNA 由特定的双链串联重复序列"TTAGGG"组成。该序列在人类细胞中长为10～15kb，并与特定的蛋白质结合。端粒的最后一段DNA是150～200个核苷酸的单链，细胞内的端粒酶可与端粒单链末端的3′端结合并使端粒延长。每次细胞分裂都会导致一些TTAGGG重复序列丢失，因为传统的DNA聚合酶不能完整地复制与之结合的线性DNA，即"末端复制问题"。这种端粒的逐渐缩短形成了细胞的生命钟，与衰老和疾病有关。当端粒缩短到一定极限时，就会失去保护作用，导致基因组的不稳定性，从而降低细胞的活力。例如，共济失调毛细血管扩张症（ataxia telangiectasia）和其他染色体断裂疾病等早衰综合征（premature aging syndrome）的一个特征就是端粒较短，该特征与早发性癌症有关。在这些疾病中，端粒缩短的速度明显增加，因此细胞和组织实际上也"衰老"得更快。虽然癌细胞的端粒通常相对较短，但一些癌细胞则表达高水平的端粒酶，端粒酶的激活拯救了肿瘤细胞中短的端粒并使基因组不稳定的细胞永生化。

三、癌症的标志特征与靶向治疗

（一）癌症的标志特征

癌症的标志特征（hallmarks of cancer）是指人类细胞从正常状态变为肿瘤生长状态时所获得的一系列功能，更具体地说，是形成恶性肿瘤至关重要的能力。这些功能可能以某种方式与肿瘤发生的不同步骤相吻合。道格拉斯·哈纳汉（Douglas Hanahan）和罗伯特·魏因贝格（Robert Weinberg）将癌症的特征归纳为10个标志特征和4个使能特征（enabling characteristic）。

10个标志特征包括持续增殖信号（sustaining proliferative signaling）、逃避生长抑制（evading growth suppressor）、抵抗细胞死亡（resisting cell death）、实现复制永生（enabling replicative immortality）、诱导血管生成（inducing/accessing vasculature）、激活侵袭和转移（activating invasion and metastasis）、重编程细胞代谢（reprogramming cellular metabolism）、逃逸免疫摧毁（avoiding immune destruction）、基因组不稳定性（genome instability）和促肿瘤性炎症（tumor-promoting inflammation）。

4个使能特征反映细胞获得标志特征的分子和细胞机制，包括解锁表型可塑性（unlocking phenotypic plasticity）、非突变性表观遗传重编程（nonmutational epigenetic reprogramming）、多态微生物组（polymorphic microbiome），以及衰老细胞（senescent cell）。不同原癌基因的激活和肿瘤抑制基因的失活导致了肿瘤细胞获得这些特性。

（二）肿瘤的靶向治疗

对癌症的标志特征和发病机制的解析为肿瘤的靶向治疗和免疫治疗奠定了理论基础。在过去的20年里，研发了大量针对基因缺陷的新型靶向抗癌药物。从2006年到2020年，美国食品药品监督管理局（FDA）共批准了51种不同靶向药物，用于18种癌症的36种基因变异适应证。例如，用于非小细胞肺癌（non-small cell lung cancer，NSCLC）治疗的靶向抑制*EGFR*基因突变的抗癌药物和靶向*ALK*及*ROS1*基因重排的抗癌药物、治疗黑色素瘤的靶向*BRAF*基因突变的抗癌药物，以及最近研发的用于NSCLC治疗的靶向*KRAS*^{G12C}基因突变的抗癌药物。这些都是针对癌基因功能获得性突变的靶向药物。而对于肿瘤抑制基因功能丢失性突变来说，虽不可直接靶向，但由于肿瘤抑制基因的缺失，癌细胞会产生对第二个基因的依赖，而第二个基因就可成为药物靶点。例如，*BRCA*基因突变的癌细胞缺乏DNA同源重组修复，从而高度依赖多（ADP-核糖）聚合酶（PARP）介导的DNA碱基切除修复。因此，*BRCA*基因突变的癌细胞对PARP的抑制剂比较敏感。与化疗相比，靶向药物疗效显著，且毒性较低。但尽管这些药物最初可能非常有效，单药靶向治疗的耐药性几乎不可避免。例如，对EGFR抑制剂吉非替尼（gefitinib）治疗晚期*EGFR*基因突变肺癌的研究显示，无进展生存期比化疗延长了1倍，但最终所有患者都因耐药而死亡。因此，临床常采用化疗药物和靶向药物或者不同靶向药物联合使用的策略以抵抗耐药。

免疫检查点阻断（immune checkpoint blockade，ICB）疗法即免疫治疗，该方法的发展是癌症治疗中最有影响力的突破之一。迄今为止，PD1、PDL1 和 CTLA4 疗法已被批准用于治疗多种癌症，以促进 T 细胞杀死癌细胞。ICB 疗法的显著特点是许多有反应的患者都能长期受益。例如，约有 20% 的转移性黑色素瘤患者接受 CTLA4 抗体伊匹单抗（ipilimumab）治疗后，存活时间超过 5 年。但晚期癌症疗效最大的障碍是瘤内异质性。因为在对 PD1 疗法耐药的黑色素瘤患者的肿瘤中发现了 B2M、JAK1 和 JAK2 等基因突变。此外，对 ICB 治疗的原发抗药性也是一个主要的限制因素。因此，"如何设计出合理的联合疗法，使更多的患者受益"成为肿瘤治疗的关键问题。使用综合疗法将癌症转化为慢性病在理论上很简单，但在实践中却很困难。

第三节　基因突变与遗传性肿瘤

一、肿瘤抑制基因突变与遗传性肿瘤

（一）遗传性结直肠癌

结直肠癌（colorectal cancer，CRC）与大多数常见的癌症一样，有阳性家族史的个体更容易患病。如果一个人的一级亲属受累，那么他患结直肠癌的风险就会增加 2～3 倍；如果有两个一级亲属受累，其风险将增加 3～6 倍。有 2%～5% 的家族性结直肠癌病例是以常染色体显性遗传的方式遗传的，本节将讨论其中最重要的两种。

1. APC 与家族性腺瘤性息肉病　家族性腺瘤性息肉病（familial adenomatous polyposis，FAP）的特点是患者在 20～30 岁时出现大量的结肠腺瘤。目前认为，结肠腺瘤是结直肠癌的癌前病变。因此，FAP 患者具有极大的恶性肿瘤早发风险。早期发现和切除腺瘤性息肉可以大大减少癌症的发生，因此，了解致病基因及其在息肉发展中的作用十分重要。

通过对家系的连锁分析，将 FAP 的致病基因定位于 5 号染色体长臂。在两个没有血缘关系的患者细胞中发现了小的、缺失区域的重叠，因此分离出致病基因，即 APC 基因。在这两名患者缺失的 100kb 区域内，有一位患者的 APC 基因出现了突变，但该突变在其未受累的父母身上却没有，提示为新生突变。

与 RB1 和 TP53 一样，APC 也是一个肿瘤抑制基因，而且在一个细胞中 APC 的两个拷贝必须失活，才能启动正常细胞到良性肿瘤的发展。遗传了 APC 基因突变的个体（第一次"打击"）通常在他们的数百个结肠上皮细胞中表达功能丢失性（loss of function，LOF）突变的 APC 蛋白，从而产生多个腺瘤。在某些情况下，APC 的功能丧失是由于 APC 启动子区域的高甲基化而导致转录减少。此外，在所有散发性、非遗传性的结直肠癌病例中，有 85% 发现有体细胞 APC 突变，而且该突变是结直肠癌最早期的事件之一。但 APC 突变并不足以完成向转移性肿瘤的进展。在结直肠癌的发生发展中，需要多种肿瘤抑制基因和原癌基因发生突变（见本章第四节）。

APC 蛋白发挥肿瘤抑制因子作用的机制至少有 3 种。第一种最重要，它参与了 β 联蛋白（β-catenin）的磷酸化和降解，β-catenin 是 Wnt 信号的一个关键分子，可激活下游 Myc 转录因子。APC 通过降低 β-catenin 水平而抑制细胞增殖信号。对不携带 APC 基因突变结直肠癌的检查，发现其中有一小部分患者带有 β-catenin 基因的功能获得性（gain of function，GOF）突变，从而证实了该基因在结直肠癌中的致癌作用。第二种，APC 基因突变会影响细胞与细胞之间以及细胞与基质之间的黏附特性。细胞黏附特性的改变将允许肿瘤细胞侵入其他组织并转移到其他部位，导致肿瘤的转移。同样，这个作用也是通过破坏 β-catenin 与细胞表面分子上皮钙黏素（E-cadherin）的相互作用所致。第三种，APC 在微管中表达，在减数分裂时同源染色体分开的过程中发挥作用。APC 的突变会改变微管的活性，导致有丝分裂过程中出现非整倍体和染色体断裂。因此，APC 突变也会通过增加基因组的不稳定性来促进癌症发生。

2. DNA 修复基因与林奇综合征　林奇综合征（Lynch syndrome，LS），又称遗传性非息肉病性结直肠癌（hereditary nonpolyposis colorectal cancer，HNPCC），是第二种遗传性结直肠癌，占所有结直肠癌病例的 2%~5%。LS 与 FAP 一样也是一种常染色体显性遗传的、高外显率的癌症综合征，杂合子的终生结直肠癌患病风险为 50%~80%。此外，LS 女性患子宫内膜癌（endometrial carcinoma）的风险为 40%~60%，患卵巢癌的风险为 5%~10%。突变携带者还有较小比例患小肠、胃、脑、胰腺、肾盂和输尿管等肿瘤。40%~60% 的 LS 病例是由 MSH2 基因突变引起的。另外，25%~30% 的病例是由 MLH1 基因突变引起的。其他病例可能与 PMS2、MSH6 和上皮细胞黏附分子（epithelial cell adhesion molecule，EPCAM）等 3 个基因的突变有关。MLH1、MSH2、PMS2 和 MSH6 基因在 DNA 的错配修复中发挥重要作用，其中任何一个基因的两个等位基因失活都会使细胞中的全基因组突变率增加多达 1000 倍。这种突变率的增加改变了细胞的调节基因，从而导致癌症的发病率增加。EPCAM 并不直接参与错配修复，但该基因的遗传性缺失会使 MSH2 失活，因此，LS 病例中 EPCAM 突变也占 1%~3%。与其他 3 个 LS 基因的突变相比，EPCAM 和 PMS2 的突变导致结肠外肿瘤的可能性较低。

　　LS 肿瘤的一个特征是微卫星（microsatellite）位点的高度不稳定性，会产生许多新的微卫星等位基因。这种微卫星不稳定性也见于约 15% 的散发性结直肠癌，但在这些散发性肿瘤中，LS 基因的体细胞 LOF 突变似乎并不常见。相反，最常见的失活方式则是 MLH1 基因的高甲基化。

　　对 FAP 和 LS 的比较发现，两种综合征导致结直肠癌的方式存在有趣的差异。在 FAP 中，一个遗传性的 APC 突变导致数以百计的息肉，其中每一个息肉发生进展为转移性癌症所需的其他基因改变的概率相对较低。但由于息肉的数量很大，其中某一个息肉会恶性变的概率很高（几乎是 100%）；而 LS 患者只有少量息肉（因此称为非息肉病），但由于 DNA 修复机制缺乏，每个息肉都有很高的概率发生肿瘤进展所需的多种基因突变。因此，LS 的结直肠癌的平均发病年龄仅比 FAP 患者晚 10 年。对于 LS 致病基因的携带者，建议从 20~25 岁开始进行定期结肠镜检查。

（二）BRCA 与遗传性乳腺癌

　　目前，已有两个基因——BRCA1 和 BRCA2 的突变被确认是遗传性乳腺癌（inherited breast cancer）的主要诱因。本节将从 3 个方面讨论这两个基因。

　　1. BRCA 基因突变导致乳腺癌的比例　在普通人群中只有 1%~3% 的乳腺癌可归因于 BRCA1 或 BRCA2 突变的遗传。在患有乳腺癌并有阳性家族病史的妇女中，遗传这两种基因突变的比例增加到 20%~30%。而在有乳腺癌和卵巢癌阳性家族史的受累妇女中，则有 60%~80% 的人遗传了 BRCA1 或 BRCA2 的基因突变。这些基因的遗传性突变在早发性乳腺癌和双侧乳腺癌的妇女中则更为常见。

　　2. BRCA 突变携带者患癌症的风险　遗传了 BRCA1 基因突变的女性一生中患乳腺癌的风险为 50%~80%；遗传了 BRCA2 突变的女性一生中患乳腺癌的风险略低，平均约为 50%。BRCA1 突变也会增加女性患卵巢癌的风险，终身风险为 40%~50%，大大高于一般人群 1/70 的风险。这些突变也会使前列腺癌和结肠癌的风险增加。BRCA2 突变也会增加卵巢癌的风险，其终身风险为 20%。遗传了 BRCA2 突变的男性中有 6%~7% 的人罹患乳腺癌，比一般人群中男性的风险增加了 70 倍；遗传了 BRCA1 突变的男性，约有 1% 的人罹患乳腺癌。

　　3. BRCA 基因突变导致癌症易感性　BRCA1 和 BRCA2 最初都是通过家族连锁分析（linkage analysis）鉴定、然后进行定位克隆（positional cloning）而得到的。大多数肿瘤中的 BRCA1 和 BRCA2 基因突变是无义突变。与 RB1 和 APC 基因一样，患者遗传了一个 BRCA1 或 BRCA2 突变的等位基因，然后再经历另一个正常等位基因的体细胞丢失。但与 RB1 和 APC 基因相反，散发性肿瘤中很少发现这些基因的体细胞突变。BRCA1 和 BRCA2 都是大基因，它们表现出广泛的等位基因异质性，据报道每个基因都有大约 2000 个不同的突变，其中大部分是缺失插入或无义突变或移码突变。目前常用芯片进行致病突变的检测，该芯片包含大约 12 个乳腺癌相关的风险基因。由于奠基者效应（详见第六章），BRCA1 或 BRCA2 的特定突变在某些种群中频率较高。例如，阿什肯纳兹犹太（Ashkenazi Jewish）人群，其中大约每 40 个人中就有一个人携带这两个基因的常见突变。因此，这些突变可专门用于该人群肿瘤风险的测试。

虽然 *BRCA1* 和 *BRCA2* 在 DNA 序列上没有明显的相似性，但它们都参与了 DNA 修复过程。当 DNA 损伤时，BRCA1 蛋白被 ATM 和 CHEK2 激酶磷酸化而激活。BRCA1 蛋白与 BRCA2 蛋白结合，而 BRCA2 又与参与双链 DNA 断裂修复的 RAD51 结合。因此，*BRCA1* 和 *BRCA2* 参与了重要的 DNA 修复信号通路，它们的失活会导致 DNA 修复的异常和基因组不稳定。除在 RAD51 信号通路中的作用外，BRCA1 和 BRCA2 还与 p53、p105-Rb 和 Myc 等蛋白相互作用，帮助维持基因组的稳定性并抑制肿瘤的发生。除 *BRCA1* 或 *BRCA2* 外，还有许多基因都参与了 DNA 修复通路，因此可以推测该通路中的其他基因的突变也会导致 DNA 修复缺陷，并可能导致癌症。*BRCA2* 纯合子突变还可导致另一种常染色体隐性遗传的染色体不稳定综合征——范科尼贫血（Fanconi anemia）。

BRCA1 和 *BRCA2* 突变是导致遗传性乳腺癌的最常见原因，此外，其他几个肿瘤抑制基因的突变也可致病。例如，肿瘤抑制基因 *PTEN* 的种系突变可导致考登综合征（Cowden syndrome），又称多发性错构瘤综合征（multiple hamartoma syndrome），其特点是胃肠道多发性息肉和对乳腺癌的易感性增加。*ATM* 基因突变的杂合子携带者患乳腺癌的风险大约是普通人群的两倍。*PALB2* 基因（BRCA2 的结合蛋白和定位蛋白）的突变也会使患乳腺癌的风险增加 1 倍，该基因的产物与 BRCA1 和 BRCA2 形成复合体，参与双链 DNA 断裂（double-stranded DNA break）的修复。虽然上述 *BRCA1*、*BRCA2*、*PTEN*、*PALB2* 和 *CHEK2* 等主要乳腺癌基因在乳腺癌易感基因中占比不到 25%，但它们单个基因对癌症风险的影响相对较大。目前，已经发现了几十个与遗传性乳腺癌相关的基因变异，但这些变异仅可导致乳腺癌风险小幅度增加。例如，编码成纤维细胞生长因子受体 2（fibroblast growth factor receptor2，*FGFR2*）基因变异可增加约 25% 的乳腺癌风险。

二、原癌基因突变与遗传性肿瘤

绝大多数遗传性肿瘤的致病基因都是肿瘤抑制基因，但也发现有极少数原癌基因突变可在世代间遗传，并导致遗传性肿瘤。我们以原癌基因 *RET* 与多发性内分泌肿瘤为例进行讨论。

RET 原癌基因，最初是通过细胞转染实验发现的，编码受体酪氨酸激酶 RET。RET 蛋白参与胚胎神经嵴细胞的迁移，通常由胶质细胞源性神经营养因子（glial cell derived neurotrophic factor，GDNF）和 GFRα 共受体组成的复合物激活。RET 蛋白与多个信号转导通路相互作用，包括众所周知的 RAS 通路。

RET 的 LOF 突变可导致希尔施普龙病（Hirschsprung disease），又称先天性巨结肠（congenital megacolon），该病患者缺乏肠道神经细胞，导致严重的慢性便秘和肠胀气等症状。*RET* 的 GOF 突变会导致酪氨酸激酶过度激活和信号转导增强，最终导致细胞增殖。根据突变的类型和位置，导致常染色体显性遗传的多发性内分泌肿瘤 2 型（multiple endocrine neoplasia-2，MEN2）可分为如下亚型：① MEN2A，占 MEN2 病例的 80%，其特征是几乎 100% 的患者有甲状腺髓样癌（medullary carcinoma of thyroid，MTC），30% 的患者有甲状旁腺增生（parathyroid hyperplasia），50% 的患者有嗜铬细胞瘤（pheochromocytoma）（一种肾上腺肿瘤）。超过 98% 的 MEN2A 病例是由于 *RET* 基因上编码胞外半胱氨酸残基的错义突变引起的。② MEN2B，与 MEN2A 相似，但没有甲状旁腺增生，而包括多发性黏膜神经瘤（multiple mucosal neuroma）和马方综合征（Marfan syndrome）表型。MEN2B 中几乎所有的基因突变都是位于 RET 酪氨酸激酶功能域的错义突变。MEN2B 约占 MEN2 病例的 5%，是恶性程度最高的一种形式。③仅由遗传性甲状腺髓样癌组成的综合征，可由 RET 细胞外和酪氨酸激酶结构域的突变引起。

RET 是少数几个突变后可导致遗传性癌症综合征的原癌基因之一。识别这些遗传性癌症综合征的基因突变，为疾病的早期诊断提供了准确的手段。对遗传 *RET* 致病突变的儿童，建议 6 岁前进行预防性甲状腺切除术（prophylactic thyroidectomy）；对于恶性程度较高的 MEN2B 肿瘤，

3 岁前进行甲状腺切除术可能更适用。*RET* 基因的体细胞突变可产生甲状腺乳头状癌（papillary carcinoma of thyroid），这是一类最常见的甲状腺肿瘤。在切尔诺贝利核事故中有过放射性尘埃暴露史的人群中，这种肿瘤的发病率大大增加，其中 60% 的甲状腺乳头状癌含有 *RET* 基因的体细胞突变。*RET* 基因提供了一个特殊等位基因异质性的例子。该基因的 LOF 突变导致胚胎发育中肠道的缺陷，而 GOF 突变则导致各种形式的内分泌肿瘤。这个例子说明了发育和癌症之间的重要联系，两者都涉及对细胞生长和分化的精细的遗传调控。

目前，已发现可导致各种遗传性癌症的许多其他基因突变，如导致神经纤维瘤病 2 型的 *NF2* 基因、von Hippel-Lindau 综合征的 *VHL* 基因和贝-维（Beckwith-Wiedemann）综合征的 *IGH2* 基因等。随着当前包括高通量 DNA 测序在内的遗传资源的不断丰富，我们有理由期待未来会发现更多此类基因。

第四节　肿瘤发生的遗传学假说

一、肿瘤的单克隆起源学说

（一）肿瘤单克隆起源学说的证据

肿瘤是正常细胞逐渐积累基因突变而产生的，但是，肿瘤细胞是由单个祖细胞跨越正常与异常生长的界限而产生的？还是不同正常细胞都经历了这种变化，而成为不同细胞亚群的祖先？解决这个问题最有效的方法是确定肿瘤中所有的细胞是否都有一个共同的、高度特异的遗传或生化标记。例如，用一个随机发生的体细胞突变标记一个细胞，如果这种特殊的遗传标记存在于肿瘤的所有细胞中，就表明它们都来自最初突变的细胞。来自一个共同的细胞祖先的细胞群体，被称为单克隆（monoclone）。如果肿瘤组织由一系列不同基因突变的细胞亚群组成，没有共同起源，则可认为是多克隆。下面从 3 个标记的研究证据来说明肿瘤的单克隆起源学说（monoclonal origin of tumor）。

1. 失活的 X 染色体　在女性早期胚胎发育中，体细胞中的两条 X 染色体会随机失活一条，这是一个自然发生的表观遗传标记。失活的 X 染色体凝聚成巴氏（Barr）小体，其上几乎所有基因的转录都被抑制。一个细胞中的一条 X 染色体（母系或父系）一旦失活，由该细胞发育而来的所有成年组织细胞中均失活同一条 X 染色体。因此，一个细胞的谱系可以在体内从其胚胎祖先追踪，这一方法称为谱系追踪（lineage tracing）。葡萄糖-6-磷酸脱氢酶（glucose-6-phosphate dehydrogenase，*G6PD*）基因位于 X 染色体上，30% 以上的非洲裔美国女性该基因位点是杂合子，它们携带 *G6PD* 的两个等位基因，可以通过淀粉凝胶电泳或热敏感性实验来检测。由于 X 染色体失活，女性杂合子的每个细胞将只表达 *G6PD* 两个等位基因中的一个。因此，她们的细胞将产生两种不同的 G6PD 蛋白变体。1965 年，对非裔美国人 G6PD 杂合子人群的平滑肌瘤（leiomyoma，一种子宫壁的良性肿瘤）进行研究时发现，每一个平滑肌瘤无一例外地表达同一种变体形式的 G6PD 酶。该结果表明，组成肿瘤的癌细胞很可能都来自仅表达特定等位基因的单一始祖细胞。

2. 抗体组成　另一个证据来自骨髓瘤（myeloma）细胞中的抗体。骨髓瘤起源于产生抗体的 B 细胞。正常情况下，B 细胞前体由数十万个甚至数百万个不同的亚群组成，每个亚群具有特定的免疫球蛋白（immunoglobulin）抗体基因重排而表达各自特定的抗体。但是，骨髓瘤患者体内所有的肿瘤细胞均产生相同的抗体分子，表明它们来自同一个祖细胞，该细胞多年以前存在于复杂的、异质性的 B 细胞群中。

3. 畸变染色体　肿瘤细胞中的畸变染色体是肿瘤单克隆起源学说最有力的证据。非常特殊的染色体异常通常由罕见的遗传异常事件所导致，而在肿块内的所有癌细胞中都可以见到该染色体异常（见图 8-1）。这一现象表明，所有的恶性肿瘤细胞都来源于单一的、最初发生染色体重组的祖细胞。

（二）肿瘤单克隆起源学说的干扰因素

虽然这些现象为肿瘤的单克隆起源提供了令人信服的证据，但实际上肿瘤的发生可能更复杂。反过来假设，一个组织中有 10 个正常细胞同时恶性变，这些细胞及其后代依次不受控制地增殖产生大量的单克隆种群，由这 10 个细胞群混合组成多克隆肿块。其中一个倍增时间稍短的细胞克隆迟早会超过其他细胞，在肿瘤组织中占主导地位，形成看似单克隆的肿瘤。事实上，许多肿瘤的发展似乎需要几十年的时间，一个克隆亚群有足够的时间发展到在整个肿瘤细胞群中占主导地位的状态。因此，对于大的肿瘤组织来说，很难证明该肿瘤在发展的早期是严格意义上的单克隆起源。

第二个干扰因素是肿瘤细胞群体的基因型和表型的不稳定性。肿瘤内的细胞群开始可能是相对均质的细胞集合（单克隆生长），但很快可能变得异质性很强，因为细胞会不断获得新的突变基因，该现象称为遗传不稳定性（genetic instability）。由此产生的遗传异质性可能会掩盖肿瘤细胞群体的单克隆起源特征，因为这些后代细胞中的许多遗传标记将会仅存在于肿瘤细胞内的特定亚群中。

二、肿瘤抑制基因的"二次"打击假说

1971 年，克努森（Knudson）对散发型和遗传型的 RB 进行了流行病学研究，并提出"二次打击"假说（"two-hit" hypothesis），以解释这种罕见的肿瘤在散发型和遗传型患者中的发生机制。他提出，有家族史的受累者从亲代遗传了一个等位基因的 LOF 种系突变，该突变存在于个体的所有细胞中；而同一基因位点的第二个等位基因在视网膜细胞的发育过程中发生体细胞突变而失活（图 8-5）。可能是由于视网膜细胞的数量很多，第二种突变发生的频率较高，所以在家系中肿瘤的遗传呈现了常染色体显性遗传模式。这也可以解释为什么在遗传性 RB 中，肿瘤往往是双侧和多病灶的。相反，在散发性 RB 中，两个等位基因突变需要在同一个视网膜母细胞中独立发生（图 8-5），这种可能性要小得多。这就解释了散发型患者的肿瘤往往是单侧的、单发的，而且发生的年龄比遗传型更晚。因此，尽管 RB 的遗传是常染色体显性遗传模式，但在分子水平上，它是隐性的，因为只有在两个等位基因都丢失后才会发生肿瘤。一些遗传了致病突变的个体在视网膜细胞中并没有出现第二次打击，这解释了视网膜母细胞瘤基因突变的不完全外显现象（90%）。

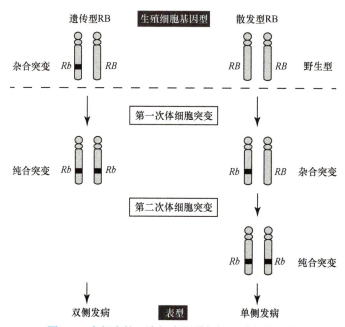

图 8-5　克努森的二次打击假说与视网膜母细胞瘤

约有 5% 的 RB 患儿有其他身体异常和发育问题，其中一些儿童的 13 号染色体长臂可见区段缺失，通过对患者共同的关键区的研究将 *RB* 基因定位于 13q14，该结果提示它可能是 RB 常染色体显性遗传家族的致病基因，该论点随后通过连锁分析得到证实。

三、肿瘤发生的多步骤学说

肿瘤的形成是一个复杂的过程，通常需要几十年的时间。正常细胞逐渐获得肿瘤表型的过程称为肿瘤进展（tumor progression）。随着年龄的增长，肿瘤可能在正常人体的任何部位发生并向远处进展。肿瘤发生的多步骤学说（multi-step tumorigenesis）认为，肿瘤的发展是由一系列随机发生的基因突变和 DNA 的表观遗传改变来驱动的，这些基因变异影响了细胞增殖、存活，以及其他与恶性细胞相关的表型。肿瘤进展过程的复杂性表明，进化过程中机体在正常细胞和恶性肿瘤之间存在一系列屏障。因此，肿瘤进展的每一步都可以被视为成功突破了一个阻止癌前细胞克隆进展的屏障。

我们可以设想，为了降低患癌症的风险，进化的力量首先设计了复杂的个体保护机制，并继续修改这些设计。然而，另一种情况则更有可能，那就是从大约 6 亿年前后生动物诞生之初，不受控制的细胞增殖的风险就一直存在。即使是简单的后生动物，只要其组织内的单个细胞可以增殖，就有可能引发破坏性的、失控的状况，从而导致癌症。因此，对癌症的防御措施的建立必然伴随着机体复杂性的进化。那么，在细胞和组织中，到底需要多少不同的连续变化才能导致人类癌症？

（一）肿瘤发生多步骤学说的流行病学证据

流行病学研究表明，年龄是影响癌症发病率的一个重要因素。在美国，70 岁的男性死于结肠癌的风险是 10 岁男孩的 1000 倍，表明这种类型的癌症以及成人中常见的许多其他癌症，需要数年甚至数十年的时间才能发展。美国男性肺癌发病率提供了直接的时间证据。在第二次世界大战期间，由于军队服役时提供香烟，大量男性养成了吸烟的习惯。30 年后，在 20 世纪 70 年代中期，肺癌的发病率开始急剧攀升。与此同时，吸烟在世界各地蔓延，并在 1990 年达到顶峰，导致目前全球每年超过 110 万人死于肺癌，死亡率估计在 21 世纪中期达到顶峰。在美国以外的其他国家，从吸烟人数显著增加到大量肺癌发病之间也是大约 30 年的时间。另外，科学家在观察接触石棉和吸烟引起的人类间皮瘤和通过反复涂抹苯并芘（benzo pyrene）诱导的小鼠皮肤癌的发病频率时发现，肿瘤的形成需要长时间反复接触致癌物。因此，决定肿瘤发病时间的因素是接触致癌物的持续时间，而不是接触者的绝对年龄或接触开始的年龄。在这些情况下，肿瘤是由外源性致癌物诱导产生的，而不是体内自发的；致癌物增加了肿瘤进展的速度，该速度的增加通常是自发肿瘤发病时间的数量级，而这些肿瘤的发病机制似乎与诱导方法有关。因此，大多数人类癌症的发生需要几十年时间。

（二）肿瘤发生的多步骤学说的组织病理学证据

人类肿瘤发展多步骤的过程在肠上皮的组织学中得到最清晰的记录。肠上皮细胞（epithelial cell）位于胃肠道内腔（管腔），在许多地方仅为单层上皮细胞，这些上皮细胞是不断动态变化的。人类十二指肠中每分钟有 2000 万～5000 万细胞死亡，结肠中细胞死亡是它的 1/10，然后有新细胞取而代之。

与结肠癌发展相关的大部分病理变化都发生在上皮细胞。对人类结肠活检的分析发现了多种组织状态，其异常程度从轻度异常组织（与正常肠黏膜的结构几乎无法区分）到异常的细胞混杂形成的高度恶性组织。这些赘生物由各种不同的细胞类型组成，涵盖正常组织中几乎所有的细胞类型。一些增生（hyperplasia）组织表现出几乎正常的组织学形态，然而增生区域的上皮细胞分裂速率异常增高，产生的上皮细胞比正常组织明显加厚。另一些生长状态显示出异常的组织学形态，上皮细胞不再形成正常结肠黏膜中井然有序的细胞层，单个细胞的形态与正常细胞有微妙的差异，这些结构被称为发育异常（development abnormality）。还有一些变异更大、更不正常、有异常细胞和明显增厚的生长状态被称为息肉（polyp）或腺瘤（adenoma）。但这些肿瘤都是良性的，因为没有突破基底膜并侵入下层基质组织。如果生长异常发展，已侵入基底膜或发生远端转移，则被认为是恶性的（malignant）。这些恶性程度更高的结肠癌和相关癌细胞可能深入到基质层和平滑肌，甚至发生远处转移，并且建立新的肿瘤细胞克隆。如果将这一系列生长状态按照从正常到恶性的组织表型排列起来（图8-6），我们可以把它想象为人类结肠中肿瘤发展的实际过程。事实上，支持这一模式的证据是相当间接的。在一个组织中存在癌症的多个阶段是罕见的，这些现象并没有提供直接证据表明各种异常生长组织学之间的癌前病变和癌肿之间的关系。

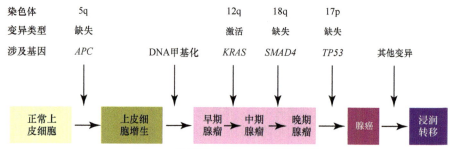

图8-6 肿瘤发生的多步骤假说模型

但至少有3个证据支持结直肠癌从腺瘤到癌之间的演进关系。第一，在极少数情况下，人们可以观察到腺瘤性息肉直接恶性变为癌肿。第二，临床研究对大量接受结肠镜检查的患者进行研究发现，切除息肉的患者在随后的几年里结肠癌的发病率降低了约80%。这表明，在这一患者群体中，至少80%的结肠癌来自腺瘤。第三，这类证据来自对患者个体的纵向研究，如对于在皮肤、结肠和肺部等可反复监测的器官发生散发性肿瘤的患者的观察；还有遗传性癌症综合征的患者个体中也能找到这种进展的证据，如回顾*APC*突变的家族性腺瘤性息肉病患者，容易在肠内产生几十到上千个息肉，这些息肉中的一个会自发发展为癌，可能频率较低但可测量。

全身其他器官部位的癌变与结肠的多步骤进展相似，许多其他组织，如乳腺、胃、肺、前列腺和胰腺，也表现出增生、发育异常和腺瘤等癌前病变。然而，它们支持肿瘤发生的多步骤学说的组织病理学证据不如结肠癌清晰，因为结肠镜检查更容易开展。

（三）肿瘤发生的多步骤学说的遗传和表观遗传证据

1. 基因突变的遗传学证据　众所周知，几乎胚胎发育的所有步骤都依赖于基因表达程序的改变，而不是基因组本身的改变。因此，肿瘤发展步骤可能再现胚胎发生期间正常细胞行为的特定变化。基因表达的程序在很大程度上决定了肿瘤的进展和组织表型。根据变异模型，肿瘤进展的许多步骤是由肿瘤细胞基因组中积累的遗传突变驱动的，特别是体细胞突变和启动子甲基化变异。随着细胞从良性的生长状态转化到恶性的生长状态，基因突变的数量不断增加。

（1）不同发展时期的染色体区段LOH：人类结肠癌最早记录了基因进化和表型进展之间的关系。在20世纪80年代末，约翰斯·霍普金斯大学医学院的研究人员发现，*RAS*和*TP53*等基因的突变在体外实验条件下可以促进细胞恶性转化。因此，他们试图通过检查不同阶段结肠腺瘤和癌肿的基因组来发现相关性。他们的数据表明，随着结肠组织逐渐从正常发展到高度恶性，其中的上皮细胞各种基因的突变积累越来越多。在他们开始研究的时候，由于参与结肠癌发病机制的肿瘤抑制基因还不清楚，所以他们转而寻找在肿瘤进展过程中LOH的染色体区域。如第二节所述，如果在一个特定的染色体区域出现高比例的LOH，表明该区域含有肿瘤抑制基因，癌细胞通过LOH的机制摆脱肿瘤抑制基因野生型等位基因的抑癌功能。

一项具有里程碑意义的工作是研究发现早期腺瘤通常表现为5号染色体长臂（5q）LOH。另外，几乎50%的肉眼可见的较大腺瘤携带*K-RAS*突变。即使是较大的腺瘤，在18号染色体长臂

（18q）上也往往有高比率的 LOH；此外，大约 50% 的癌症显示在 17 号染色体的短臂（17p）存在 LOH。这些结果证明，随着上皮细胞在肿瘤进展过程中获得越来越多的肿瘤表型，它们基因突变的数量也会增加。重要的是，这些变化包括原癌基因的激活（K-RAS）和 3 种不同的肿瘤抑制基因的失活。目前第一个公认的现象是，在人类肿瘤细胞的基因组中，失活的肿瘤抑制基因的数量大大超过了激活的癌基因的数量。

（2）不同发展时期的基因突变：位于 5 号染色体和 17 号染色体上的基因很快就被鉴定。染色体 5q21 上常发生 LOH 的靶基因为 APC 肿瘤抑制基因，而染色体 17p13 上为 TP53 肿瘤抑制基因。结肠癌发病过程中染色体 18q 上失活的基因尚不清楚。虽然在 60% 以上的人类结肠癌中该染色体区域发生 LOH，但该位点最可能的候选肿瘤抑制基因是 DPC4/MADH4，编码 Smad4 蛋白，Smad4 将生长抑制信号从 TGF-β 受体传递到细胞核。然而，在不到 35% 的结肠癌中，DPC4/MADH4 基因以突变或转录抑制的形式存在，而附近另一个编码 Smad2 蛋白的基因失活的频率更低。因此，大多数结肠癌中发生失活或 18q 上发生 LOH 的肿瘤抑制基因还需要进一步鉴定。

结肠癌基因组中有序的遗传变化合理解释了结肠上皮细胞逐渐向恶性发展的过程。事实上，图 8-6 中所描述的具体基因的变化只是所有结肠肿瘤中很小的一部分。虽然绝大多数（约 80%）的结肠癌在此过程的早期步骤是染色体 5q 上的 APC 基因失活，但只有大约 35% 的结肠癌有 K-RAS 突变，不到 50% 的结肠癌在染色体 17p 上显示 TP53 的失活，大约 60% 的结肠癌在染色体 18q 上显示了仍未识别的肿瘤抑制基因的失活。此外，多达 30% 的结肠癌存在 Ⅱ 型 TGF-β 受体突变或启动子甲基化事件，导致其功能失活。更复杂的是，带有 K-RAS 癌基因的肿瘤很少有 TP53 等位基因的突变，反之亦然。这些发现提示，绝大多数结肠癌从 5 号染色体的变异开始，但此后进展到恶性肿瘤的过程中遗传变异各不相同（图 8-6）。其他的基因变异也可能会涉及同样的信号通路。例如，那些不含 K-RAS 突变的结肠癌将含有 RAS 信号通路中其他组分的突变，这些突变的效应和 K-RAS 的激活类似，同样赋予结肠癌细胞生理学上的优势。约翰斯·奥普金斯研究人员发现肿瘤发展过程中的基因突变并不总是按照图 8-6 所示的顺序发生，但染色体 5q 的 LOH 大部分情况下都是第一步，之后的次序在不同的肿瘤会有所不同。

正常的结肠上皮细胞一旦形成，就会从结肠隐窝中迁移出来、分化，并在 3~4 天内凋亡。因此，大多数基因组的突变（如 K-RAS 癌基因的点突变）很快就会从该组织中消除。然而，APC 功能的丧失会将细胞困在结肠隐窝内（少数结直肠肿瘤携带 APC-β-catenin 信号通路中其他组分的突变，包括 β-catenin，产生类似于 APC 缺失的细胞状态）。当这些 APC 阴性细胞及其后代持续发生额外突变时，产生的突变细胞也会保留在隐窝中，而不是正常地向外迁移分化和凋亡。然而，目前无法解释为什么在结肠癌进展过程中其他基因（RAS、TP53 和 DPC4/Smad4）的突变会在特定的时间或特定的序列中发生。

2. 表观遗传学证据 表观遗传事件也可能对肿瘤的进展起到重要作用。有证据表明，在早期腺瘤中观察到低甲基化（即正常甲基化的去除），可能不仅影响基因的表达，还可能引起广泛的染色体不稳定性，从而有利于肿瘤的进展。

然而，结肠癌发生的"遗传变异谱"提出后，只有少数肿瘤，如膀胱、胰腺和食管癌有类似报道。因此，目前并不能应用肿瘤细胞基因组的基因改变列表来说明大多数器官癌症进展的多步骤性质。随着分析肿瘤细胞基因组更复杂和敏感工具的开发，相信肿瘤发生的多步骤学说会在更多肿瘤类型中验证。

四、肿瘤的发展符合达尔文进化论的规律

（一）肿瘤发展的达尔文进化模型

对结肠癌的研究表明，肿瘤进展过程中发生的组织病理学变化与结肠黏膜细胞的遗传变化相关。更重要的是，这些基因变异确实导致了细胞组织的表型进化。有人推测肿瘤的发展可以用类

似达尔文进化论的生物学过程来解释。正如达尔文进化论的描述，随机突变在细胞群中产生遗传变异，一旦基因异质性的群体出现，那么选择的力量可能会有利于那些碰巧获得优势性状基因突变的单个细胞（及其后代）的生长，尤其是在体内组织微环境中的增殖和生存优势性状。

结合达尔文理论和肿瘤发生的多步骤假说，研究人员可以将肿瘤的发生描述为克隆扩张的过程：随机突变产生了一个具有生长和（或）生存特别优势的细胞，这个细胞和它的后代比周围的细胞更能有效地增殖，最终产生大的克隆群体，排挤其他细胞，并在组织中占主导地位。当这个细胞克隆达到足够大小（如 10^6 个细胞），将会在其中发生另一个优势突变。因为每代细胞中发生随机突变的概率约为 $1/10^6$（图 8-7）。由此产生的双突变细胞将比 10^6 个同源克隆细胞的增殖（或存活）效力更强，将产生一个新的亚克隆，该亚克隆将扩大并最终成为局部组织环境中的主宰，并可能掩盖它的前体细胞群。这个双突变的细胞克隆达到一定大小后，第三个突变可能会发生，再次发生克隆扩展。由特定突变触发的相继发生的4～6次克隆扩增，很有可能足以解释癌症是如何在细胞和基因水平上发展的。

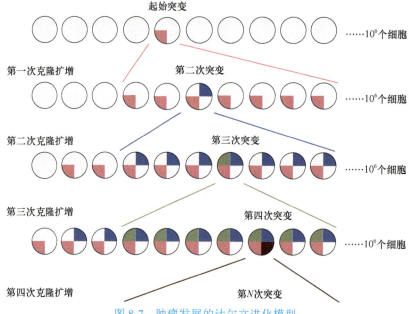

图 8-7　肿瘤发展的达尔文进化模型

（二）肿瘤发展的达尔文进化模型中的影响因素

当然，关于癌症发展的达尔文模型是简化的。例如，当今发现的基因表观遗传改变，特别是启动子甲基化在肿瘤抑制基因失活中发挥重要作用，该模型就必须纳入修正。这也是肿瘤进展和达尔文进化之间的重大差别，因为表观遗传改变（如 DNA 甲基化事件）从未被证明是驱动物种进化的动力。

由于导致克隆扩增的遗传或表观遗传改变都是罕见的事件，这些扩增很可能在时间上相隔很远。在散发性结肠癌的发展过程中，基因变异之间的间隔时间可能是 10 年或更长时间；而在许多个体中，整个过程可能会持续一个世纪。大多数组织中控制肿瘤进展速度的因素尚属未知。以结肠癌为例，不同国家之间的发病率差异高达 20 倍，这些巨大差异归因于环境因素，特别是食物，而不是遗传易感性。例如，从一个国家迁移到另一个国家的人群，在一两代内表现出迁入国家的典型结肠癌发病率，排除了基因是癌症风险的关键决定因素。饮食中的某些成分会大大增加结肠上皮细胞基因组积累突变的速度，而突变率增加反过来可缩短克隆之间的演化时间。也许由于某种食物的作用，克隆扩增之间的间隔时间不超过 5 年，而不是通常的 10 年或 20 年。因此，通常需要一个世纪才能完成的疾病过程可能在 30 或 40 年内即可发生肿瘤。

癌前细胞内的某些变异可能与食物中的致癌物共同促进结肠癌的进展。因此，维持和修复细胞 DNA 复杂机制的缺陷可能是造成易变性增加的原因。细胞 DNA 错配修复的基因突变携带者，结肠上皮细胞的突变率会大大增加，从而导致结肠癌癌前病变和恶性变的速度大幅度加快，导致遗传性非息肉病性结肠癌综合征。然而，在肿瘤进展早期导致 DNA 修复缺陷的体细胞突变（或启动子甲基化）则更常见，由此增加的基因组突变性加速了结肠癌进展步骤。由于多种因素影响结肠癌的形成，达尔文模型应用于肿瘤进展中预测克隆过程变得非常复杂。

五、克隆演化的肿瘤干细胞学说

那么，具有异质性的肿瘤前体细胞或者肿瘤细胞是否都具备相同的成瘤能力呢？一项对急性髓系白血病（acute myeloid leukemia，AML）的研究发现，肿瘤细胞群可分为"大亚群"和"小亚群"。"小亚群"在肿瘤中占比不到 1%，但只需 5000 个细胞植入小鼠体内就能产生新的白血病，因此是致瘤的；然而，"大亚群"多达 50 万个细胞都无法导致肿瘤；重要的是，"大亚群"中的细胞表现出分化的粒细胞或单核细胞的属性，这些细胞的增殖能力有限。该结果表明，AML "小亚群"是具有自我更新能力和致瘤能力的细胞。该现象随后在人类乳腺癌中也得到证实。这些具有自我更新并产生新肿瘤能力的细胞就是肿瘤起始细胞（tumor-initiating cell，TIC），通常被称为肿瘤干细胞（cancer stem cell，CSC），CSC 具有自我更新和分化的特性。事实上，随着 CSC 调控机制的阐明，发现 CSC 与相应正常组织中的程序非常相似，即肿瘤不会发明新的干细胞程序，只是利用正常起源细胞的程序。此外，正常和肿瘤细胞似乎都通过连续发送 TGF-β 和 Wnt 细胞因子等自分泌信号来维持其干细胞状态。肿瘤细胞表面的抗原标记通常也与正常干细胞相同。

CSC 的发现表明，用二维的形式描述肿瘤进展的多步骤似乎更合适，因为在肿瘤进展的每个阶段形成的干细胞会产生多个分化程度不同的细胞亚群。那么每个阶段的细胞是如何进化、每一阶段哪些癌细胞亚群获得了新克隆扩张的基因突变，以及肿瘤细胞的祖先是一个完全正常的细胞还是干细胞，或是短暂扩增的祖细胞，这些问题都有待于进一步解析。

第五节　肿瘤基因的发现和分析方法

人类对恶性肿瘤的发病规律、原因和机制的研究已经持续了一个世纪之久，在这个过程中提出了各种各样的假说。由于肿瘤细胞的种种生物学特征已经脱离了机体正常细胞的固有特性和演化过程，因此，其中必然有着遗传性因素的影响。目前，从分子遗传学的角度研究与分析肿瘤仍然是主流。

相较于传统方法，基于高通量测序以及生物信息学发展延伸出的肿瘤组学分析法在发现肿瘤基因方面有着更高的效率和准确性。肿瘤组学是基因组学的一个分支，包括肿瘤基因组、转录组与蛋白组。20 世纪 80 年代中期，杜尔贝科（Dulbecco）提出获得完整的人类基因组序列是系统认识癌症驱动基因的必由之路。1990 年，人类基因组计划（Human Genome Project，HGP）正式启动。而人类基因组图谱的获得（2000 年获得草图，2003 年获得完成图），为如今肿瘤基因组研究的开展奠定了最重要的基础。HGP 完成伊始，很多人类基因组领域的科学家就将目标转向了肿瘤基因组研究。由于测序成本的快速下降以及考虑肿瘤患者的差异，以大数量的特定癌症类型或亚型的患者队列为对象，肿瘤基因组的研究在多个基因组技术先进国家得以广泛开展。迄今的肿瘤基因组学的进展可以分为两个方面：一是鉴定新的肿瘤相关的突变位点、突变基因和突变参与的分子调控网络及细胞信号通路；二是从基因变异的谱系上分析肿瘤发生发展的原因。

（一）肿瘤基因组

目前，肿瘤基因组学指的是通过高通量方法研究与肿瘤发生发展相关的基因组变异及其转录翻译与调控变化的学科，现在普遍使用的是高通量测序。肿瘤基因组学使我们对癌症的研究从个别基因的分析和微阵列研究过渡到全基因组的系统研究。对肿瘤组织进行全基因组高深度测序，并同时对来源于同一患者的生殖系 DNA 进行测序作为对照，这种研究策略可以使我们一次性获得一个个体完整的体细胞变异图谱，包括单碱基突变、结构变异和拷贝数变异。

序列捕获测序的方法可以对特定 DNA 区域在相对低成本的基础上开展更深度的测序，最常用的是针对所有人类基因编码区的捕获测序，即外显子组测序。核酸探针作为"鱼饵"将 DNA 库中的目的序列"钓"出来，这些探针可以是 DNA，也可以是 RNA。另外，高通量测序也可以从 RNA 水平对癌组织做出全面的检测，即对总 RNA、mRNA 和其他特定的 RNA（如 microRNA、长非编码 RNA 等）反转录形成的 cDNA 的测序。转录组测序对于识别基因间表达的融合现象非常敏感，其中一些涉及编码框改变的融合可能导致癌基因的激活。也有报道通过转录组测序的方法识别了与癌症相关的体细胞碱基替换。最后，结合 DNA 和 RNA 的点突变信息，我们可以对肿瘤组织的 RNA 编辑进行系统的研究。

随着肿瘤基因组学研究产生越来越多的数据，相应的生物信息技术也取得了长足的进步，重点解决了以下几个肿瘤研究需要面对的特殊问题。第一，需要同时比较肿瘤组织和正常配对组织的数据来识别罕见的体细胞变异（体细胞点突变发生的比率一般是人群单碱基多态性发生比例的 1/1000）；第二，能处理包含大量重排的基因组序列；第三，能处理数据中含量未知的非肿瘤细胞污染和肿瘤细胞的杂合度。

由于肿瘤基因组的复杂性，国际合作研究显然有着相当重要的意义。2007 年 10 月，来自 11 个国家从事肿瘤和基因组研究的科学家和资助机构代表齐聚加拿大多伦多，共同发起了国际癌症基因组联盟（the International Cancer Genome Consortium，ICGC）组织，旨在对全球范围内高发的癌症或亚型展开全基因组变异的分析与汇总，ICGC 数据库由此诞生。

（二）肿瘤转录组

随着各大研究机构对正常组织（GTEx 和 HPA）、肿瘤组织［TCGA 和国际癌症基因组联盟（ICGC）］和细胞系（ENCODE 和 Genentech）的测序与解析，并对这些组织中的基因表达谱进行了大量注释，全局基因表达的结构开始为人所熟知。然而，基因和功能性肿瘤分子组合的高复杂性和庞大规模给分析带来了巨大的挑战和难度。因此，随着生物信息学与计算生物学的进一步发展，研究者们才开始广泛运用肿瘤转录组来对肿瘤表型进行阐释。

转录组包括从 DNA 序列转录得到的转录物及相关产物，主要包括编码 RNA（mRNA）和非编码 RNA（miRNA、siRNA、piRNA、rRNA 和 tRNA 等）。研究转录组可以了解基因在不同细胞、组织及不同时刻的活跃状态及机制，从而对基因进行干预。通过转录组，可以确定许多生物过程和肿瘤的疾病分子机制，为研究肿瘤的病因与发病机制提供重要媒介。转录组的测序数据可以通过数据库以及测序获得，而根据目的不同对数据也有着多种处理方法。

随着测序范围的扩大与深入，数据库中转录组范围的基因表达谱现在可用于大多数的癌症类型及其相应的起源组织。一般来说，有两种以癌症为中心的方法来分析这些数据：①差异分析，它可以分析肿瘤表达谱相对于患者正常组织样本的不同；②相对分析，它用于比较肿瘤或其他样本的转录水平差异。从本质上讲，两种方法各具有独特的优势和应用。差异分析主要用于检测肿瘤的特异性变化，但如果无法与正常样本进行比较，则无法分辨结果中的变化是否具有特异性；在肿瘤细胞的来源罕见或未知的情况下，就会出现难以获得对应正常样本进行比对的情况。所以一般来说，差异分析在临床应用中并不广泛。这主要是因为实验可重复性时常因为成本和样本可用性而下降，从而难以在单个患者水平上进行比较；队列水平上，患者间的异质性又会对数据产生干扰。这些都会限制差异分析的发挥。相对分析有助于对单个样本进行定性，但通常需要外部知识或参考数据集提供有效的帮助。因此，相对分析的有效性取决于查询样本在技术（如数据处理类型）和生物（如分子亚型）偏差方面与参考匹配的程度。为此，相对分析通常需要先进的归一化技术和批量校正。总的来说，差异分析在基础研究中更常见，用以生成假设，而相对分析则推动了许多临床应用，如精准医学（详见第十章）。

（三）案例分析

丹尼尔（Daniel）等通过肿瘤组学证明 FGFR2 的截断变体是可以作为多种癌症的临床靶点的癌基因。之前已有研究证明，对成纤维细胞生长因子受体 2（由 $FGFR2$ 基因编码）产生影响的体细胞点突变、结构扩增和融合发生在多种类型的癌症中。然而，针对 $FGFR$ 开发出的抑制剂却在临床阶段展现出了截然相反的效果。因此，进一步解析 $FGFR2$，明确其中致癌的驱动突变是进一步开发临床药物的前提。丹尼尔将基于转座子的筛选和肿瘤建模应用于小鼠，并发现 $FGFR2$ 第 18 外显子（E18）的截断是一种有效的驱动突变。在对人类癌基因组数据集进行分析时，丹尼尔发现有一组不同的 $FGFR2$ 突变频繁出现，包括重排、E1～E17 部分扩增和 E18 无义和移码突变，每一种都导致 $FGFR2$ 的 E18 截断体（$FGFR2^{\Delta GFR}$）的转录。在对 $FGFR2^{\Delta GFR}$ 和全长变体的功能进行体外和体内的检测后，结果表明 $FGFR2^{\Delta GFR}$ 是癌症中的单一驱动突变；相反，$FGFR2$ 全长扩增的致癌能力与协同驱动基因有关。这表明，产生稳定 $FGFR2^{\Delta GFR}$ 变体的基因组改变可以简化肿瘤模型，并作为可行的治疗靶标。而临床前小鼠和人类肿瘤模型以及在临床试验中都证实了这一点。最终丹尼尔建议，任何具有截断 E18 的 $FGFR2$ 变体的癌症都应考虑进行 FGFR 靶向治疗。

思 考 题

1. 如何判断肿瘤发病的遗传因素和环境因素？
2. 肿瘤抑制基因导致肿瘤遗传的分子机制有哪些？
3. 原癌基因突变能导致肿瘤遗传吗？需要满足什么条件？
4. 肿瘤发生的遗传学假说有哪些？利用这些假说分别举例说明肿瘤的发病机制。
5. 如何寻找和证明肿瘤相关基因？肿瘤细胞特性的分析方法有哪些？

（黄 雷 曹 轩）

第九章　表观遗传的分子机制与研究方法

1942 年，Waddington 最早提出了"表观遗传学（epigenetics）"的概念，用于描述发育过程中基因型转化为表型的机制，首次将表观遗传学与遗传学并列为两个独立的学科。1987 年，Robin Holiday 提出高等生物基因特性的研究分为两个层次：一是，基因的代际传递机制，这是遗传学的核心；二是，从受精卵到个体发育过程中基因活性的改变，这是表观遗传学的核心。1990 年，Holiday 进一步提出"表观遗传继承（epigenetic inheritance）"的概念，即发育过程中基因活性的调控模式被子代细胞继承的过程，该过程遗传了 DNA 序列之外的其他可传递信息，如 DNA 甲基化等。2007 年，Allis 等将表观遗传学定义为"在同一个基因组上建立并调控基因激活（转录）或沉默信号的染色质模式的总和"。因此，表观遗传是一种影响基因转录及翻译而 DNA 序列不发生改变的基因表达调控方式，其具体内容包括 DNA 甲基化、组蛋白修饰、染色质重塑，以及 RNA 干扰（如 miRNA）等。表观遗传异常会引起表型的改变、机体结构及功能的异常，甚至导致疾病的发生。这些疾病包括与发育相关的遗传病，如免疫缺陷-着丝粒区域不稳定-面部异常（immunodeficiency-centromeric region instability-facial anomalies，ICF）综合征，该疾病是由 DNA 甲基转移酶 *DNMT3B* 基因突变导致。人类肿瘤中的表观遗传修饰改变则更为常见，肿瘤本质上是一种遗传信息发生异常改变的疾病，但遗传与表观遗传共同参与肿瘤发生、发展的观点目前已被广泛认可。值得注意的是，表观遗传学研究成果在过去 20 年中呈指数级增长，产生了许多令人兴奋的发现和突破性进展，表观遗传学逐渐成为分子生物学的前沿学科。

第一节　DNA 甲基化修饰

DNA 甲基化（DNA methylation）修饰是最早被研究的表观遗传调控机制，于 20 世纪 40 年代在哺乳动物组织细胞中被发现。20 世纪 70 年代，研究人员陆续发现肿瘤发生发展过程中 DNA 甲基化修饰发生改变，从而提出 DNA 修饰可作为基因活性的遗传载体。Holiday 则明确提出 DNA 甲基化是一种表观遗传调控机制，在发育、肿瘤发生发展等过程中可以在不改变 DNA 序列的情况下调控基因表达。目前研究显示，DNA 甲基化状态受到多种机制的严格调控，随发育及细胞分化等过程而变化。因此，DNA 甲基化谱式的动态变化是表观遗传领域最主要的研究对象之一。

作为转座元件（transposable element，TE）进化上的表观遗传沉默机制，DNA 甲基化对于维持真核生物的基因组稳定性至关重要。在哺乳动物中，DNA 甲基化已经进化出沉默 TE 以外的其他功能，包括基因组印记（genomic imprinting）和 X 染色体失活（X-chromosome inactivation）等。值得注意的是，哺乳动物基因组在胚胎发生过程中经历两次全基因组范围内的 CpG 甲基化重编程。近 30 年来，DNA 甲基化领域的研究取得许多重大进展，包括发现 5-甲基胞嘧啶（5-methylcytosine，5mC）的修饰酶（writer，即 DNA 甲基转移酶）、识别蛋白（reader，即 5mC 结合蛋白）和去修饰酶（eraser，如 TET 蛋白）等。对这些蛋白及其调控因子的研究极大地加深了对 DNA 甲基化机制及功能的了解。DNA 甲基化与其他表观遗传修饰互相协作，共同调控染色质结构和基因表达。

在真核生物中，DNA 甲基化修饰主要表现为基因组 DNA 上的胞嘧啶第 5 位碳原子甲基化，胞嘧啶被修饰为 5mC。虽然有些物种的基因组含有微量的 N6-甲基腺嘌呤（6-methyladenine，6mA），在表观遗传领域，DNA 甲基化通常特指 5mC。人类基因组 DNA 存在广泛的甲基化修饰，5mC 主要出现在 CpG 二联核苷酸（CpG doublets）上。人类细胞中大部分（70%～80%）CpG 被甲基化；非 CpG 甲基化（如 CpA 和 CpT）很少见，但可以在具有起始甲基化（de novo methylation）高活性的细胞，如卵母细胞、胚胎干细胞等细胞中出现。甲基化 CpG 不是随机分布，而是在某些基因组区域富集，如重复序列通常被高甲基化，包括异染色质区域内的重复序列（如卫星 DNA），以及散在分布于基因组的其他重复序列［如长散在核元件（long interspersed nuclear element，LINE）、短散在核元件（short interspersed nuclear element，SINE）等］。而基因启动子区域的 CpG 岛（CpG island，CGI）通常处于非甲基化状态。CpG 岛是指长度为 300~3000bp 并且 GC 含量很高的区域，多位于基因的启动子区和 5′ 端非翻译区。虽然 CpG 岛只占基因组总 CpG 位点的 15%，却包含超过 50% 非甲基化的 CpG 二联核苷酸。根据人类基因组全长序列分析，人类基因组中 CpG 岛约为 45 000 个，其中超过 50% 的 CpG 岛与管家基因相关，其余的 CpG 岛与组织特异性基因的启动子相关。

一、DNA 甲基化与去甲基化体系

DNA 甲基化有 3 个阶段，即甲基化的建立、甲基化的维持和去甲基化。甲基化的建立和维持由一组称为 DNA 甲基转移酶（DNA methyltransferase，DNMT）的蛋白质催化；而 CpG 去甲基化酶（CpG demethylase）如 TET 家族则在 DNA 主动去甲基化过程中发挥主要作用。

甲基化的建立是指将甲基添加到未甲基化的胞嘧啶上，称为起始甲基化（de novo methylation），由 DNMT3 家族酶催化，包括 DNMT3A、DNMT3B、DNMT3C 和 DNMT3L。其中 DNMT3A 和 DNMT3B 是在胚胎发育中建立 DNA 甲基化的主要酶。它们在 C 端包含一个高度保守的 DNMT 结构域（MTase 结构域），具有催化活性；其 N 端调节区含有两个染色质读取结构域 ATRX-DNMT3-DNMT3L（ADD）和 PWWP 结构域（图 9-1）。ADD 结构域由两个锌指结构组成，能结合组蛋白 H3 游离的 N 端尾部（N-terminal tail），这种相互作用可以被 N 端尾部的多种翻译后修饰所抑制，包括第 4 位赖氨酸甲基化（H3K4me1/me2/me3）或乙酰化（H3K4Ac）等；PWWP 结构域因含有高度保守的"脯氨酸-色氨酸-色氨酸-脯氨酸（proline-tryptophan-tryptophan-proline）"而得名，能识别组蛋白 H3 第 36 位赖氨酸三甲基化修饰（H3K36me3）。DNA 甲基化修饰与组蛋白修饰密切相关，ADD 和 PWWP 结构域通过与特殊的组蛋白修饰结合而在决定 DNMT3A 和 DNMT3B 功能特异性方面发挥重要作用。DNMT3L 虽然不具有催化活性，但可作为生殖细胞中起始甲基化的重要辅助蛋白。DNMT3C 则是 DNMT3B 的串联副本，仅在啮齿动物中发现，并负责雄性生殖细胞中重复序列的 DNA 甲基化。

甲基化的维持主要由 DNMT1 催化完成。DNA 甲基化建立后，在 DNA 复制过程中，DNMT1 可以通过与含 PHD 及环指结构域 1 泛素样蛋白（ubiquitin like with PHD and ring finger domains1，UHRF1）结合定位于复制叉，识别半甲基化的 CpG 位点，发挥甲基转移酶的功能，使 DNA 双链完全甲基化，从而实现 DNA 甲基化谱式的维持（图 9-1）。因此，DNMT1 又称维持性甲基转移酶（maintenance methyltransferase）。在细胞分裂过程中，DNA 甲基化谱式的忠实拷贝使其成为保存表观遗传记忆的理想机制。

DNA 的 CpG 甲基化是一种可逆过程，可以发生被动去甲基化（passive demethylation）或主动去甲基化（active demethylation）。在 DNA 复制过程中，如果 DNMT1 缺乏或 UHRF1 功能降低，5mC 逐渐被 C 取代从而导致 DNA 的去甲基化，这种去甲基化途径依赖于 DNA 复制，因而称为被动去甲基化；而主动去甲基化是指不依赖于 DNA 复制的 5mC 向 C 的转变。主动去甲基化主要由 10-11 异位（ten-eleven translocation，TET）酶家族成员催化，该家族主要有 TET1、TET2 和 TET3。TET 是甲基胞嘧啶双加氧酶，可以逐渐氧化 5mC 至 5-羟甲基胞嘧啶（5hmC）、5-甲酰胞嘧啶（5fC）和 5-羧基胞嘧啶（5caC）3 种中间产物，再由 3 种中间产物向 C 转变而实现从 5mC 到 C 的转变；5fC 和 5caC 也可以被胸腺嘧啶 DNA 糖基化酶（thymine DNA glycosylase，TDG）剪切，并通过碱基切除修复（base excision repair，BER）途径以胞嘧啶取代而完成主动去甲基化（表 9-1）。

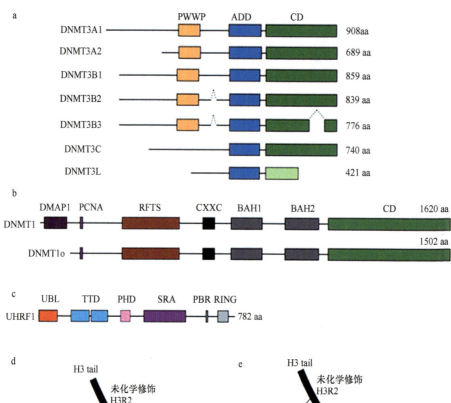

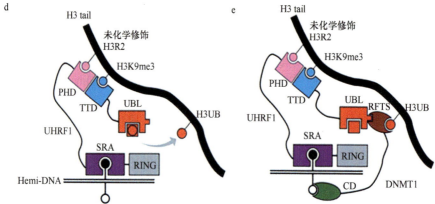

图 9-1　DNA 甲基转移酶的结构域示意图及 DNMT1/UHRF1 介导的甲基化机制

表 9-1　DNA 甲基化及去甲基化因子及其功能

因子	基本功能	基因敲除小鼠表型	基因突变相关人类疾病
DNMT3A	起始性 DNA 甲基转移酶	组成型敲除，出生 4 周后死亡	急性髓系白血病 Tatton-Brown-Rahman 综合征 小头侏儒症
DNMT3B	起始性 DNA 甲基转移酶	组成型敲除，妊娠中期死亡	免疫缺陷-着丝粒区域不稳定-面部异常综合征
DNMT3C	起始性 DNA 甲基转移酶（啮齿动物特异性）	雄鼠不育	—
DNMT3L	起始性 DNA 甲基转移酶辅助因子	雄鼠缺乏成熟精子，雌鼠无法建立母系基因印记，妊娠中死亡	—
DNMT1	维持性 DNA 甲基转移酶	早期胚胎致死 全基因组范围 DNA 甲基化下降	遗传性感觉和自主神经病 1E（HSAN1E） 常染色体显性遗传性小脑共济失调、耳聋和嗜睡（ADAC-DN）

续表

因子	基本功能	基因敲除小鼠表型	基因突变相关人类疾病
UHRF1	DNMT1 辅助因子	早期胚胎致死 全基因组范围 DNA 甲基化下降	—
TET1	甲基胞嘧啶双加氧酶	小鼠可育，部分小鼠发育迟缓	—
TET2	甲基胞嘧啶双加氧酶	造血干细胞自我更新能力增强	急性髓系白血病（AML） 慢性髓系白血病（CML） 淋巴瘤 骨髓增生异常综合征（MDS）
TET3	甲基胞嘧啶双加氧酶	生殖细胞特异性敲除，雄鼠繁殖力降低	—

二、DNA 甲基化的细胞功能

胞嘧啶甲基化在整个哺乳动物基因组中普遍存在，但在不同的基因组区域中执行不同的功能。此外，即使 DNA 甲基化与转录沉默有关，基因启动子、基因体（gene body）或重复序列的潜在机制也不尽相同。

（一）基因启动子区 DNA 甲基化

转录活跃的基因启动子中 DNA 甲基化通常被删除，这些转录活跃的基因通常富集甲基化组蛋白 H3K4me3。H3 尾部 K4 位点的甲基阻止了 DNMT3 ADD 结构域与之结合，引起 ADD 结构域与其自身的 MTase 结构域结合并自动抑制 DNMT3 酶的活性，而 ADD 结构域与未甲基化的 H3K4 结合可释放 MTase 结构域并实现 DNA 甲基化。

（二）基因编码区 DNA 甲基化

与活性启动子相反，主动转录基因的基因体富含 DNA 甲基化。当 RNA 聚合酶 Ⅱ（Pol Ⅱ）转录时，组蛋白甲基转移酶 SETD2 伴随三甲基化 H3K36（H3K36me3）；DNMT3 的 PWWP 结构域在体外与 H3K36me3 结合，这强烈表明基因体的转录和 DNA 甲基化之间存在机制联系。事实上，具有 PWWP 突变的 DNMT3B 蛋白在小鼠胚胎干细胞（ESC）中失去了对 H3K36me3 标记基因体的亲和力，而 DNMT3B 在 Setd2 突变体中丢失。此外，小鼠 Setd2 突变卵母细胞表现出对 DNA 甲基化靶向的严重失调。

（三）DNA 复制中的甲基化

虽然 DNA 从头甲基化可以在任何序列环境中发生，但在 DNA 复制时只能保持对称的 CpG 甲基化。这取决于维持性 DNA 甲基转移酶 DNMT1 与 UHRF1 的活性。UHRF1 通过其 SRA 结构域特异性与复制叉处的半甲基化 CpG 二核苷酸结合，以及通过其串联 TUDOR-PHD（TTD-PHD）结构域在复制叉处特异性结合 H3K9me2 和 H3K9me3。DNMT1 本身存在自动抑制，因为它的靶向序列被埋在催化 MTase 结构域中，类似于 DNMT3 酶的 ADD 结构域。UHRF1 通过其泛素样（UBL）结构域招募 DNMT1，从而释放其自身抑制作用，并允许 RFTS 结合到先前被 UHRF1 的环指（ring finger）结构域泛素化的组蛋白 H3 尾，从而 DNMT1 可以甲基化 DNA 子链。

（四）DNA 甲基化抑制转录的机制

DNA 甲基化在转录中的抑制作用已被广泛认识。DNA 甲基化与基因沉默之间的相关性随着启动子处 CpG 二核苷酸的密度增加而增加。然而，它如何导致转录抑制仍未完全解决，因为甲基标记本身并不赋予基因沉默功能。开放的染色质区域通常低甲基化或未甲基化，表明转录因子的结合和 DNA 甲基化是相互排斥的。某些转录因子对 CpG 甲基化敏感，最近对 542 种人类转录因子的调查发现，与未甲基化相比，117 种转录因子（22%）在甲基化时与其基序的结合减少。因此，通过阻止这种转录因子的结合，DNA 甲基化可以阻碍含有其序列识别基序的 CGI 启动子的转录活性。

此外，DNA 甲基化还可以通过 DNMT 蛋白质募集染色质重塑复合物来促进异染色质的形成，如 DNMT1 可以募集染色质重塑蛋白淋巴细胞特异性解旋酶（LSH）和 H3K9 甲基转移酶，以及组蛋白脱乙酰酶复合物。蛋白质募集也可以通过 5mC 和甲基化识别蛋白甲基-CpG 结合域（methyl-CpG-binding domain，MBD）蛋白发生。哺乳动物有 5 种 MBD 蛋白，包括 MBD1～MBD4 和甲基-CpG 结合蛋白 2（methyl-CpG-binding protein 2，MeCP2）。4 种 MBD 蛋白表现出 CpG 结合增加与 CpG 甲基化增加之间的线性关系，但 MBD3 不偏爱甲基化胞嘧啶。所有 MBD 都与核小体重塑和组蛋白脱乙酰酶复合物相互作用，从而导致基因沉默。应该注意的是，MBD 功能的体内遗传证据因蛋白质之间的冗余而变得复杂。此外，有几种锌指蛋白也可以识别和结合 DNA 甲基化序列。这些因素可能导致独立于 MBD 或与 MBD 冗余的基于 DNA 甲基化的沉默。

三、胚胎发育过程中的 DNA 甲基化重编程

DNA 甲基化对哺乳动物胚胎发育至关重要。在小鼠和人胚胎发育过程中，基因组都发生两次大规模去甲基化。一次发生在受精后，另一次发生在配子形成过程中。雄性和雌性原始生殖细胞（primordial germ cell，PGC）成熟过程中都经历全基因组范围的 DNA 去甲基化。在小鼠胚胎发育过程中，胚胎 6.25 天（E6.25），基因组整体 DNA 甲基化水平与体细胞相当；在胚胎 13.5 天（E13.5），PGC 增殖并迁移到生殖器脊后，除了某些重复元素，如 IAP 以外，5mC 几乎完全擦除，达到非常低的 DNA 甲基化水平。这一基因组 DNA 甲基化重编程过程包括两个连续的步骤：在 9.5 天之前，DNA 去甲基化主要是通过复制依赖性被动去甲基化实现，因为 TET 蛋白和 5mC 氧化产物（如 5hmC）在此期间处于非常低的水平。值得注意的是，在此阶段，包括印记位点和减数分裂基因启动子在内的某些区域仍维持 DNA 甲基化；从 9.5 天到 13.5 天，TET1 催化 5mC 氧化，导致 5hmC 水平升高，然后 5mC 氧化产物通过 DNA 复制稀释或通过碱基切除修复（base excision repair，BER）途径恢复为未修饰的胞嘧啶，从而完成主动去甲基化。13.5 天之后，雄性生殖细胞在出生前被重新甲基化，而雌性生殖细胞在卵母细胞生长后恢复 DNA 甲基化（图 9-2）。

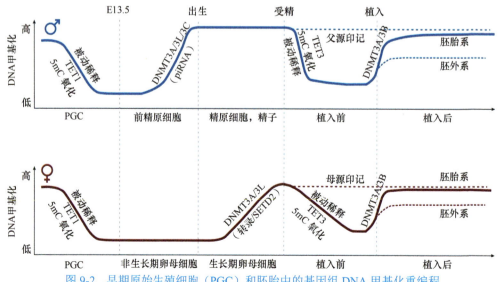

图 9-2　早期原始生殖细胞（PGC）和胚胎中的基因组 DNA 甲基化重编程

DNMT3A 和 DNMT3L 对于两种生殖细胞的 DNA 从头甲基化至关重要。受精后，两个基因组都经历被动稀释介导的 DNA 被动去甲基化，此外，父系基因组经历更多 TET3 催化的 5mC 氧化介导的主动去甲基化。印记位点的等位基因特异性 DNA 甲基化在此期间得以保存。在植入时，两个亲本等位基因的再甲基化在很大程度上取决于 DNMT3B，较少依赖 DNMT3A。值得注意的是，与胚胎谱系相比，胚胎外谱系具有较低水平的 DNA 甲基化（图 9-2）。

虽然人类数据比较有限，但研究显示在人类的发育过程中也发生了相似的动态变化，但存在物种特异性差异。初始快速去甲基化也主要影响人类胚胎父系基因组，但它发生在受精到双细胞阶段，而小鼠则是在单细胞阶段（受精卵）完成。单细胞全基因组亚硫酸氢盐测序揭示了人类胚胎基因组中普遍发生的 DNA 从头甲基化，同时也经历了广泛的基因组去甲基化，首先在父系基因组中单细胞阶段，然后在八细胞阶段，与胚胎基因组激活重合，主要针对可转座元素。总之，在基因组 DNA 甲基化去除过程中，无论是在胚胎还是在生殖细胞中，TET 的主要作用可以防止异位 DNA 甲基化，而不是驱动主动去甲基化本身。

四、基因组印记

基因组印记是表观遗传调控的一种形式，是指两个亲本等位基因的差异性甲基化导致其中一个亲本等位基因的沉默，而另一个亲本等位基因保持单等位基因活性（monoallelic activity）。基因组印记是一种在亲代中建立的表观遗传修饰，但却能影响子代生长发育和其他性状的特殊表观遗传现象。这些印记标记在亲本配子形成过程中建立，通过精子和卵子的结合而传递到受精卵，在受精卵发育为胚胎和成体的过程中，通常可以被稳定遗传。目前，在小鼠中已发现大约 200 个印记基因，其中多数同源基因在人类中也是印记基因。印记基因数量虽然有限，但功能非常重要，参与胚胎发育、胎盘形成、胎儿和产后生长及成年行为等。印记基因的异常表达可以导致生殖障碍和先天性疾病（如 Prader-Willi 综合征和 Angelman 综合征）等。此外，印记丢失（loss of imprinting，LOI）即印记基因双等位表达或沉默也常在肿瘤中发生。

大部分已知印记基因在染色体上成簇存在，这些成簇存在的印记基因共同受到印记调控区（imprinting control region，ICR）顺式作用元件的调控。在父系或母系染色体上，ICR 中包含 DNA 差异甲基化区域（differentially methylated region，DMR），该区域甲基化仅存在于父系或母系的 DNA 上，这种 DNA 甲基化印记是决定单等位基因表达的主要表观遗传标记。

在小鼠和人类中，目前已知大约有 20 个 ICR 的基因组区域发生这种甲基化重编程并促使邻近基因的单等位基因表达。大多数 ICR 在卵母细胞中甲基化，这些都与富含 CpG 的 CGI 一致，而 3 个父系 ICR 则位于 CpG 贫乏的基因间序列。在卵母细胞生长过程中，DNMT3A 及其辅助因子 DNMT3L 以转录依赖性方式甲基化卵母细胞表达的基因，包括其基因内 CGI，而基因组的其余部分则保持低甲基化。哺乳动物卵母细胞转录通常来自位于典型 CGI 启动子上游的替代启动子（受精后使用），并且通常与反转录转座子序列一致。

ICR 与配子中其他甲基化序列的区别在于它们富含特定遗传基序 TGCCGC，当甲基化时，被锌指蛋白 57（ZFP57）识别。ZFP57 招募 KRAB 相关蛋白 1（KAP1，也称为 TIF1β）和其他沉默因子，KAP1 是一种支架蛋白，能招募包括 DNMT-UHRF1 复合物及一些与异染色质相关的蛋白质（如 H3K9 甲基转移酶 SETDB1 等）。ZFP57-KAP1 在卵母细胞中的这种选择性 DNA 结合允许 ICR 在受精后的胚胎中维持等位基因特异性甲基化（图 9-3），尽管这些胚胎经历了基因组广泛的 DNA 甲基化擦除和重建。最近的一项研究表明，类似的蛋白质 ZFP445 在几乎所有 ICR 中与 ZFP57 合作，以维持小鼠的甲基化印记，并且可能比 ZFP57 在人类中具有更重要的作用。

DNA 甲基化印记在体细胞中得以维持，但在 PGC 中被清除，以便在生殖细胞发育后期分别重建母系印记和父系印记。近期的全基因组 DNA 甲基化分析显示，PGC 的去甲基化过程可分为两个阶段，第一阶段发生于 9.5 天之前，即 PGC 增殖和迁移时期，基因组大部分甲基化修饰被清除；第二阶段发生在 9.5～13.5 天，清除一些特殊序列的甲基化标记，其中包括 ICR 区。基因敲除实验显示，TET1 和 TET2 介导的主动去甲基化在第二阶段去甲基化过程中发挥重要作用。

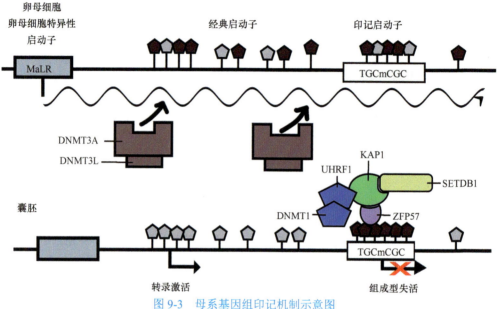

图 9-3　母系基因组印记机制示意图

五、X 染色体失活

1961 年，莱昂提出了关于雌性哺乳动物体细胞的两条 X 染色体中会有一条发生随机失活的假说，称为莱昂假说（Lyon hypothesis），2011 年被公认为莱昂定律。目前的研究表明，X 染色体失活是典型的表观遗传现象，是以整条染色体为靶标的表观遗传修饰的特例。

X 染色体失活（X-chromosome inactivation，XCI）是指雌性动物体细胞中两条 X 染色体中的一条失活造成基因转录沉默，从而达到两性之间基因剂量平衡的机制。哺乳动物的性别由性染色体决定，由于 X 染色体上基因远多于 Y 染色体，所以 X 连锁基因的表达在雄性（XY）和雌性（XX）动物之间需要进行剂量补偿，XCI 在校正雄性和雌性之间 X 连锁基因的剂量不平衡中发挥重要作用。XCI 有两种不同形式，一种是印记 X 染色体失活，另一种是随机 X 染色体失活。在胚胎发育早期的双细胞至四细胞阶段发生印记 X 染色体失活，即只有父系遗传的 X 染色体（Xp）失活，Xp 失活状态在胚外组织（未来的胎盘）中持续保留，而囊胚的内细胞团中的 Xp 恢复活性；在胚胎植入前后，父系或母系来源的 X 染色体（Xp/Xm）中的一条会在不同细胞里随机失活。在小鼠中，随机 X 染色体失活一般始于 3.5 天，并在小鼠发育阶段的 6.5～7.5 天完成，随后失活状态将稳定保持并传递给所有子代细胞。

X 染色体失活使整条 X 染色体由相对松散的染色质转化为高度浓缩的异染色质结构，该过程可分为启动、蔓延和维持 3 个阶段。XCI 由位于该染色体上一个被称为 X 染色体失活中心（X-inactivation center，Xic）的区域控制，在小鼠中这个区域位于 D 区域，人类的 Xic 位于Xq13.2。Xic 区域蛋白编码基因相对较少，富集 DNA 重复序列，其中 X 染色体失活特异转录因子（X-inactive specific transcript，XIST）在启动 XCI 中发挥关键作用。*XIST* 基因仅在失活 X 染色体（inactive X，Xi）上转录，其 17kb 的 mRNA 转录物并没有被翻译成蛋白质，而是一个长链非编码 RNA（long non-coding RNA，lncRNA）。*XIST* 转录物留在细胞核中，覆盖 Xi 染色体并招募多种与异染色质形成有关的因子，包括 PRC2。PRC2 复合物通过催化组蛋白 H3K27me3 而抑制转录并改变染色质结构，导致染色体高度浓缩形成异染色质。

X 染色体失活与 DNA 甲基化密切相关，这一过程有助于确保 X 染色体失活的长期稳定性。在体细胞中，活性 X 染色体（active X，Xa）上 *XIST* 基因的 CGI 被高度甲基化，与 *XIST* 基因处于沉默状态相一致；而在 Xi 染色体上的相同区域则不被甲基化。在 X 染色体失活过程中，X 连锁 CGI 的 DNA 甲基化发生相对较晚，并且在基因已经被沉默后被最终锁定。在小鼠中，X 连锁 CGI 启动子沉默主要取决于 DNMT3B。而在 X 连锁 CGI 的一个子集中，它还需要 SMCHD1，SMCHD1 形成同源二聚体，可能参与凝聚正在失活的 X 染色体的染色质。在人类中，SMCHD1 也参与 XCI，但其与 DNA 甲基化的联系尚未得到证实。XCI 期间 DNMT3B 募集的确切机制以及 SMCHD1 进化出如此重要的 XCI 特异性功能的原因都尚不清楚，也许 X 染色体高度调控的异染色质化提供了一种独特的染色质环境，促进了 X 连锁 CGI 的 DNA 甲基化。

六、DNA 甲基化与疾病

异常的 DNA 甲基化水平和模式、参与 DNA 甲基化调控的酶或调节因子的突变和异常表达，均与多种人类疾病相关，包括发育性疾病和癌症等。

DNA 甲基化相关的基因突变是导致多种人类发育性疾病的原因，如 *DNMT* 基因的突变会导致多种发育异常。Tatton-Brown-Rahman 综合征是一种过度生长的疾病，患者主要表现为身材高大、面容异常及轻度至中度智力障碍。患者中发现 *DNMT3A* 发生突变，这些突变可以发生在 DNMT3A 的 ADD 结构域、PWWP 结构域和催化结构域中，主要为非同义突变、移码插入和框内缺失等；ICF 综合征是一种罕见的常染色体隐性遗传病，患者主要表现为不同程度的免疫缺陷，幼年出现反复感染甚至死亡，并伴以面部畸形和智力低下。其中 Ⅰ 型 ICF 综合征患者由 *DNMT3B* 基因纯合突变或复杂杂合突变引起，占 ICF 患者的 50%。*DNMT3B* 突变大多数属于错义突变，突变位点位于 DNMT3B 的催化区。

除发育性疾病外，异常的 DNA 甲基化与肿瘤的发生发展密切相关。肿瘤基因组甲基化的重要特点是全基因组水平的低甲基化和局部区域（如 CpG 岛）的高甲基化。DNA 的低甲基化主要发生在重复序列（包括着丝粒串联元件、Alu 序列、LINE、SINE 等）、反转录转座子和基因沙漠（gene desert）等区域。着丝粒附近的串联元件维持着 DNA 包装成异染色质，从而保证染色体的稳定性。这些区域的低甲基化可导致染色质局部浓缩，促进染色体重排进而增加基因组的不稳定性；DNA 的低甲基化也可以导致 LOI。在肾母细胞瘤中，DNA 的低甲基化引起生长因子 *IGF2* 基因的 LOI，导致其双等位基因的表达，增加了结肠癌风险。此外，DNA 的低甲基化本身或者转座元件的插入也可以导致部分生长因子及癌基因的活化，如胃癌中的 *RAS* 和 *MAPSIN* 基因活化并高表达。综上所述，DNA 的低甲基化通过增加基因组的不稳定性和促进癌基因的异常活化等多种方式参与肿瘤的演进过程。

如前所述，在正常细胞中，基因启动子区域的 CGI 通常处于非甲基化状态；而在癌细胞中，5%～10% 的 CGI 会发生异常高甲基化，主要包括一些肿瘤抑制基因（TSG）的 CGI，DNA 异常甲基化已被证明是导致肿瘤抑制基因失活的一个重要机制。这一机制在人类视网膜母细胞瘤 *RB1* 基因失活中首先得到证实（见第八章），*RB1* 基因启动子区的高甲基化直接抑制其转录活性。此后的研究表明，肿瘤抑制基因启动子异常高甲基化在几乎所有人类肿瘤的发病过程中发挥重要作用，多种肿瘤抑制基因包括 *BRCA1*、*p16INK4*、*CDH1*、*PTEN*、*RASAL* 等被证实因启动子 CGI 高甲基化导致基因表达沉默，这些基因参与肿瘤发生发展的多种生物学过程，包括细胞周期调控、细胞凋亡、DNA 修复、细胞黏附等。

近年来，关于 DNA 甲基化水平和模式发生变化的机制研究显示，一些参与调控 DNA 甲基化的基因在肿瘤细胞中有较高的突变率，如 *TET2* 基因的高表达常见于急性髓系白血病（AML）、慢性髓系白血病（CML）、淋巴瘤和骨髓增生异常综合征等恶性血液肿瘤。此外，由于 DNA 甲基化与组蛋白修饰、染色质重塑等其他表观遗传机制密切相关，许多与染色质结构和功能相关的基因表达异常也会间接影响 DNA 甲基化，从而在肿瘤的发生和演进中发挥作用。

第二节　组蛋白翻译后修饰

染色质（chromatin）是真核细胞细胞核内由 DNA 和组蛋白（histone）组成的复合物，其基本功能单位是由 147 个碱基对长度的 DNA 包裹着 H2A、H2B、H3 和 H4 各两个分子的组蛋白八聚体组成的核小体（nucleosome）。组蛋白被发现存在广泛的翻译后修饰（post-translational modification，PTM），这些修饰能够通过影响染色质的结构和功能，从而在包括基因转录、DNA 复制和修复等各种 DNA 相关生物学过程中发挥关键的调控作用，是主要的表观遗传调控机制之一。目前，已发现的组蛋白翻译后修饰涉及各类组蛋白分子上超过 60 个不同的氨基酸位点，其中已得到较充分研究和认识的修饰类型包括主要发生在赖氨酸和精氨酸上的甲基化（methylation）修饰、主要发生在赖氨酸上的乙酰化（acetylation）修饰、主要发生在丝氨酸、苏氨酸和酪氨酸上的磷酸化（phosphorylation）修饰，以及主要发生在赖氨酸上的泛素化（ubiquitination）修饰等。此外，随着蛋白质修饰质谱检测技术的不断发展，也陆续鉴定出更多的组蛋白翻译后修饰类型，如主要发生在赖氨酸上的类泛素 SUMO 化（sumoylation）修饰、ADP 核糖基化（ADP-ribosylation）修饰，以及包括巴豆酰化（crotonylation）、琥珀酰化（succinylation）和乳酸化（lactylation）在内的多类酰基化修饰等，为更加全面认识组蛋白翻译后修饰参与的染色质结构与功能调控提供了基础。

参与组蛋白翻译后修饰介导的表观遗传调控作用的功能蛋白主要分为 3 类，即修饰酶（writer）、去修饰酶（eraser）和识别蛋白（reader）。修饰酶和去修饰酶分别为催化和消除组蛋白翻译后修饰的酶，可以通过调控可逆的组蛋白翻译后修饰反应影响整体或特定区域的组蛋白翻译后修饰水平。而识别蛋白能够特异性结合携带有特定组蛋白翻译后修饰的核小体，多为具有转录激活或转录抑制功能的转录调控因子和染色质重塑因子等。各类组蛋白翻译后修饰主要通过招募相应的识别蛋白来发挥其表观遗传调控作用。此外，多类组蛋白翻译后修饰也被发现能够通过直接干预组蛋白之间以及组蛋白与 DNA 或组蛋白伴侣蛋白之间的相互作用来影响染色质的结构与动态变化，并发挥其表观遗传调控作用。

研究发现，根据染色质区域的状态和功能的不同，如转录活跃或沉默的基因区域以及其相关的启动子（promoter）、增强子（enhancer）和绝缘子（insulator）等区域，其所呈现的各类组蛋白翻译后修饰也具有不同的分布模式特征。部分组蛋白翻译后修饰之间存在复杂的相互促进或相互拮抗效应，如同一个赖氨酸位点的甲基化修饰和乙酰化修饰可以分别表现出转录抑制或转录激活的表观遗传调控作用。修饰酶、去修饰酶和识别蛋白之间也并非完全相互独立，目前已经发现了多个表观遗传调控因子同时具备其中两种功能，为实现组蛋白翻译后修饰之间的相互作用及其介导更为复杂和精细的表观遗传调控作用提供了生物学基础。此外，近年来的最新研究还逐渐揭示了组蛋白变体（histone variant）、致癌组蛋白（oncohistone）突变、组蛋白翻译后修饰相关代谢产物及其对应的代谢酶在组蛋白翻译后修饰介导的表观遗传调控作用中所发挥的功能及分子机制，进一步拓展了人们对生理和病理状态下表观遗传调控的重要功能及相关分子机制的全面认识。

一、组蛋白甲基化修饰

组蛋白甲基化主要发生在赖氨酸和精氨酸上，其对应的修饰酶分别是赖氨酸甲基转移酶（lysine methyltransferase，KMT）和蛋白精氨酸甲基转移酶（protein arginine methyltransferase，

PRMT），它们能够将甲基从辅助因子 S-腺苷-L-甲硫氨酸（SAM）转移至赖氨酸的 ε-氨基或精氨酸的胍基。一个赖氨酸残基最多可以添加 3 个甲基，产生单甲基化、二甲基化或三甲基化 3 种甲基化状态。除了催化组蛋白 H3 第 79 位赖氨酸（H3K79）甲基化的 DOT1L 蛋白之外，其他已知的组蛋白 KMT 都包含具有赖氨酸甲基化催化活性的 SET 结构域，组成由 SET1（MLL1/2/3/4、SET1/1L 等）、SET2（NSD1/2/3 等）、SUV39（SUV39H1/2、G9a、SETDB1/2 等）、EZH（EZH1/2等）、SMYD（SMYD1/3 等）、SUV4-20（SUV4-20H1/2 等）和 PRDM（PRDM1/2 等）等亚家族构成的 SET 结构域蛋白超家族。一个精氨酸残基最多可以发生二甲基化，其修饰酶 PRMT 蛋白均含有保守的甲基转移酶催化结构域，主要可分为Ⅰ型（PRMT1/2/3/4/6/8）、Ⅱ型（PRMT5/9）和Ⅲ型（PRMT7），它们皆可催化精氨酸单甲基化。而Ⅰ型和Ⅱ型 PRMT 还能分别催化不对称构型和对称构型的精氨酸二甲基化。

组蛋白甲基化对应的去修饰酶是各类组蛋白去甲基化酶。其中赖氨酸去甲基化酶（lysine demethylase，KDM）主要分两类，即赖氨酸特异性去甲基化酶（lysine-specific demethylase，LSD）和含有 JmjC 结构域（Jumonji C domain-containing，JMJD）的组蛋白去甲基化酶家族。前者目前有 LSD1 和 LSD2 两个成员，主要负责催化组蛋白 H3 第 4 位赖氨酸单甲基化和二甲基化（H3K4me1/2）的去甲基化；而后者仅在人的基因组中就有 30 个以上的成员，其催化活性需要二价铁离子（Fe^{2+}）和 α-酮戊二酸（α-ketoglutarate）的参与，因此会受到细胞代谢变化的影响。除了组蛋白去甲基化酶活性之外，部分 JMJD 家族蛋白还具有羟基化酶活性，其底物氨基酸残基包括天冬氨酸、天冬酰胺、组氨酸、精氨酸和未甲基化的赖氨酸等。与赖氨酸去甲基化酶相比，精氨酸去甲基化酶目前研究得还不够清楚。一种精氨酸去甲基化机制是由肽酰基精氨酸脱亚胺酶4（peptidyl arginine deiminase 4，PAD4）将单甲基化的精氨酸转化为瓜氨酸，从而实现精氨酸的去甲基化，但该过程并非甲基化的逆转。另外，虽然已经有研究报道了包括 JMJD6 在内的部分 JMJD 家族成员可能具有组蛋白精氨酸去甲基化酶活性，但目前尚未获得领域内的公认，仍需研究进一步证实。

组蛋白甲基化的修饰酶和去修饰酶均对其底物氨基酸残基具有高度的选择特异性，对底物氨基酸在组蛋白上的位置以及甲基化程度非常敏感，因而能够精准地调控各类型组蛋白甲基化的修饰水平。组蛋白的甲基化修饰虽不改变其电荷水平，但可通过影响组蛋白的体积、结构及疏水性等方式调控其与 DNA、组蛋白伴侣分子及其他组蛋白之间的相互作用，进而影响染色质的结构以及染色质与转录因子之间的亲和力，从而发挥表观遗传调控作用。当然，组蛋白甲基化发挥表观遗传调控作用主要是通过招募识别蛋白来实现。与种类繁多的组蛋白甲基化形式相对应的是各式各样的组蛋白甲基化识别蛋白，这些具有转录激活或转录抑制功能的识别蛋白能够通过特异识别特定的甲基化位点和甲基化形式实现组蛋白甲基化介导的精准的表观遗传调控作用。以常见的组蛋白赖氨酸甲基化修饰为例，目前认为组蛋白 H3K9、H3K27 和 H4K20 的甲基化修饰与基因转录抑制作用相关，标记着包括异染色质在内的基因组中转录沉默的众多区域；而 H3K4、H3K36 和 H3K79 的甲基化修饰则与基因转录激活作用相关，标记着转录活跃的基因及其启动子和增强子等区域。其中，H3K27me3 和 H3K9me3 可以分别通过招募含 bromo 邻近同源结构域因子 1（bromo adjacent homology domain-containing 1，BAHD1）和含有染色质组织修饰蛋白结构域（chromatin organization modifier domain，chromodomain）的异染色质蛋白 1（heterochromatin protein 1，HP1）来促进异染色质的形成；而 H3K4me3 可以通过招募含有植物同源结构域（plant homeodomain，PHD）的 BPTF（bromodomain PHD finger transcription factor）和 TAF3（TATA-box binding protein associated factor 3）蛋白与染色质重塑复合物 NURF（nucleosome remodeling factor），以及基础转录因子复合物 TFIID 发生相互作用，促进基因转录活性。此外，转录激活相关的 H3K36me2/me3 与转录抑制相关的 H3K27me3 在染色质上的分布存在显著的相互拮抗作用，但其中的分子机制尚不清楚。

二、组蛋白乙酰化修饰

组蛋白乙酰化主要发生在赖氨酸残基上，其对应的修饰酶和去修饰酶分别是组蛋白乙酰转移酶（histone acetyltransferase，HAT）和组蛋白脱乙酰酶（histone deacetylase，HDAC）。HAT 可以将乙酰辅酶 A（acetyl-CoA）上的乙酰基转移到组蛋白赖氨酸的 ε-氨基上，而 HDAC 能逆转这个过程。HAT 主要分成 A 型和 B 型两类，其中 A 型 HAT 负责乙酰化核内染色质上的组蛋白，而 B 型 HAT 在胞质游离组蛋白的乙酰化中发挥功能。所有 B 型 HAT 成员之间均呈现很高的蛋白序列保守性，而 A 型 HAT 则又能进一步根据其氨基酸序列同源性以及蛋白结构特征分为至少 3 类，即 GNAT 家族、MYST 家族和 CBP/p300 家族。HDAC 根据其与同源酵母蛋白的序列相似性、亚细胞定位和酶活性主要分为 4 类。其中 Ⅰ 类（HDAC1/2/3/8）、Ⅱ 类（HDAC4/5/6/7/9/10）和 Ⅳ 类（HDAC11）的酶活性均表现出锌离子依赖性，且 Ⅱ 类 HDAC 根据其蛋白结构域的组成差异又可以被进一步划分为 Ⅱ a 类（HDAC4/5/7/9）和 Ⅱ b 类（HDAC6/10）。而与酵母 Sir2 同源的 Ⅲ 类 HDAC 主要由 sirtuin 蛋白家族组成，目前在人的细胞中共发现了 SIRT1～SIRT7 等 7 个成员，它们催化去乙酰化反应需要烟酰胺腺嘌呤二核苷酸（NAD）作为辅助因子。与组蛋白甲基化的修饰酶和去修饰酶相比，无论是 HAT 还是 HDAC 都表现出相对较低的底物特异性，即单个酶可以催化多个位点的乙酰化或去乙酰化，多个酶也可以催化同一位点的乙酰化或去乙酰化。因此，HAT 或 HDAC 均通常与其他蛋白形成多亚基的蛋白复合体来行使其功能，使它们的催化活性以及底物的选择性受到这些蛋白复合体的其他亚基的调控作用。例如，早期研究发现酵母中的 Gcn5 自身仅能乙酰化游离的组蛋白，但是当其参与组成被称为 SAGA 的 HAT 蛋白复合体之后就获得了针对核小体中组蛋白的乙酰化活性。除了蛋白复合体中不含催化活性的其他成员的影响之外，不同的 HDAC 蛋白还被发现能够同时存在于同一个蛋白复合体中，使底物的选择特异性进一步复杂化。例如，HDAC1 和 HDAC2 通常共存于 NuRD、SIN3、CoREST 及 PRC2 等多个不同的蛋白复合体中。

与组蛋白甲基化相比，组蛋白乙酰化能够更加直接和显著影响染色质的结构与功能。核小体的结构在很大程度上是基于带负电荷的 DNA 和带正电荷的组蛋白之间的物理吸引。乙酰化修饰可为带正电荷的赖氨酸增加一个负电荷，积累至一定程度的组蛋白乙酰化修饰可以减弱单个核小体中 DNA 和核心组蛋白八聚体之间的相互作用，以及相邻核小体-核小体之间的相互作用，最终引起染色质结构发生变化，导致染色质开放性增强，为转录激活提供基础。因此，组蛋白乙酰化总是与转录激活相关。但是，又不能简单地将组蛋白乙酰化和去乙酰化与转录激活或转录抑制作用等同起来。研究表明，HDAC 蛋白对转录活跃基因和转录沉默基因可以表现出两种不同的调控功能。在转录活跃基因区域，HDAC 蛋白可以通过去除转录过程中添加的组蛋白乙酰基重置染色质的延伸状态，以便后一轮转录的继续进行。而在转录沉默基因区域，HDAC 蛋白可以通过维持低水平的组蛋白乙酰化来阻止 RNA 聚合酶 Ⅱ 的结合和基因转录的发生。此外，抑制非正常的基因内部转录起始是 HDAC 蛋白的另一项功能，这对于确保准确的基因转录和维持转录后染色质的完整性非常重要。

目前，已知的组蛋白乙酰化识别蛋白主要是通过其布罗莫结构域（bromodomain）来识别组蛋白中乙酰化的赖氨酸残基。此外，也有少量组蛋白乙酰化识别蛋白依靠的是串联的 PHD 结构域。这些识别蛋白可以作为支架蛋白进一步招募其他转录因子或转录调控因子等参与基因表达的表观遗传调控作用。以目前研究最广泛深入的组蛋白 H3 第 27 位赖氨酸的乙酰化修饰（H3K27ac）为例，其研究主要定位于转录活跃基因的启动子和增强子区域，与只存在于转录活跃基因启动子区域的 H3K4me3 联合分析，可鉴别活跃的基因间增强子区域。作为组蛋白乙酰化识别蛋白的 BET 蛋白家族成员 BRD4 等，可以通过其布罗莫结构域识别 H3K27ac 并富集到启动子与增强子区域，然后可以进一步招募 RNA 聚合酶 Ⅱ 复合物的形成，并通过激活正性转录延伸因子 b（P-TEFb）对 RNA 聚合酶 Ⅱ 的磷酸化修饰促进基因的转录表达。

三、组蛋白磷酸化与泛素化修饰

组蛋白磷酸化主要发生在丝氨酸（serine，Ser）、苏氨酸（threonine，Thr）和酪氨酸（tyrosine，Tyr）上，它与包括基因转录在内的多种细胞生理过程密切相关。与乙酰化修饰相似，组蛋白的磷酸化修饰也可以直接改变整体电荷影响染色质结构组分之间的相互作用，并进一步引起染色质结构发生变化。此外，组蛋白磷酸化还与甲基化和乙酰化等其他组蛋白修饰之间存在非常密切的相互作用。以 H3S10 的磷酸化（H3S10Ph）为例，它作为细胞有丝分裂的分子标记，不仅为细胞分裂过程中染色体浓缩和分离所必需，还在细胞分裂间期与基因转录激活密切相关。H3S10Ph 与异染色质标记 H3K9me2 之间存在相互拮抗和限制的关系，因此，在染色质上呈负相关分布。另外，它还能够通过直接干扰相邻位置的 H3K9me2 招募其识别蛋白 HP1 来影响转录沉默调控作用，使包含该修饰的组蛋白更容易发生与转录激活相关的 H3K4 的甲基化修饰。与之相反的是，H3S10Ph 与转录激活相关组蛋白标记 H3K14ac 之间存在共定位关系。H3K14ac 能够提高 H3S10Ph 与其识别蛋白14-3-3 之间的相互作用亲和力，这种结合又能够保护 H3S10Ph 不被去磷酸化。此外，H3S10Ph 还能够通过其识别蛋白 14-3-3 进一步招募 HAT 或染色质重塑因子来诱导后续转录激活相关组蛋白修饰的形成或染色质结构变化，从而促进基因转录。在以上过程中发挥功能的 H3S10Ph 的修饰酶蛋白包括 MSK1/2、PIM1、CDK8 和 AURKA/B 等激酶，已报道的去修饰酶主要是磷酸酶 PP1。

组蛋白泛素化主要发生在赖氨酸上，这里以细胞内与表观遗传调控最密切相关的 H2AK119 和 H2BK120 单泛素化修饰（H2AK119ub 和 H2BK120ub）为例来进行介绍。有趣的是，H2AK119ub 和 H2BK120ub 相关的表观遗传调控作用正好相反，前者在具有 H3K27me3 识别蛋白特性的 PRC1（polycomb repressive complex 1）蛋白复合体介导的转录沉默中发挥了关键作用，而后者则与转录延伸密切相关。泛素化修饰的修饰酶比较复杂，涉及泛素激活酶 E1、泛素结合酶 E2 和泛素连接酶 E3，其中 E3 负责特异性识别底物蛋白并将泛素连接到其特定赖氨酸位点。哺乳动物细胞中 H2AK119ub 和 H2BK120ub 主要的 E3 连接酶分别是 PRC1 蛋白复合体中含有 RING 结构域的 RING1A/B 蛋白以及由 RNF20/40 组成的异二聚体。泛素化修饰的去修饰酶被称为去泛素化酶（deubiquitinating enzyme，DUB）。已报道过的 H2AK119ub 的去泛素化酶主要有 BAP1 和 USP16，而报道过的 H2BK120ub 的去泛素化酶则主要是 USP22 和 USP51。组蛋白泛素化发挥表观遗传调控作用同样可以通过招募具有泛素结合结构域（Ub-binding domain，UBD）的识别蛋白来实现，尤其是对于 H2AK119ub 和 H2BK120ub 来说，它们的识别蛋白还介导了与其他组蛋白修饰之间的相互影响。具有 H3K27me3 修饰酶活性的 PRC2 蛋白复合体的其中一个亚基 JARID2 是 H2AK119ub 的识别蛋白，而具有 H2AK119ub 修饰酶活性的 PRC1 蛋白复合体的 CBX 蛋白亚基又是 H3K27me3 的识别蛋白，使得 H2AK119ub 与 H3K27me3 之间存在相互促进的关系。而与转录激活相关的 H3K4 和 H3K79 甲基化的修饰酶 SET1 蛋白复合体以及 DOT1L 均能够识别 H2BK120ub，并受其影响增强组蛋白甲基化活性。

四、肿瘤中的组蛋白翻译后修饰

近年来的研究表明，组蛋白翻译后修饰在部分肿瘤类型中发生了显著变化，并且在肿瘤的发生发展与靶向诊疗中均具有重要的作用。自 2012 年开始，系列研究陆续在儿童胶质母细胞瘤（pediatric glioblastoma，pGBM）、弥散内生性脑桥胶质瘤（diffuse intrinsic pontine glioma，DIPG）、软骨母细胞瘤（chondroblastoma，CB）、骨巨细胞瘤（giant cell tumor of bone，GCTB）等多类儿童实体肿瘤中发现和报道了包括 H3K27M、H3G34R/V、H3K36M、H3G34W/L 等在内的多类发生基因突变的致癌组蛋白（oncohistone），为深入理解组蛋白翻译后修饰在正常发育以及疾病发生与治疗中的作用提供了新思路。

以 H3K27M 为例，该类致癌组蛋白突变于 2012 年被发现特异性地发生在儿童胶质母细胞瘤和弥散内生性脑桥胶质瘤这两类儿童高级别胶质瘤（pediatric high-grade glioma，pHGG）类型中。尤其在弥散内生性脑桥胶质瘤中，其发生比例高达 80% 以上。肿瘤中的 H3K27M 突变只发生在人基因组上众多 H3 基因拷贝中的其中一个，尤其倾向于编码 H3.3 组蛋白变体的 *H3F3A* 基因。在功能上，占整体 H3 蛋白不足 5% 的 H3K27M 突变蛋白能够发挥针对 H3K27me3 修饰酶 EZH2 的显著功能抑制作用，从而使含有 H3K27M 突变的肿瘤细胞表现出 H3K27me3 修饰水平的整体缺失；此外，H3K27M 还可影响 H3K27Ac 和 H3K4me3 等其他类型的组蛋白翻译后修饰水平。由 H3K27M 诱导的肿瘤细胞组蛋白翻译后修饰的变化进一步影响了儿童脑发育过程中后脑中线区域神经前体细胞的正常生长与分化，并最终引起恶性程度极高类型的胶质瘤发生。自 2016 年开始，带有 H3K27M 突变的弥散型中线胶质瘤就在世界卫生组织（WHO）中枢神经系统肿瘤分型标准中被单独列为一类分级为最高级 IV 级的脑肿瘤。在该类肿瘤的分子诊断中，一个有效的方法是针对肿瘤组织 H3K27me3 修饰的免疫组化检测。而针对 H3K27M 引起的系列组蛋白翻译后修饰变化，多项研究也开发了众多表观遗传靶向治疗策略，包括针对 H3K27me3 修饰酶和去修饰酶，以及 H3K27Ac 去修饰酶和识别蛋白在内的多类组蛋白翻译后修饰相关的靶向小分子，都被证明能够在临床前肿瘤模型中显著抑制弥散内生性脑桥胶质瘤的生长。

五、组蛋白翻译后修饰的研究方法

（一）组蛋白的提取

绝大部分组蛋白存在于结构稳定的染色质中，因此，常规进行的细胞裂解和蛋白提取方法并不能有效获得可溶性的组蛋白样本。目前使用的组蛋白提取方法主要有酸提取法或高盐提取法两种。酸提取法是基于在稀盐酸或硫酸溶液等酸性条件下，组蛋白相较于 DNA 以及绝大部分其他核蛋白有更高的溶解度的原理。高盐提取法一般需要用到 2.5mol/L 的氯化钠溶液，因为它能更好地保留包括磷酸化修饰在内等某些酸不稳定的组蛋白翻译后修饰特征。此外，还可以通过超声或核酸酶处理的方法制备组蛋白样本。超声或核酸酶能够破碎或剪切染色质，使其能够产生可溶于常规蛋白裂解液的寡聚核小体。两种方法也可以搭配使用，从而获得更快速稳定的组蛋白样本制备效果。

（二）组蛋白翻译后修饰识别蛋白的鉴定和检测

组蛋白翻译后修饰识别蛋白可以通过组蛋白下拉（pull-down）实验来进行鉴定和检测。组蛋白下拉实验需要的主要材料包括体外合成的带有生物素（biotin）标签以及特定组蛋白翻译后修饰的组蛋白肽段、细胞核裂解液、链霉亲和素磁珠（streptavidin magnetic bead）。链霉亲和素磁珠可以高特异性结合体外合成的带有生物素标签以及特定组蛋白翻译后修饰的组蛋白肽段，之后通过与细胞核裂解液进行孵育，就能从中富集对应的识别蛋白及相关蛋白复合体，之后再利用免疫印迹（immunoblotting）或者蛋白质谱（mass spectrometry，MS）等方法对其进行鉴定和检测。

（三）组蛋白翻译后修饰的基因组分布特征的检测

针对不同维度组蛋白翻译后修饰的基因组分布特征的检测，对于解析其表观遗传调控功能及分子机制具有重大意义。当前可选用的相关检测技术主要包括染色质免疫沉淀（chromatin IP，ChIP）、CUT&RUN 和 CUT&Tag 等（表 9-2）。这 3 种检测技术不仅需要能够识别特定组蛋白翻译后修饰的高特异性抗体，还需要对抗体进行测试以确定可用于该技术。其中 ChIP 是早期开发出来的方法，近年来新出现的 CUT&RUN 和 CUT&Tag 等方法对其进行了技术革新，具有减少起始实验材料需求量和缩短实验操作时长等优点。尤其是它们为更进一步实现单细胞分辨率的组蛋白翻译后修饰的基因组分布特征的检测提供了可能。目前，虽然这方面的技术开发已经陆续有报道，但尚不成熟。

表 9-2 ChIP、CUT&RUN、CUT&Tag 技术比较

	ChIP	CUT&RUN	CUT&Tag
起始材料	常规实验方案需要上百万个细胞，但也有一些低起始细胞方案的报道	不超过 50 万个细胞，标准情况下 5 万个细胞。可进一步使用更低起始细胞和单细胞实验方案	不超过 50 万个细胞，标准情况下 5 万个细胞。可进一步使用更低起始细胞和单细胞实验方案
固定	一般采用甲醛（福尔马林）进行交联	不需要或者不推荐固定	不需要或者不推荐固定
核分离	大多推荐进行核分离	不需要，但可以进行核分离	不需要，但可以进行核分离
超声处理	常规使用	不需要	不需要
染色质切割或标记	可以使用微球菌核酸酶（MNase），一般与超声处理结合使用	使用 MNase 对抗体识别的区域进行原位 DNA 切割	使用 Tn5 对抗体识别的区域进行原位 DNA 标记
实验耗时	约 1 周	通常 1～2 天	通常 1～2 天

（四）组蛋白翻译后修饰的基因组定点干预

基于 CRISPR/Cas9 的表观基因组编辑技术能够实现对基因组特定区域的组蛋白翻译后修饰进行干预，从而影响其表观遗传调控功能。例如，由剪切酶活性缺失的 dCas9 和具有沉默功能的 KRAB 结构域组成的 dCas9^{KRAB} 融合蛋白工具，通过 sgRNA 可以被靶向引导到特定的基因组区域，然后通过 KRAB 结构域招募细胞内的 KAP1 和 NuRD 蛋白复合体，它们又分别与 H3K9 甲基化修饰酶 SETDB1 以及组蛋白乙酰化去修饰酶 HDAC 蛋白发生相互作用，从而诱导该区域内发生基因转录沉默相关的组蛋白修饰，并引起转录下调和异染色质形成。与此相反的是，由剪切酶活性缺失的 dCas9 和组蛋白乙酰化修饰酶 p300 的催化活性结构域组成的 dCas9^{p300} 融合蛋白工具，能够直接诱导特定基因组区域发生基因转录激活相关 H3K27ac 修饰，从而导致转录上调。将以上工具结合 sgRNA 文库可以进行基于 CRISPR/Cas9 的表观基因组调控元件筛选（CRISPR/Cas9-based epigenomic regulatory element screening，CERES），从而实现对非编码基因组的功能性注释。

第三节　染色质高级结构的可塑性

以核小体（nucleosome）为基本单位的染色质（chromatin）会在细胞核内通过持续的高度折叠和压缩形成复杂的高级三维结构。研究发现，在多种生理或病理进程中，不同类型或同一类型不同状态的细胞会表现出各自特有的染色质高级三维结构特征，而且它的动态变化能够发挥调控基因转录的功能。

在真核生物细胞中，染色质随其折叠和压缩程度的不同，可以在不同空间维度和层级上表现出相应的高级三维结构特征。第一，在包含约 1 亿个碱基对规模的染色体层面上，各条染色体均倾向于内部发生聚集和折叠，从而形成各自的染色体疆域（chromosomal territory，CT），在细胞核中占据相对独立的空间位置。各条染色体内部的相互作用频率远高于不同染色体之间的相互作用。第二，各条染色体内部可以分成两个不同染色质区室（chromatin compartment），即与常染色质密切相关、具有染色质开放程度高与基因转录活跃等特征的 A 区室，以及与异染色质相关、具有染色质开放程度低与基因转录沉默等特征的 B 区室。区室内部的相互作用频率同样比区室之间高得多。第三，在区室内，染色质主要以数量众多且大小范围为几万到几百万个碱基对的拓扑相关结构域（topologically associated domain，TAD）的形式存在，各个 TAD 之间由被称为边界（border 或 boundary）的区域隔开。第四，在各个 TAD 内部存在着大量的染色质相互作用，这种相互作用表现出的基本形式被称为染色质环（chromatin loop），染色质环的大小范围可以从几千到上百万个碱基对。因此，染色体疆域、染色质区室、拓扑相关结构域，以及染色质环就是目前所定义的染色质高级三维结构的主要类型（图 9-4）。

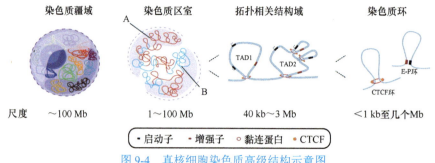

图 9-4 真核细胞染色质高级结构示意图

以间期细胞为例,染色质在<1kb 至百万碱基对的尺度上形成非随意排布、特征性的染色体疆域;在单条染色体尺度上,可由 Hi-C 数据的主成分分析(principal component analysis,PCA)定义出两类区室:A 区室具有疏松的染色质区域、更高的基因密度和更活跃的转录;B 区室则具有凝缩的染色质区域、低基因密度和失活的转录。随着分辨率的增加,可在染色体上检测到展现出广泛自身相互作用的区域,相邻的染色体结构单位(如 TADs/接触域或环域等)被边界隔开,形成独立的调控单元。在更精细的尺度上,能鉴定到增强子、启动子等调控元件之间或 CTCF 在环内的接触。

一、染色质高级结构的基因转录调控功能

染色质上的基因转录调控区域主要分为基因转录起始位点(transcription start site,TSS)附近的启动子(promoter)以及增强子(enhancer)、绝缘子(insulator)与沉默子(silencer)等远端顺式调控元件(distal cis-regulatory element,CRE)两类,它们之间的相互作用是基因转录调控的基本功能单位,也是染色质环产生的主要机制之一。而另外一类染色质环产生的主要机制则是由 Cohesin 蛋白复合物与 CTCF 蛋白共同参与的环挤压模型(the loop extrusion model),即 Cohesin 蛋白复合物能够装载到染色质上并形成一个小环,然后通过不断挤压染色质使环增大,直到被两个相向分布的 CTCF 蛋白卡住,从而形成染色质环。由这种 CTCF 蛋白二聚体介导的长距离间隔染色质区域的相互作用还可以发生在多个染色质环之间,从而进一步帮助建立 TAD 这种更高级别的染色质三维结构形式。

TAD 是包含大量密集区块内部染色质相互作用的染色质区域,其中可包含多个染色质环。如上所述,TAD 的边界也是由 Cohesin 蛋白复合物与 CTCF 蛋白参与决定的。以往研究认为,由染色质环介导的启动子与远端顺式调控元件之间的相互作用与特定的细胞类型和细胞状态有密切关系,因此具有高度的多样性和动态性。实际上,TAD 在不同种类细胞之间甚至是不同物种之间具有较高的保守性。从功能上来说,位于同一 TAD 内的各个基因倾向于富集在相关联的生物学过程或信号通路中,具有相似的时空表达模式,但相邻的 TAD 之间则存在显著差别,这说明 TAD 具有协调邻近基因组区域内多个基因转录共调控的作用。然而,近年来随着研究手段的逐渐丰富和完善,越来越多的研究开始揭示 TAD 重组在生理与病理状态下细胞命运转变中的重要作用。在肿瘤中,普遍存在的染色体重排现象被发现能够通过打破 TAD 边界造成癌基因启动子与其他基因的高活性增强子之间发生异常相互作用,从而形成新的促癌染色质环并引起癌基因的异常高表达,该现象被称为增强子劫持(enhancer hijacking)。在多能干细胞分化过程中,也发现存在与基因转录和表达变化高度相关的大规模的 TAD 重组,并且核心转录因子 OCT4 的相分离(phase separation)被发现在此 TAD 重组过程中发挥了重要的调控作用。

单条染色体上的 TAD 大多以极化的方式分布于染色质结构松散程度差异明显的 A 和 B 两个染色质区室中。A 区室中染色质开放程度与转录活跃的基因含量高,富含 H3K9ac 和 H3K27ac 等转录激活相关组蛋白翻译后修饰标记。与之相反的是,B 区室中染色质开放程度低,含有较多

的转录沉默基因以及 H3K9me3 和 H3K27me3 等相关组蛋白翻译后修饰标记。染色质区室在细胞核内的定位与其内在特性高度相关。A 区室大多位于核中心区域以及核孔复合体（nuclear pore complex，NPC）的邻近区域，而 B 区室则大多位于细胞核外围，通过核纤层相关结构域（lamina-associated domain，LAD）与核纤层（nuclear lamina，NL）发生相互作用，构成了一个不利于转录发生的环境，其中富含异染色质成分。在多能干细胞分化过程中，可检测到广泛的以 TAD 作为基本结构单位的 A 和 B 染色质区室之间的转换。这种改变可能影响特定染色质区域中转录因子或其他转录调控蛋白的可及性，从而对区域内部分特定基因的转录活性产生调控作用。针对 LAD 的研究发现，除了在不同组织中保守存在的组成型 LAD（constitutive LAD，cLAD）之外，还包括有组织特异性的可变 LAD（variable LAD，vLAD）或兼性 LAD（facultative LAD，fLAD）。vLAD 中被发现包含大量与其所在特定组织细胞类型无关的其他谱系特异性基因，这些基因会在这种抑制性的染色质区室环境中被沉默。

各条染色体在细胞核中的定位区域，也就是其染色体疆域的分布往往也是非随机的，会受到染色体大小以及基因富含程度等染色体本身特性的影响，并且可以受到细胞类型与细胞状态的影响而发生变化。在雌性细胞的 X 染色体失活（X-chromosome inactivation，XCI）过程中，非编码 RNA 分子 *XIST* 能够通过结合 X 染色体从而引起其染色体疆域发生重组，并形成具有高度转录沉默环境的巴氏小体（Barr body）。

二、染色质高级结构的可塑性调控机制

染色质高级结构在生理或病理过程中发生动态变化的调控机制是目前表观遗传学领域研究的热点之一。已发现的染色质高级结构可塑性调控机制主要分为两类，一类是由 DNA 甲基化修饰与组蛋白乙酰化修饰等染色质基本结构组分的可逆酶促共价修饰介导的染色质结构变化，另一类则是由染色质重塑复合物（chromatin remodeling complexes，CRC）驱动的依赖 ATP 的染色质可塑性调控。由此产生的结构紧密或疏松的染色质对于转录激活相关的转录因子、转录辅助因子，以及 RNA 聚合酶等均呈现出显著的可及性差异，使其分别有利于转录沉默或转录激活。

染色质重塑复合物是一类从酵母到人类均保守的具有染色质高级结构调控功能的大型蛋白复合物，通常由多个辅助亚基和一个包含 ATPase 催化活性的核心蛋白亚基组成。它们可以被转录因子、转录辅助因子招募或者直接识别 DNA 序列，从而结合到特定的染色质区域，然后利用水解 ATP 获得的能量动员、移除或重构核小体来调控染色质的结构或组成，从而对染色质高级结构的维持和转换以及基因的转录表达发挥重要的调控作用。目前，根据包含 ATPase 亚基的序列与结构差异，染色质重塑复合物主要被划分为以下 4 类，即 INO80（inositol requiring 80）、ISWI（imitation switch）、CHD（chromodomain-helicase DNA-binding） 与 SWI/SNF（switch defective/sucrose non-fermenting）（图 9-5）。此外，还有少数尚未被归类的染色质重塑蛋白分子，如 Cockayne syndrome group B（ERCC6/CSB）、alpha thalassemia/mental retardation syndrome X-linked（ATRX），以及 Rad54L 等。

INO80 家族成员的 ATPase 结构域中含有一个较长的插入片段，可以招募同样具有 ATPase 活性的 RVB1/RVB2 六聚体复合物来发挥其染色质重塑功能。它们具有独特的核小体编辑功能，即在核小体内以不依赖复制的方式移除部分组蛋白成分并替换为其他组蛋白变体形式，如促进 H2A.Z-H2B 二聚体被置换为 H2A-H2B 二聚体。

ISWI 家族成员的特征是除了 ATPase 结构域之外，C 端还含有一个可以识别未修饰组蛋白尾巴与核小体两侧接头 DNA 的 HAND-SANT-SLIDE（HSS）结构域。它们主要在新生核小体的成熟、组装与折叠过程中发挥辅助功能。

CHD 家族成员的主要特点是在 N 端存在两个连续排列的克罗莫结构域，它们可以通过参与不同的蛋白复合物行使包括驱动染色质的组装、调控染色质的开放性，以及编辑核小体等各类染

色质重塑功能，对转录激活或转录抑制均可以发挥促进作用。

SWI/SNF 家族成员的特征是其 ATPase 结构域中存在一段短插入序列。哺乳动物中主要包含有 BAF（canonical BRG1/BRM-associated factor）、PBAF（polybromo-associated BAF） 及 ncBAF（noncanonical BAF）这 3 类 SWI/SNF 复合物，它们由核心催化亚基 BRG1（Brahma related gene 1）或 BRM（Brahma homolog）以及其他不同的 BAF 亚基组合形成。该家族成员不仅具有解离和移动核小体的活性，还表现出独特的驱逐核小体的能力，因此，在转录激活或转录抑制中它们主要通过提高染色质可及性发挥调控作用。

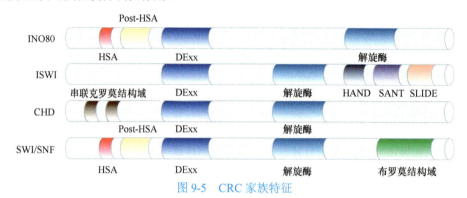

图 9-5　CRC 家族特征

染色质重塑复合物家族成员 INO80、ISWI、CHD 和 SWI/SNF 蛋白的主要特征及结构域构成。HSA: helicase-SANT-associated；
DExx：天冬氨酸-谷氨酸-任意两个氨基酸

三、肿瘤中的染色质高级结构

虽然近几十年人们对于肿瘤的基因组序列特征已经有了众多的了解，但是对于肿瘤中的染色质高级三维结构特征及其在肿瘤发生发展中的功能与作用分子机制的认识还不足。

近年来，多项研究初步证明了肿瘤具有特征性的染色质高级三维结构，肿瘤发生发展过程中染色质高级三维结构的变化与基因转录表达的变化之间存在密切的关系。在乳腺癌中，研究人员发现肿瘤细胞中约 12% 的基因组区域发生了染色质区室层面的转换，并且这种转换与基因转录水平变化有显著相关性，即从 A 区室转换到 B 区室的基因呈现出下调趋势，而从 B 区室转换到 A 区室的基因则呈现出上调趋势。肿瘤中 TAD 层面同样存在各种异常特征。在 IDH 突变的胶质瘤中，具有活跃的 DNA 去甲基化功能的 TET 蛋白活性被抑制，使得一些 CTCF 结合位点发生 DNA 超甲基化并减少了 CTCF 的结合。这又进一步导致一个组成型增强子与胶质瘤癌基因 PDGFRA 之间发生异常相互作用，从而触发该基因的转录上调。在 T 细胞急性淋巴细胞白血病（T-ALL）中两个致病基因 TAL1 和 LMO2 被发现位于受损的 TAD 边界附近，而在 HEK-293T 细胞中敲除这两个边界可以导致两个基因的激活。之前提到过的肿瘤中存在的增强子劫持现象也是其 TAD 发生异常变化的一种机制，即部分染色体重排能够通过打破 TAD 边界造成癌基因受到其他基因的高活性增强子的驱动而异常高表达。此外，CTCF 结合位点被发现在多种癌症类型中频繁突变，提示TAD 边界破坏可能是癌基因活化的常见机制。

另外，肿瘤中大量存在的非编码区 DNA 序列变异的功能可能与染色质高级结构密切相关。全基因组关联分析（GWAS）发现的大多数疾病相关变异存在于非编码序列中，并且经常在顺式调控元件中或附近发现，提示它们可能通过影响特定靶基因的转录来参与疾病的发生发展。通过染色质高级三维结构的研究对疾病或对照组织的三维基因组进行功能注释，能够帮助理解这些非编码区 DNA 序列变异参与的转录异常调控功能及相关机制。虽然在肿瘤中的研究还非常少，但是该研究策略已经在其他非肿瘤疾病中取得了重要进展。例如，一项研究通过对人体 17 种主要造血干细胞三维启动子相互作用组（interactomes）的分析，揭示了与数千个 GWAS 中单核苷酸多态性（single nucleotide polymorphism，SNP）相关的超过 2500 个潜在疾病相关基因。而在另一项研究中，来自人类大脑皮质的 Hi-C 接触图谱被用于注释精神分裂症 GWAS 中鉴定到的非编码 DNA 变异。

四、染色质高级结构的研究方法

总体来说，目前针对染色质高级三维结构的研究和认识正处于快速发展和不断积累的阶段，开发新的检测技术和研究手段为这个领域的推进和拓展提供了重要助力。

（一）染色质高级结构的成像研究技术

传统的 DNA 荧光原位杂交（fluorescence in situ hybridization，FISH）使用带有荧光标记的 DNA 序列（如寡核苷酸）作为探针，与被固定细胞中基因组的互补目标区域杂交，然后利用显微镜观察被荧光探针突显的基因组区域，可用于测量两个或几个标记区域之间的物理距离。该方法的缺陷在于分辨率低，很难检测到短于 100kb 的染色体区域之间的相互作用，而且难以量化低于 TAD 水平的精细染色质折叠。oligopaints 是一类长度比 FISH 探针更短（60～100bp）、特异性更高的荧光团标记的寡核苷酸，其与微流控技术相结合的组合方式允许样品依次与多种探针杂交，能够高精度地分析细胞核空间内多个不同基因座。基于它的 oligopaints-多重稳健荧光原位杂交（oligopaints-multiplexed error-robust fluorescence in situ hybridization，oligopaints-MERFISH）技术能标记 TAD 中心 100kb 区域并实现 TAD 的可视化。在 DNA-MERFISH 成像技术中，研究人员为每个基因组位点设计了多条新组合型 FISH 核酸探针，通过利用包含 2 个 "1" 位和 98 个 "0" 位的 100 位汉明权重为 2（Hamming weight of 2，HW2）的二进制条形码，最大限度地减少邻位重叠信号的检测误差。该技术还可识别和丢弃检测错误，从而进一步提高测量精度。近年来，新开发的 PathSTORM（stochastic optical reconstruction microscopy for imaging pathological tissue）技术可实现对病理组织中的染色质高级结构进行稳定、快速的超分辨率成像，而细胞核组结构多重成像技术（multiplexed imaging of nucleome architectures，MINA）则可实现单细胞水平的多重尺度细胞核组结构分析。其中，可检测指标包括染色质折叠、染色质与核纤层或核仁的结合区域以及转录组 RNA 表达。

为了追踪染色质高级结构变化的动态过程，研究人员设计了与荧光蛋白融合的内切核酸酶缺陷形式的 Cas9（dead-Cas9，dCas9），利用特异性单链向导 RNA（single guide RNA，sgRNA）将其招募到特定目标基因组位置，从而实现活细胞中染色质元件的成像观察。并进一步通过使用不同种属细菌带荧光的 Cas9 直系同源物，或者通过适配子融合将荧光 RNA 结合蛋白连接到 sgRNA，形成包含目标基因座和荧光颜色信息的支架 RNA（scaffold RNA），来实现活细胞内标记不同染色质区域的多色成像。

（二）基于 3C 的染色质高级结构研究方法

染色体构象捕获（chromosome conformation capture，3C）技术的原理是通过交联剂处理固定染色质片段之间的相互作用，然后通过 DNA 限制性内切酶和连接酶的连续处理使相互作用的染色质片段之间发生直接串联，最后再进行跨染色质片段的 PCR 检测分析。3C 技术只能够基于发生潜在相互作用的染色质片段的 DNA 序列设计各自对应的引物进行低通量的测试，因此，后续又开发出可用于研究单个或多个染色质区域与其他多个染色质区域相互作用的环状染色体构象捕获（circular chromosome conformation capture，4C）和 5C 技术、可用于整体全部染色质相互作用检测的 Hi-C 技术、通过序列捕捉或抗体富集等方法来检测多个染色质区域参与的全部染色质相互作用的 Capture Hi-C、Capture-C，以及 ChIA-PET（chromatin interaction analysis by paired-end tag sequencing）与 HiChIP 等方法。除了以上基于 3C 的研究方法之外，近年来还新开发出了不依赖 DNA 连接反应而利用标签延伸对相互作用进行分离-集中识别（split-pool recognition of interactions by tag extension，SPRITE）和基因组结构绘制（genome architecture mapping，GAM）等新型染色质相互作用检测方法。

第四节　非编码 RNA

人体内大约 75% 的基因组 DNA 能被转录成 RNA，其中相当大一部分（约 74%）是非编码 RNA（non-coding RNA，ncRNA），这类 RNA 并不具有编码蛋白功能，而发挥了结构、催化和调控等功能。非编码 RNA 最初被认为是转录噪声或废料被大家忽视，随着基因组学、生物信息学，以及分子生物学的发展，尤其是高通量测序技术的大量应用，科学家发现了越来越多的非编码 RNA 在许多重要生物进程中都起着至关重要的作用。

非编码 RNA 的种类广泛，如核仁小 RNA（small nucleolar RNA，snoRNA）、干扰小 RNA（short interfering RNA，siRNA）、核小 RNA（small nuclear RNA，snRNA）、微 RNA（microRNA，miRNA）和长链非编码 RNA（long non-coding RNA，lncRNA）、环状 RNA（circular RNA，circRNA）等。根据其长度和功能，非编码 RNA 又常被分为短链非编码 RNA（small non-coding RNA，sncRNA）和 lncRNA。其中，近年来被广泛研究的 miRNA 是一类长度为 21～23 个核苷酸（nucleotide，nt）的短链非编码 RNA，其前体（pre-miRNA）大概为 70～100nt，加工后成为 21～23nt 的单链 RNA。lncRNA 是指长度大于 200nt 的非编码 RNA；环状 RNA 是指具有闭合环状结构的非编码 RNA。

随着对非编码 RNA 研究的深入，越来越多的报道发现了调节异常的非编码 RNA 参与了某些疾病包括肿瘤的发生和发展的过程。在哺乳动物早期发育过程中，lncRNA 能调节多种细胞中的基因表达，肿瘤细胞中 lncRNA 的变化也被发现与肿瘤形成、发展和转移密切相关。miRNA 和 lncRNA 能够调控 DNA 损伤反应过程，其中 miRNA 几乎参与了细胞 DNA 损伤的所有方面，包括损伤信号转导、受损 DNA 修复、激活细胞周期检查点和诱导细胞凋亡。因此，非编码 RNA 可能成为癌症诊断的重要生物标志及发挥功能的关键分子。

一、微 RNA

微 RNA（miRNA），是一类内源性表达的、长度约 22 个核苷酸的非编码小分子 RNA。它们主要通过抑制翻译或降低 mRNA 稳定性等方式在转录后水平调节基因的表达。miRNA 最早在线虫中被发现，Lee 等用经典的定位克隆的方法在秀丽隐杆线虫（*C. elegans*）中克隆了 lin-4 基因，并通过定点突变发现 *lin-4* 并不编码蛋白，而是产生一种微 RNA 分子。这种微 RNA 分子能以不完全互补的方式与其靶 mRNA 的 3′ 非翻译端的特定区域相互作用来抑制 *lin-14* 的表达，最终导致 lin-14 蛋白质合成的减少。最开始这种调节方式被认为只是一种特例，直到 2000 年第 2 个 miRNA 即 let-7 及人类和果蝇中同源物的发现才改变了人们的看法，miRNA 的研究由此成为研究的又一热点。

（一）miRNA 的生物合成与作用机制

miRNA 最初是由 RNA 聚合酶 Ⅱ 转录并生成初始微 RNA（pri-miRNA），pri-miRNA 具有典型的聚合酶 Ⅱ 转录产物的特征，有 5′ 端的帽子和多腺苷酸尾的结构。pri-miRNA 在细胞核内由以 RNA 酶 Ⅲ Drosha 为核心的复合物剪切，产生一个 60～70nt 的具有发夹结构的 pre-miRNA。pre-miRNA 一旦形成就被 Exportin 5 转运到核外，在胞质中被另一种 RNA 酶 Ⅲ Dicer 复合物剪切成不对称的双链形式，并定位到 miRNA 诱导沉默复合物（miRNA-induced silencing complex，miRISC）中，其中 5′ 末端自由能较低的那条链将作为成熟的 miRNA 发挥作用。miRNA 的功能主要通过其靶基因实现。miRNA 与其靶基因的结合方式在动植物中有所不同：在植物中，miRNA 与其靶基因 mRNA 形成完全或近似完全配对，进而通过 RNAi 的机制降解 mRNA，且这种结合位点往往是单一的；而在动物中，miRNA 与其靶基因形成不完全的碱基配对，可能存在错配或者突起；但是在 miRNA 的 5′ 端 2～8 个碱基会与靶基因完全配对，这一段序列被称为 miRNA 的种子序列（seed sequence）。miRNA 通常与靶基因 mRNA 的 3′UTR 形成多个不完全结合位点，从而抑制蛋白的翻译。并且，miRNA 与靶基因的结合位点在物种之间存在着保守性。这种结合方式为预测 miRNA 的靶基因提供了基础。在果蝇、线虫、小鼠和人类中，已预测大量的 miRNA 靶基因。在脊椎动物中，一个 miRNA 大约有几百个潜在的靶基因，同时一个靶基因可以同时被多个 miRNA 所调控。对于人类基因组的分析发现，大约有 5300 个基因，即人类基因总数的 1/3，可能是 miRNA 的靶基因。并且，miRNA 的表达有严格的时间和空间的特异性。这些信息都提示，miRNA 可能是一类进化上保守的、在生命中起着重要调控作用的分子。它们能有效地抑制相关蛋白质的合成，导致靶 mRNA 的降解，或者通过其他形式的调节机制来抑制其靶基因的表达（图 9-6）。

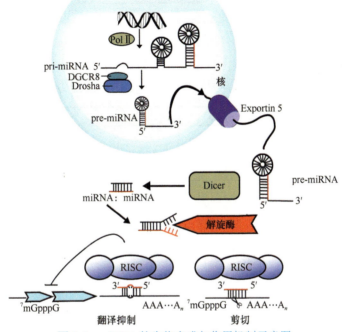

图 9-6　miRNA 的生物合成与作用机制示意图

（二）miRNA 的异常表达与疾病

越来越多的研究表明，miRNA 的异常表达与多种癌症的发生和发展相关。最近研究结果显示，多种调节细胞增殖和凋亡的 miRNA 在癌症（如肺癌、乳腺癌、肝癌、结肠癌和白血病）的发生中发挥重要作用。miRNA 既可以发挥肿瘤抑制基因的作用（如 miR-15a 和 miR-16-1），又可以发挥癌基因的作用（如 miR-155 和 miR-17-92 簇）（图 9-7）。由于对 miRNA 的表达调控机制并不十分明确，所以 miRNA 在肿瘤形成中的作用机制研究是目前国际研究的前沿。miRNA 在造血系统的功能研究中，Chen 等从小鼠骨髓细胞中克隆了近 150 个 miRNA，并发现 miR-181a、miR-223 和 miR-142 优先在造血系统中表达。其中，miR-181a 在 B 细胞中高表达，外源性高表达 miR-181a 能使造血干细胞向 B 细胞分化。miR-223 则在粒系分化中起了重要的调节作用，并与 NFIA 和 C/EBPα 这两个转录因子相关。NFIA 和 C/EBPα 能竞争性地结合到 miR-223 的启动子区，NFIA 使 miR-223 维持在低表达的水平，而在视黄酸（维 A 酸）诱导的分化中，C/EBPα 能使 miR-223 的表达量增加，miR-223 的高表达能抑制 NFIA 的翻译，从而形成负反馈机制而有利于细胞向粒系分化。对 miR-223 表达调控的进一步研究显示，AML1-ETO 能特异地结合到 miR-223 的启动子区，并能使其甲基化，从而抑制了 miR-223 的表达，也进一步抑制了细胞向粒系分化。此外还有文献报道，由 CD34+ 祖细胞分化成的巨核细胞中存在 miR-10a、miR-10b、miR-126、miR-17 和 miR-20 表达的下降。这些研究都表明，miRNA 的表达与已知的转录因子间存在着复杂的调控关系，并一起参与到调控网络中发挥调控作用。miRNA 的表达调控与经典的蛋白编码基因一样，在特定的内源性和外源性刺激下，受到某些特定转录因子的调控。例如，癌基因产物转录因子 c-Myc 可以激活 miR-17-92 簇的表达，且这一机制在肿瘤的形成中发挥重要作用，因此，对细胞在特定微环境的改变而引起的 miRNA 调节的研究也逐渐引起了人们的兴趣。

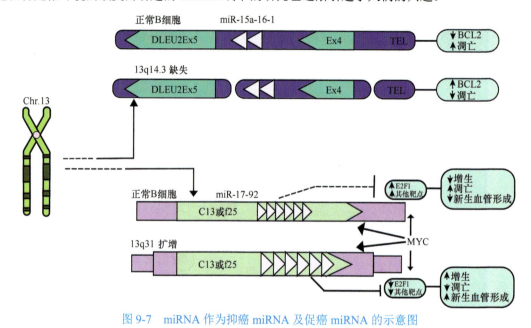

图 9-7　miRNA 作为抑癌 miRNA 及促癌 miRNA 的示意图

miRNA 参与肿瘤进展的例子还有很多，这里不再一一列举。另外，细胞中还存在各种表观遗传机制，可以通过调控 miRNA 生成等方式使促癌 miRNA 表达上调或抑制抑癌 miRNA 的表达，从而促进肿瘤的发生和进展。

二、长链非编码 RNA

长链非编码 RNA（long non-coding RNA，lncRNA）是一类长度超过 200nt、缺少特异性的完整开放阅读框、不具备指导蛋白质编码潜能的一类非编码 RNA，在人类转录组中所占比例最大。DNA 元件百科全书（Encyclopedia of DNA Elements，ENCODE）计划的数据显示，人类 lncRNA 至少有 30 000 多种，它们广泛分布于基因组中，包括了转录起始区域、基因间区域、3′-mRNA 或反式转录本中。lncRNA 常由 RNA 聚合酶 II 负责转录，因此它们常被认为转录后在 5′ 端拥有帽结构，3′ 含有多聚腺苷酸尾且缺乏开放阅读框。lncRNA 的分类方法复杂，根据 lncRNA 在基因组上相对于编码蛋白基因的相互位置关系可以分为基因间 lncRNA（intergenic lncRNA）、天然反义 lncRNA（natural antisense lncRNA）、双向 lncRNA（bidirectional lncRNA）、内含子 lncRNA（intronic lncRNA）；也可以根据 lncRNA 的功能把 lncRNA 分为具有增强子功能的增强子 lncRNA（enhancer ncRNA）、内源性竞争 lncRNA（competing endogenous lncRNA）等。

相比于 miRNA，lncRNA 的生物学性质更复杂。lncRNA 在生物进化过程中保守性不高，RNA 测序结果发现，相对于编码基因，lncRNA 的表达具有更高的细胞类型特异性。lncRNA 有足够的长度和柔性可以折叠为更复杂的二级和高级结构，以便于行使更为复杂的生物学功能，lncRNA 可以在表观遗传、转录及转录后水平等多个层面调节基因的表达。定位于细胞核内的多数 lncRNA 参与基因的转录调控，可以通过招募染色体修饰酶，以顺式作用（cis-acting）的方式调节同一染色体上相邻基因的转录，也可以通过反式作用（trans-acting）的方式调节不同染色体上基因的转录。顺式作用如 lncRNA 通过招募 DNMT3 诱导 DNA 甲基化从而抑制基因转录，或者通过招募组蛋白修饰子（如 PRC1 和 PRC2 蛋白复合体）引起组蛋白的甲基化修饰从而抑制基因转录；反式作用如 HOXA 转录反义 RNA（HOTAIR）通过招募 PRC2 和赖氨酸特异性组蛋白去甲基化酶 1A-REST 共抑制 1-RE1- 沉默转录因子（lysine-specific histone demethylase 1A-REST corepressor 1-RE1-silencing transcription factor，KDM1A-CoREST-REST）组蛋白修饰复合体作用于远端的特异性靶点从而抑制基因表达。

　　定位于细胞质中的 lncRNA 往往在转录后水平行使调节的功能，可以调控 mRNA 的剪接、mRNA 的稳定性、mRNA 的翻译，以及阻断 miRNA 对 mRNA 的作用等发挥转录后水平的调节。此外，定位于细胞质内的 lncRNA 还可以通过与特定的蛋白质相互作用而影响蛋白质的功能，参与相关信号通路中信号分子的活性调控（图 9-8）。例如，lnc-DC 在树突状细胞分化过程中高表达，其通过与信号分子 STAT3 结合阻断 SHP1 对 STAT3 Y705 的去磷酸化作用，使 STAT3 信号通路持续激活，从而促进树突状细胞的分化。

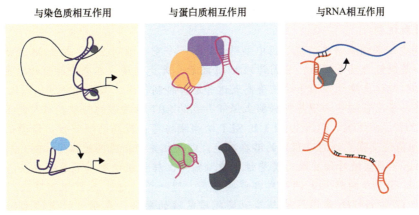

与染色质相互作用　　　　　　与蛋白质相互作用　　　　　　与RNA相互作用

图 9-8　lncRNA 作用机制示意图

　　lncRNA 广泛参与细胞分化、细胞周期调控、机体生长发育、胚胎干细胞命运决定等多种生物学过程。特别是近几年来，有关 lncRNA 与肿瘤的相关报道显示，lncRNA 可通过调节肿瘤细胞的生长、侵袭转移、能量代谢等发挥癌基因与肿瘤抑制基因的作用。如在结肠癌中，lncRNA CCAT2 可以通过招募转录因子 TCF7L2 激活 WNT 通路引起肿瘤发生。在卵巢癌中，lncRNA FAL-1 通过稳定表观遗传抑制子 BMI1 蛋白使得靶区域启动子区的组蛋白泛素化而抑制靶基因如肿瘤抑制基因 *CDKN1A* 的转录，从而在卵巢癌的发生中发挥重要作用。现有的研究显示，lncRNA 与肿瘤的侵袭转移也有着密切的关系，如 TGF-β 激活的 lncRNA-ATB 通过结合 miR-200 家族使 ZEB1/2 上调促进 EMT 发生，同时也可以结合并稳定 IL-11 的 mRNA，诱导 IL-11 的分泌并激活 STAT3 信号通路，从而促进肝癌细胞的转移。在乳腺癌细胞中，NF-κB 上调 lncRNA NKILA 的表达，NKILA 可以结合 NF-κB/IκB 复合体并覆盖 IκB 的磷酸化位点，进而抑制 IKK 诱导的 IκB 的磷酸化和 NF-κB 的激活，从而抑制了乳腺癌细胞的侵袭。

三、环状 RNA

　　环状 RNA（circRNA）是在真核生物中表达的共价闭合的内源性 RNA，具有组织特异性和细胞特异性表达模式，其合成受特定顺式作用元件和反式作用因子的调节。一些 circRNA 丰度较高并且进化保守，许多 circRNA 通过作为 miRNA 或蛋白质的"海绵"（sponge）发挥重要的生物学功能。迄今为止，鉴定的 circRNA 大多数具有 miRNA"海绵"的功能。此外，部分 circRNA 含有 RNA 结合蛋白（RNA binding protein，RBP）结合基序，可以作为"海绵"或诱饵与不同蛋白质发生相互作用，并间接调节蛋白质功能。例如，一些 circRNA 已被证明可以作为蛋白质支架，促进酶（如磷酸酶、乙酰化酶和泛素连接酶等）与其底物的共定位，从而影响酶促反应动力学；

circRNA 也可以将特定蛋白质募集到细胞内特定位点或亚细胞区域，如 circRNA FLI1 外显子环状 RNA（FECR1），可以募集 TET1 到其自身宿主基因的启动子区。最后，还有小部分 circRNA 含有内部核糖体进入位点（IRES）和 AUG 位点，可以在特定情况下翻译为多肽。近年来，随着高通量 RNA 测序和 circRNA 特异性计算工具的出现，circRNA 识别和功能表征的新方法日益发展。越来越多的研究结果显示，circRNA 与糖尿病、神经系统疾病、心血管疾病和癌症等疾病相关。

思 考 题

1. 研究发现，一种用于治疗癌症的药物在治疗 Angelman 综合征方面也显示出潜力，已知该药物可以去除 15 号染色体印记区域的基因 *UBE3A* 的甲基化修饰。请解释该药物可能有效的机制。

2. 假设通过改进质谱检测技术在乳腺癌中发现了一种新的组蛋白翻译后修饰，为 H3K79 的 Xc 酰化，简写为 H3K79-Xc，通过与癌旁组织的质谱进行比较，发现乳腺癌中整体 H3K79-Xc 修饰水平与癌旁相比显著增高，请思考如何设计实验研究该位点修饰在乳腺癌中的潜在功能与相关的表观调控作用机制。

3. M 是某类细菌侵染宿主细胞过程中编码表达的一个重要辅助蛋白，缺失 M 的细菌在宿主细胞中的侵染和复制能力显著下降，原因是缺失 M 之后先天免疫反应在感染细菌的宿主细胞中被显著激活，由此引起抗感染免疫因子的显著高表达并发挥抑制作用。假设你通过序列比对发现 M 蛋白部分区域序列带有在组蛋白甲基转移酶上保守存在的 SET 结构域的特征，与人的多个组蛋白甲基转移酶（EZH2、SETD2、SUV39H1）的 SET 结构域均存在较高的保守性，请尝试设计实验研究 M 蛋白在细菌侵染宿主细胞过程中的潜在功能，以及相关的表观调控作用机制。

4. 在 Group 3 亚型髓母细胞瘤这类恶性儿童脑瘤中，转录组检测结果表明存在癌基因 *GFI* 家族成员 *GFI1* 或 *GFI1B* 的转录上调并发挥促癌作用，进一步通过全基因组测序检测发现其中部分肿瘤中存在 *GFI1/GFI1B* 基因区域与其他染色质区域的融合，表明可能通过增强子劫持现象（enhancer hijacking）引起 *GFI1/GFI1B* 的转录上调，请尝试设计试验探究其中具体的调控机制。

5. 染色质重塑因子 SWI/SNF 家族主要包含 BAF（canonical BRG1/BRM-associated facto）、PBAF（polybromo-associated BAF）以及 ncBAF（noncanonical BAF）这 3 类 SWI/SNF 复合物，它们由核心催化亚基 BRG1 或 BRM 以及其他不同的 BAF 亚基组合形成。在恶性横纹肌样瘤（malignant rhabdoid tumour）中被发现广泛存在的 BAF 复合物组分 SMARCB1 的基因缺失，表明其在肿瘤发生发展中可能发挥重要作用，请尝试设计试验探究 SMARCB1 以及其他染色质重塑因子 SWI/SNF 家族成员在该类肿瘤的发生发展与靶向诊疗中的潜在功能及相关机制。

6. 假设你在乳腺癌患者的 RNA 表达谱分析中发现了一个长链非编码 RNA（lncRNA）在肿瘤组织中高表达。①请设计实验证明该 lncRNA 在乳腺癌发生发展中的作用；②细胞定位实验发现该 lncRNA 定位在细胞核，请设计实验初步探明其机制。

（赵　倩　唐玉杰）

第十章　致病基因的生物信息学解析

目前，人类已鉴定到的疾病类型达到了 2 万多种，根据发病率的不同，可分为常见病和罕见病，其中罕见病约有 15 000 多种。而罕见病中 80% 以上与遗传因素相关，即是由遗传物质的结构改变或调控异常造成的。在临床诊断中，由于罕见病病因复杂，医师对其认知水平低，容易造成误诊和延诊。罕见病的临床诊断延迟从几个月到几十年不等，具体取决于患者的表型、年龄和可用资源，通常一种罕见病得到诊断的平均时间为 4～5 年。据统计，目前全球罕见病患者已达到 2.63 亿～4.46 亿人。

从人类个体的大量遗传变异中识别出致病突变是诊断遗传病的一项艰巨任务。与参考基因组相比，一个典型的人类个体有 4 百万～5 百万个变异位点。为了明确致病变异，从测序数据中识别出的变异位点需要用多种变异识别软件和相关数据库对其进行交叉验证，并用变异致病性预测工具来预测各个潜在的致病性变异位点的危害性。美国食品药品监督管理局（FDA）牵头的测序质控联盟（SEQC）研究表明，不同的生物信息学分析流程识别出的变异存在很大差异，从而导致不同的解读结果，因此，有必要对测序数据分析流程进行临床检测的室间质量评价，推进临床检验规范化，将测序数据分析流程标准化并固定下来，以保障分析结果的准确性。

第一节　遗传病致病变异的分析及解读

一、疾病特异数据库

二代测序（NGS）技术在临床遗传病的诊断中得到了广泛应用，到目前为止，已识别出的 2 万多种人类疾病中相当部分为遗传病。对这些疾病的临床信息及潜在致病因素的收集和整理，为这些疾病的临床准确诊断打下了坚实的基础。常用的一些疾病数据库见表 10-1。

表 10-1　常用的疾病数据库

疾病数据库	功能
ClinVar http://www.ncbi.nlm.nih.gov/clinvar/	关于人类变异的临床意义和表型关系数据库
HPO https://hpo.jax.org/app/	描述各种表型的标准化术语及关系的人类表型本体
OMIM http://www.omim.org	人类基因和遗传信息数据库，包含与疾病相关的遗传变异
eRAM http://www.unimd.org/eram	基于文本挖掘和信息整合的人类基因和遗传信息数据库，包含与疾病相关的遗传变异
DECIPHER http://decipher.sanger.ac.uk	分子细胞遗传学数据库，医师和研究人员使用 Ensembl 基因组浏览器将基因组微阵列数据与表型联系起来
GeneCards https://www.genecards.org/	收录人类基因组、转录组、蛋白质组信息的知识库。自动整合来自约 150 个网络来源的、以基因为中心的数据，其中提供所有已知以及推测的人类基因的功能信息
Human Genome Variation Society http://www.hgvs.org	人类基因组变异学会网站开发了数千个数据库，提供人类变异的特定子集的变异注释。大部分的数据库建立于 Leiden Open Variation 数据库系统
Human Gene Mutation Database http://www.hgmd.org	文献已发表的变异注释数据库。需要付费订阅才能访问大部分内容

二、NGS 数据分析过程

基本的 NGS 数据分析过程包括碱基识别、序列数据预处理、序列比对、变异位点识别、变异位点过滤，以及变异位点注释和优先级排序（图 10-1）。用于 NGS 数据分析的常用工具见表 10-2。

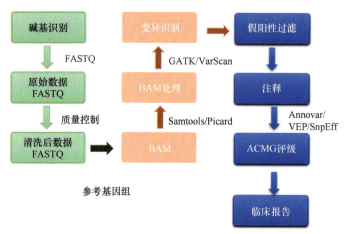

图 10-1　二代测序数据分析流程

表 10-2　NGS 数据分析基本流程中使用的工具

功能	工具	网页链接	参考文献（PMID）
碱基识别（base calling）	naiveBayesCall	http://bayescall.sourceforge.net/	21385040
	Freelbis	http://bioinf.eva.mpg.de/freeibis/	23471300
	AYB	http://www.ebi.ac.uk/goldman-srv/AYB/	22377270
	Sloika	https://github.com/nanoporetech/sloika	31234903
预处理（pre-processing）	FASTX-Toolkit	https://packages.qa.debian.org/f/fastx-toolkit.html	Unpublished
	FASTQC	http://www.bioinformatics.babraham.ac.uk/projects/fastqc/	Unpublished
	Trimmomatic	http://www.usadellab.org/cms/index.php?page=trimmomatic	24695404
	NGS-QC Generator	http://www.ngs-qc.org	27008019
	KMC	http://sun.aei.polsl.pl/kmc	25609798
序列比对（sequence alignment）	Bowtie	http://bowtie.cbcb.umd.edu/	19261174
	BWA	http://bio-bwa.sourceforge.net	20080505
	SOAP2	http://soap.genomics.org.cn	19497933
变异识别（variant calling）	VarScan	http://varscan.sourceforge.net/	19542151
	GATK	https://github.com/broadinstitute/gatk/	21478889
	MuTect	https://gatk.broadinstitute.org/hc/en-us/articles/360036460312-Mutect2	23396013
变异注释（variant annotation）	ANNOVAR	http://annovar.openbioinformatics.org/en/latest/	20601685
	SnpEff	http://snpeff.sourceforge.net/	22728672
	VEP	https://useast.ensembl.org/info/docs/tools/vep/index.html	27268795

（一）碱基识别

虽然不同平台有不同的碱基识别过程，但它们都有一个共同的特征，即通过解读物理信号来确定 DNA 序列［即 4 个碱基：腺嘌呤（A）、鸟嘌呤（G）、胞嘧啶（C）和胸腺嘧啶（T）］。由于 NGS 数据分析高度依赖于该过程生成的碱基序列，准确的碱基识别对于测序数据分析的准确性至关重要。碱基识别通常需要将原始数据（如 BCL 文件）转换为 FASTQ 格式，用于后续分析。

（二）序列数据预处理

在 FASTQ 文件中，每个碱基都有一个 Phred 质量评分。一个读段中碱基识别的质量分数通常沿序列从 5′ 到 3′ 端逐渐降低。低质量分数的读段序列在处理 DNA 测序数据时需要删除。此外，在序列比对和变异识别之前，有必要移除读段两端的接头。过滤序列后，生成的干净数据可用于序列比对。

（三）序列比对

序列比对是指将序列读段比对到相对完整的人类参考基因组上，如 GRCh38/hg38 或其他版本。需要注意的是，诱饵序列（decoy sequence）应包含在基因组参考中，以便检测患者基因组中未在主染色体中定义的变异。常用的对比工具包括 BWA、Bowtie、Novoalign 和 MAQ。具体来说，BWA 由 3 种算法组成，包括 BWA-backtrack、BWA-SW 和 BWAMEM，可用于 70bp 到 1Mbp 长读段的比对。更重要的是，BWA 支持高达 8bp 的插入缺失和分割对齐（split alignment），可用于结构变异识别。相比之下，使用 Bowtie/Bowtie2 没有非匹配和插入长度的限制。此外，Bowtie/Bowtie2 和 Novoalign 也可以在读段的 3′ 末尾修剪几个碱基，以解决测序准确性随测序反应周期的增加而降低的问题。

对于每个比对上的读段，比对信息包括比对位置、正链或负链，以及 Phred-scale 映射质量评分。对于胚系分析，应解决比对上碱基的最大百分比超过与参考值不一致的最小 Phred 评分的问题，以避免因未比对上的碱基而产生误报。比对结果通常存储在 BAM 文件（序列比对/映射格式的二进制版本）中。在序列比对步骤中，比对读段的质量决定了变异识别的准确性，非常重要。

（四）变异识别

变异识别的步骤是确定和提取单核苷酸变异（SNV）、拷贝数变异（copy number variation，CNV）、插入缺失（indel）和大型结构改变，包括缺失（deletion）、插入（intertion）、倒位（inversion）和易位（translocation）后准确的序列比对。目前，尚无工具可以检测所有类型的变异。通常，不同的变异类型或研究设计需要调用不同的变异检测算法。变异内容存储在标准变异识别格式（VCF）文件中。另外，针对特定的基因组区域，应确定不同范围的 SNP/indel 比值和转换/颠换的比值，以防止假阳性。

（五）变异过滤

变异过滤的主要目的是消除假阳性。基因变异分析的准确性高度依赖于碱基识别的质量和读段比对质量。因此，在基因组分析中，通常会将变异附近序列的碱基质量和比对质量存储在 VCF（variant call format）文件中。同时，GATK 最佳实践的分析流程还使用机器学习和变异质量评分的重新校准来过滤低质量的胚系变异，最终识别真正的变异。此外，还需要考虑正负链的不平衡、变异等位基因频率（VAF）等参数。相比之下，体细胞变异过滤更复杂，存在极端正负链的不平衡、读段内位置不平衡、低比对质量、侧翼同聚物重复序列（homopolymer motif）、与参考读段过多的错误比对、重复序列的极高比对深度以及存在跨位点比对的缺失片段（spanning deletions）等情况。目前，DeepVariant 的性能已得到了显著的提升，已逐步取代 GATK 成为识别基因组中变异位点的常用工具。

（六）变异注释

遗传变异是指同一群体中不同个体之间在 DNA 水平上的差异，也称"分子变异"。变异注释是解释变异对基因功能的影响,包括变异位置、cDNA 变异、蛋白质序列改变、特定群体中的次要等位基因频率,以及在一些数据库中的收录情况,如 dbSNP。因此,需要各种变异注释数据库来完整地注释变异,常用的变异注释工具和数据库见表 10-3。

表 10-3 变异位点致病性注释工具

分类	名称	网址	依据
错义预测	AlphaMissense	https://github.com/mtmorgan/AlphaMissenseR	进化保守性
	FATHMM	http://fathmm.biocompute.org.uk	进化保守性
	ESM1b	https://huggingface.co/spaces/ntranoslab/esm_variants	进化保守性
	PANTHER	http://www.pantherdb.org/tools/csnpScoreForm.jsp	进化保守性
	PhD-SNP	http://snps.biofold.org/phd-snp/phd-snp.html	进化保守性
	SIFT	http://sift.jcvi.org	进化保守性
	SNPs&GO	http://snps-and-go.biocomp.unibo.it/snps-and-go	蛋白结构/功能
	EVE	https://evemodel.org/	蛋白功能和进化保守性
	MVP	https://github.com/ShenLab/missense	蛋白结构/功能和进化保守性
	MutationTaster	http://www.mutationtaster.org	蛋白结构/功能和进化保守性
	MutPred	http://mutpred.mutdb.org	蛋白结构/功能和进化保守性
	PolyPhen-2	http://genetics.bwh.harvard.edu/pph2	蛋白结构/功能和进化保守性
	PROVEAN	http://provean.jcvi.org/index.php	变异序列和蛋白序列同源性之间的相似性比对和测量
	nsSNPAnalyzer	http://snpanalyzer.uthsc.edu	多序列比对和蛋白结构分析
	Condel	http://bg.upf.edu/fannsdb/	综合 SIFT、PolyPhen-2 和 Mutation Assessor 进行综合预测
	CADD	http://cadd.gs.washington.edu	对于来自模拟变异的等位基因进行不同的注释

(七) 变异的影响

变异的影响是描述如何更改包含它的注释参考序列特征的,包括诱导氨基酸变化的错义变异(SO:0001583),或剪接供体变异(SO:0001575),剪接供体中的改变破坏了内含子 5' 端的二核苷酸。这里序列本体(sequence ontology,SO)为变异注释提供了广泛使用的术语,根据变异引起的"序列改变"来描述这个变异。序列本体还可以描述更复杂形式的改变引起的变化,包括描述引起转录物消融(即编码转录物序列的删除)和转录物扩增(即编码转录物序列的复制)的结构变异。序列本体变异效应术语是与 Ensembl 合作创建的,许多变异注释工具均采用了它。序列本体提供的用于描述变异效应的通用术语能够跨工具比较注释,并且序列本体术语被大多数遗传变异数据库使用,如 ClinVar、dbVar、dbSNP 和 Ensembl Variation。

(八) 变异排序

变异优先排序是每个孟德尔病发现和诊断工作的核心,它是从基因检测过程中识别出的众多变异中筛选出哪些是最可能的致病变异。执行变异优先排序主要是为了删除非显著变异,包括同义变异、内含子变异和人群中常见的变异。在此过程之后,只有具有临床意义的变异或具有潜在临床意义的变异才会保留,并需要进一步评估这些已鉴定的变异的致病性。关于此内容的推荐文件见序列变异解释的标准和指南:美国医学遗传学和基因组学学会(American College of Medical Genetics and Genomics,ACMG)和分子病理学协会(Association for Molecular Pathology,AMP)

的联合共识建议，该建议提出对任何潜在的通过 NGS 分析发现的致病变异进行打分，从而鉴定出真正的致病变异。

（九）序列变异的生物信息学分析

不同生物信息学分析软件预测致病性突变的方法各不相同，主要包括 GERP++、PhyloP、SIFT、PolyPhen-2、Mutation Taster、CADD 等，其中，GERP++、PhyloP 和 SIFT 软件用于评价序列变异的保守性，PolyPhen-2 软件用于评价氨基酸和蛋白质结构改变，Mutation Taster 和 CADD 软件用于评价变异功能。值得注意的是，预测致病性变异位点时，应避免仅采用单一预测方法的结果，亦应避免将多种预测方法的每种结果作为独立支持证据而累加。

（十）预测剪切位点

目前，已开发了很多剪切位点预测计算方法（表 10-4），这些方法有各自的优缺点，因此，在遗传病临床检测和诊断过程中，需要将它们联合起来进行相关变异的分析，并综合各种预测软件的结果最终确定变异致病性的判断。

表 10-4　剪切位点预测工具

分类	名称	网站	依据
剪切位点预测	GeneSplicer	http://www.cbcb.umd.edu/software/GeneSplicer/gene_spl.shtml	马尔可夫模型
	Human Splicing Finder	http://www.umd.be/HSF/	位置依赖的逻辑
	MaxEntScan	http://genes.mit.edu/burgelab/maxent/Xmaxentscan_scoreseq.html	最大熵原则
	NetGene2	http://www.cbs.dtu.dk/services/NetGene2	神经网络
	NNSplice	http://www.fruitfly.org/seq_tools/splice.html	神经网络
	SpliceAI	GitHub - Illumina/SpliceAI: A deep learning-based tool to identify splice variants	深度学习模型
	FSPLICE	http://www.softberry.com/berry.phtml?topic=fsplice&group=progra	异性预测
	MLCsplice	http://39.105.51.3:8090/MLCsplice/	整合的机器学习模型

（十一）遗传学和功能学试验

二代测序技术检出的变异可能存在假阳性结果，应采用一代测序技术验证。同时，对筛选出的候选变异位点，应在家系其他成员中进行共分离验证。对于已知致病基因的新生变异，可采用功能学试验补充遗传学和生物信息学分析。功能学试验是否合理主要取决于所选取的功能模型是否适用于该疾病。可以根据具体情况进行自身组织和（或）细胞的功能学试验，或者建立体内或体外模型进行功能学试验。

三、序列变异的解析原则

变异解析是指将个体变异与疾病表型直接关联起来的过程，该过程对于临床报告生成和分析结果中的偶然发现（包括变异发现）的研究工作都至关重要。为规范变异解读工作流程，欧洲和美国分别制定了变异解读指南，以确保所有的解读都以一致的方式做出决策。根据提炼相关研究群体反馈的意见，美国医学遗传学和基因组学学会（ACMG）发布了一份共识指南。ACMG 指南包括一套术语，用来定义临床意义；一个方案，用于对变异-疾病关联决策的证据进行排名；以及一套规则，指导合并病例证据。英国临床遗传科学协会（ACGS）在 2020 年更新了指南，其中包括描述证据线的叙述性列表以及这些证据在变异解释中的必要性。ACGS 和英国医学遗传学会建议遵循 ACMG 共识指南，以进一步巩固标准化的临床方法。

第二节 新生突变的检测和分析以及结构变异的检测

一、新 生 突 变

新生突变（de novo mutation，DNM）一般指的是子代基因组中存在的不同于父母基因组的胚系变异，是首次出现在一个家庭成员中的遗传变异，可能改变早期胚胎发育，也称为从头变异、新突变和新变异。它的起源主要有以下 3 种：①在父母双方的胚胎发育期间，从原肠胚形成原始生殖细胞时发生的突变；②父母生殖细胞在减数分裂过程中发生的突变；③子代胚胎发育早期合子中的突变。

在某一个体的基因组中观察到的绝大多数遗传变异是常见的，存在于超过 0.5% 的人群中，并代代相传。而一个代表性的人类基因组包含 40 000～200 000 个罕见变异，并只存在于不到 0.5% 的人群中。所有这些遗传变异在人类进化过程中，至少有一次是新发胚系突变。从前，人类的胚系突变率可通过分析遗传病的发病率进行计算。1935 年，Haldane 根据血友病的患病率估计了每代每个位点的突变率。在 2002 年，Kondrashov 通过检查已知致病基因座的突变率准确地计算了人类的新生突变率。目前，利用父母及后代 3 人进行基因组测序，可直接研究整个基因组中包含的所有类型的新生突变，范围覆盖从单核苷酸变异（SNV）到小的插入缺失和更大的结构变异。全基因组 NGS 研究估计人类 SNV 的胚系新生突变率为每代每核苷酸（1.0～1.8）×10^{-8}，不同家庭之间差异很大。这个变异频率导致平均每个基因组中将包括 44～82 个单核苷酸新发的碱基突变、3 个插入缺失和 0.02 个拷贝数变异，但不是所有的变异都有功能，因为编码蛋白的外显子只占整个基因组 30 亿个碱基的 1.5% 左右，能致病的又只占很少一部分。遗传病患者的新发变异率似乎更高，特别是智力障碍和孤独症等散发性疾病。新发变异是否在基因检测中占主导地位，与疾病是否以散发为主有关系，如智力障碍类疾病患者的新发变异比例相对较高。40 岁父亲后代的基因变异是 20 岁父亲所生的后代的两倍。年龄越大的男性，积累的新发变异越多，那么变异发生在有功能的区域概率就更大。

对"解码发育疾病"计划中 6040 个家系的 WES 研究表明，新生突变导致的遗传病占 40%～45%。其他的遗传病，可能归因于数千个隐性基因突变等因素。但令人意外的是，在欧洲人群数据中，新生突变大概能解释 49.9% 的病例，与预期水平接近。然而，隐性基因突变只能解释其中 3.6% 的病例。有新生突变的家庭中，新出生孩子患有发育障碍的风险非常低，只有 5% 的患者从父母双方继承了致病基因突变，意味着可能还有其他机制。

同时，人体内各种正常组织中的细胞都在不可避免地积累突变。这些体细胞突变（somatic mutation）的发生通常与细胞活动中的各类 DNA 损伤和复制错误没有得到正确的修复相关。通常情况下，这些突变不会对体细胞的表型和功能造成明显影响，然而如果部分突变发生在一些与细胞增殖和死亡相关的关键基因上时，携带突变的体细胞很可能因此获得生长和竞争优势，进而导致形成突变克隆并扩张，最终导致疾病（如癌症）的发生。

最近针对早期胚胎发育的体细胞突变研究表明，早期胚胎发育过程中发生的细胞命运决定具有随机性，而且早期胚胎发育的突变率相对较高，每个细胞每复制一代大概产生 2.4 个突变。另外，正常组织中的体细胞通常以独立积累基因突变、多克隆（polyclonal）平行演化的形式发展，因此，同一个基因突变的积累往往只出现于少量细胞中。不同正常组织器官的体细胞均存在大量的突变积累，而体细胞突变负荷（somatic cell mutational burden）及等位基因突变频率（allele mutation frequency）表现出明显的器官差异性，其中正常肝组织的体细胞突变负荷最高，而胰腺实质细胞中的突变负荷是最低的。总的来说，在生物的整个生命周期中，体细胞突变发生在所有细胞中，这是一个自然过程，人体细胞每年大约会发生 20～50 个突变，这些突变大部分是无害的，但其中一些可能会损害细胞的正常功能，或使细胞癌变，导致癌症发生。

二、新生突变检测的基本流程

外显子组测序和全基因组测序提供了非靶向外显子组或对个体 DNA 进行全基因组分析,理论上可以检测个体中存在的所有遗传变异。目前,针对新生突变的检测主要有两种思路:第一种是在子代和亲代基因组中各自独立地去发现新生突变,然后根据孟德尔遗传定律去判断是否存在矛盾,进而确定真正的新生突变;第二种是使用联合模型进行检测(图 10-2),结合子代和亲代基因组数据去判断新生突变的可能性。目前的研究大多基于第二种思路。

新生突变的检测需要对三口或四口之家的样本进行高质量、高覆盖率的测序(图 10-2),即需要在后代中检测新生突变,并且以可靠的方式在两个亲本样本中识别对应的野生型碱基对。3 种分析样品中任何一种的质量差和(或)测序覆盖率低,均会严重影响新生突变的可靠检测。受精卵中新生突变的鉴定是另一个额外的挑战,因为突变仅存在于一小部分细胞中,并且在测序时,会出现类似于假阳性测序的假象。对于这种类型的突变,需要高序列覆盖率的支持,并通过 Sanger 测序进行独立验证(由于此方法的通量低,仅用于胚系的新发变异验证)。靶向 NGS 方法在不确定的情况下仍然是必不可少的,特别是如果新生突变可能具有疾病相关性的情况下。提高原始测序质量和使用更高覆盖率的测序将极大地改进新生突变的检测,并允许一致地鉴定存在于小细胞亚群中的受精卵后新生的突变。新生突变识别的相关软件及数据库见表 10-5 和表 10-6。

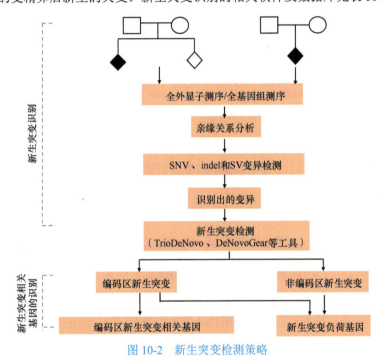

图 10-2 新生突变检测策略

表 10-5 新生突变识别的相关软件

名称	特点
PolyMutt	基于似然框架来检测新生突变
TrioDeNovo	基于贝叶斯模型,专门用于识别家系中的新发单核苷酸变异
DeNovoGear	基于贝叶斯模型,利用家系进行新生突变检测
VarScan	常用于癌症中的体细胞突变识别,也可以通过样本比较用于新生突变检测

表 10-6　新生突变识别的相关数据库

名称	链接
PsyMuKB	https://www.psymukb.net
HGMD	http://www.hgmd.org
denovo-db	https://denovo-db.gs.washington.edu/denovo-db
Gene4Denovo	http://www.genemed.tech/gene4denovo

三、结构变异及其检测

结构变异（SV）是指超过 50bp 的序列变异，SV 包括拷贝数变异（CNV）、易位和倒位等，其中 CNV（重复和缺失）是 SV 的主要形式之一。SV 导致的个体间遗传变异性比单核苷酸导致的差异高约 5 倍。结构变异与生物体的表型和人类疾病紧密相关，解读人类基因组中的 SV 是当今精准医学时代临床应用的重点内容。但 SV 的功能注释与疾病的关联研究远落后于单核苷酸多态性及突变的功能研究。原因一方面是利用现有的二代测序的短读长（short-read）无法准确地鉴定 SV；另一方面是当前有效评估 SV 致病性的算法和工具还不够完善，从而严重地影响了 SV 功能的生物学研究和其在临床上的诊断。此外，大样本量的不同人种正常人群中的 SV 分布信息也是预测 SV 致病性的重要基础，但这方面与单核苷酸多态性的样本量相比还有很大的差距。

（一）SV 的检测技术

1. 基于从头组装的方法　从头组装序列比对可以将一个基因组中的每个位置的序列与另一个基因组中相应位置的序列进行比较，可以系统地分析两者之间的差异，检测出所有形式的结构变异，通常用于一些具有挑战性的样本或研究，没有参考基因组的物种。在基因组比对过程中，不同类型 SV 会引起不同类型的不连续，从而检测出是什么类型的结构变异（图 10-3）。

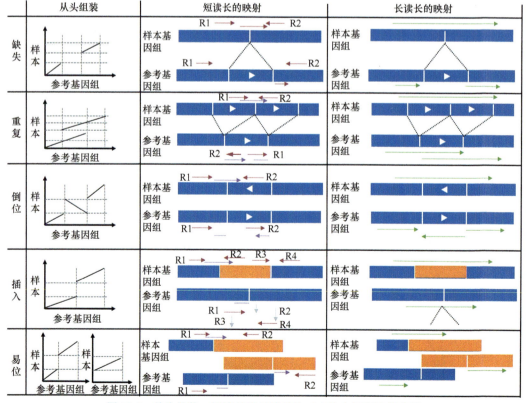

图 10-3　从头组装、短读长和长读长比对方法来识别结构变异

　　基于基因组组装比对来检测 SV 的方法有多种，但大体上分为两类。第一类是在组装过程中用软件对 SV 进行检测，这种方法通常比较慢，但是能够获得更多的信息，因为它们是直接利用测序读取的序列来进行分析，同时这种方法也会受到测序方法的影响，常见的软件有 Cortex 和 SGVar；第二类是对组装好的 Contigs 和 Scaffolds 进行分析，这种方法就不受测序技术的影响，常见的软件有 SMARTie-SV 和 Assemblytics 等。

2. 基于短读长序列比对的方法

　　（1）短读长 DNA 测序比对：在过去的十多年中，随着新一代测序技术，尤其是双端测序的不断推广，已积累了大量的 CNV 数据，为 CNV 的鉴定提供了多种比对信号，已经发表了 100 多种基于短读长 DNA 序列比对的 SV 检测方法。当将测序得到的双端序列进行比对时，它们的插入片段大小、方向和比对长度就可以用来检测 SV，其中包括裂开读段、非一致性读段对（discordant read pair，DRP）、覆盖深度（read depth，RD）或（read count，RC）等，极大地提高了不同遗传变异的鉴定能力。早先开发的工具通常只采用 1～2 种比对信息作为检测 SV 的条件，导致 SV 鉴定的敏感度、特异性或可重复性降低。而基于 3 种和 3 种以上信号整合的 SV 鉴定方法的敏感度、特异度均高于基于 1～2 种的 SV 鉴定工具。因此，从短读长 DNA 序列中检测 SV 的方法因其利用的信息类型而异，不同的检测方法对应检测不同的变异类型（图 10-3）。虽然现在基于短读长 DNA 序列比对方法的应用最为广泛，但依然存在很多问题，其召回率通常只在 10%～70%，且假阳性率也非常高，一些复杂的 SV 还无法检测到，所以现在基于短读长 DNA 序列比对来检测 SV 可能已经达到了极限。图 10-3 概述了双端序列比对异常的模式以及它们对应的 SV 类型。

　　（2）短读长 RNA 测序比对：与短读长 DNA 测序比对方法相比，基于转录组测序的方法只关注表达区域。一般来说，短读长 RNA 测序比对方法旨在识别基因融合，即两个或多个基因的部分或全长之间的连接关系。此外，利用 RNA 测序，可以检测识别到的变异是否表达，并测量与其他基因相比的表达量。检测基因融合的方法多种多样，主要区别在于对现有基因注释使用的依赖程度。严格依赖于基因和外显子注释的方法可以通过忽略或纠正比对的错误来提高精度，不严格依赖基因组注释的方法可能具有更高的敏感度。

　　总的来说，基于短读长 RNA 测序比对的 SV 检测有助于区分影响基因结构的融合，然而，它也有很多缺点。第一，潜在的 SV 类型对于基因融合可能是不确定的。第二，测序覆盖度随着基因的表达水平的变化而变化。因此，低表达基因及其变异可能被忽略。第三，影响启动子区域、内含子或非转录区域的 SV 是检测不到的。第四，基因融合研究经常出现高假阳性率，如嵌合区域。

3. 基于长读长序列比对的方法

基于长读长序列比对的 SV 检测方法通常比短读长序列比对方法的性能更好，因为它们可以跨越重复的或其他有问题的区域。读长的提高可以完全捕获 SV 的大多数等位基因，而短读长则需要将多个信息片段放在一起来推断单个 SV。然而，与从头组装相比，长片段插入子（5+kbp）的检测仍然存在一些性能缺陷。这是因为与短读长一样，等位基因比读段本身还要长。目前的许多研究表明，长读长测序比对与短读长测序比对方法相比，SV 调用的精度和召回率有了显著提高。

4. 其他的检测方法

除了基于短读长测序和长读长测序的 SV 检测方法，还有一些其他的测序技术和相关软件能很好地提高我们识别 SV 的能力。例如，10× Genomics 测序技术和对应的软件有助于识别缺失和重排；Hi-C 测序技术和其对应的软件有助于识别所有类型的 SV；Strand-seq 测序技术和对应的软件有助于识别倒位；BioNano 光学图谱技术和对应的软件也能非常高效地检测多种 SV。

　　基于短读长比对的 SV 检测提供了一种低成本高效的方法来搜索已知的 SV 等位基因（基因分型），但它们很难检测到新的 SV，尤其是大片段插入。另外，来自从头组装的 SV 检测方法需要一个连续的、完整的组装结果，这只能通过昂贵的高覆盖率测序来实现。这使得它们目前在处理多个样本时不切实际,而这些样本是进行群体规模研究所必需的。对于基于长读长的 SV 检测方法,其测序成本目前比短读长测序更昂贵,应用范围更小。然而,随着 Nanopore 和 PacBio 等三代测序技术的单位成本的不断降低,这种情况正在改变。而且,基于长读长序列比对检测 SV 要比短读长序列比对更有效。已有研究显示,在个人基因组中,与短读长 DNA 测序方法相比,长读长测序技术可以检测到多一倍以上的 SV。相信未来基于长读长序列比对来检测 SV 的方法将会得到广泛的应用。

尽管理论上基于测序方法可以检测到任何类型的 SV,但是没有一种计算算法可以准确、灵敏地检测到所有类型和大小的 SV。因此,整合多种算法来鉴定 SV 就成为了一种趋势。目前流行的 SV 检测算法包括 BreakDancer、CNVnator、DELLY、GenomeSTRiP、Pindel、Lumpy 和 MetaSV,它们可以以相对较高的精度来鉴定 SV。利用 SV 检测的长读长方法主要有 PBHoney、Sniffles、cuteSV 和 pbsv 等。近来有些研究团队对鉴定 SV 的多种算法进行了评估,这些研究结果对于算法的选择和组合提供了重要的信息。

(二) CNV 致病性解读及数据资源

1. CNV 致病性解读 美国医学遗传学和基因组学学会(ACMG)和临床基因组资源中心(ClinGen)于 2019 年 11 月联合提出了解释和报告胚系拷贝数变异致病性的技术标准,CNV 解读报告标准 2.0 版主要如下。

CNV 分类类别由 3 级(Pathogenic/VUS/Benign)更改为 ACMG-AMP 序列变异解释指南推荐的 5 级分类系统,即将 CNV 也分为 Pathogenic、Likely Pathogenic、VUS、Likely Benign 和 Benign。不同患者间变异分类应保持一致。虽然可以将患者的临床表现和(或)送检指征用作支持特定分类的证据,但不应因患者不同的临床表现而在不同患者间做出不一致的变异分类。变异分类应基于证据。在特定的时间,支持或不支持特定变异的致病性证据应该是相同的。因此,无论患者间信息如何不同(如送检指征、性别、年龄等),同一变异的分类都应该相同。

临床检测实验室应考虑利用临床报告中的标题或小节来清楚地报告主要发现、意外/次要发现,如常染色体隐性遗传病的携带者状态、与送检指征无关的意外发现致病变异等。基于分数的定量评分标准,将指导临床检测实验室朝着更一致的 CNV 解读方向发展。随着临床检测实验室积累使用经验,以及证据和技术的变化,到时将需要对该标准的相关参数进行更新。

2. CNV 数据资源 目前,已有一些与 SV 相关的数据库建立起来,具体地说,dbVar 是一个大规模基因组变异的数据库,包括倒位、平衡易位和基因组不平衡(插入和缺失)等,里面收录了 300 多万个 CNV。基因组变异数据库(DGV)提供了一个比较全面的人类基因组结构变异数据,包括了合并后的 100 多万个 CNV 和 700 多万个来自不同样本的 CNV。DECIPHER(使用 Ensembl 资源的人类基因组变异和表型数据库)是通过从与患者中发现的变异有关的多种生物信息学资源中检索信息来增强临床诊断的平台。目前,DECIPHER 数据库包含来自 3 万多名同意广泛共享数据的患者的数据,从中可公开获取的 CNV 有 4 万来个。此外,最新公布的基因组聚集数据库-结构变异(gnomAD-SV)从近 11 000 个样本的全基因组中鉴定出了大量的 SV。

ClinGen 和 ClinVar 平台建立的目的是定义基因及其变异在临床上的相关性,供临床应用参考,用于精准医学和基础研究。ClinGen 和 ClinVar 平台中注释了致病性的 CNV〔包括编码区的 CNV、非编码基因的 CNV 和基因间区(intergenic region)的 CNV〕。在人基因组注释的 GENCODE v19 平台中,基因间区占了全基因组的 47.77%,而基因间区中注释为致病性的 CNV 只占到所有基因间区的 1.56%,这个结果表明,大量的基因间区的生物学功能还没有得到充分的挖掘,目前预测结构变异致病性的软件见表 10-7。

表 10-7　预测结构变异致病性的软件

软件	特点
SVScore	基于单核苷酸多态性致病性预测结构变异致病性
AnnotSV	基于基因组信息预测结构变异致病性
ClassifyCNV	基于 ACMG 新指南对 CNV 致病性进行自动判定的软件
X-CNV	包括 CNV 长度、类型、人群中等位基因频率和 CADD 等有害性预测软件的分数，利用 XGBoost 算法生成每个变异的致病性得分
StrVCTVRE	包括基因重要性、编码区、保守性、表达和外显子结构等 17 个特征，利用随机森林分类器对外显子的 SV 进行致病性评分
CADD-SV	包括 CADD 等有害性预测软件的分数、基因保守性等 127 个特征，注释每个 SV 及其上下游，利用随机森林分类器对每个 SV 进行致病性评分
DeepSVP	整合基因型和表型预测结构变异致病性

第三节　家族性肿瘤检测与基因变异频率的意义

一、家族性肿瘤检测

一对夫妇在第一胎或连续两胎孩子患有恶性肿瘤的情况下，通常渴望知晓下一次受孕胎儿患该疾病的风险。在这种情况下，应开展 WGS/WES 以检查来自家庭成员的胚系 DNA 样本，并应用各种遗传模型来分析家族内两个或多个孩子共享的任何突变。为了进行这样的研究，建议参考《癌症序列变异的解释和报告的标准和指南》中提出的标准化程序。

（一）肿瘤易感基因

癌症易感基因的表征主要用于具有明确基因注释的肿瘤。一般来说，家族性小儿肿瘤与癌症易感综合征，包括遗传性副神经节瘤/嗜铬细胞瘤综合征（hereditary paraganglioma/pheochromocytoma syndrome，HPPS）、视网膜母细胞瘤、横纹肌样肿瘤（rhabdoid tumor）易感综合征、DICER1 相关胸膜肺母细胞瘤家族性肿瘤易感综合征（pleuropulmonary blastoma familial tumor predisposition syndrome）和 Li-Fraumeni 综合征。癌症易感综合征是遗传性疾病，可以是显性或隐性。Zhang 等列出了 60 个显性基因、29 个隐性基因和 476 个与小儿肿瘤相关的复发性体细胞突变（总共 565 个基因）。基因检测组合通常包括具有高频突变的体细胞突变基因，以最大限度地识别癌症易感综合征的相关基因（图 10-4A）。因此，将 565 个基因纳入基因检测组合将降低基因检测的成本，并发现尽可能多的与肿瘤易感综合征相关的突变。

（二）基于家系的 WGS/WES

与已有注释致病基因的癌症易感综合征相反，许多家族性儿科肿瘤中的致病基因仍然未知。在这些情况下，应用基于家系的 WGS/WES 可有效检测新的致病基因。基于家系的测序旨在通过连锁分析筛选基因组中潜在的致病位点。有两种类型的连锁分析，即参数化（需要性状位点的遗传模型）和非参数（或无参数模型，等位基因共享分析）。大量基于参数化的统计方法已经开发并应用非参数分析来鉴定潜在的致病位点（图 10-4B）。与罕见的儿科疾病不同，家族性肿瘤存在不完全显性或延迟显性的可能性。因此，在基于家系的测序过程中需要考虑以下两个因素。

1. 接受检测的家系成员必须有明确的疾病状况　识别疾病状态有助于筛查潜在致病基因。疾病状态主要由医师根据临床表征结果确定。此外，还应考虑某些特定器官有癌前病变的家庭成员。

2. 选择合适的家庭成员测序　测序家族成员的选择直接关系到找出肿瘤致病基因的能力。通常，至少需要对两个受影响的家庭成员进行测序。具体而言，对于常染色体显性遗传，建议选择

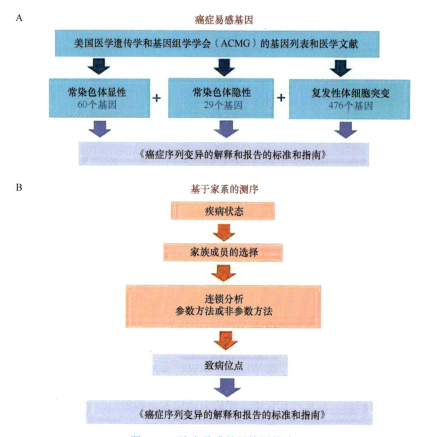

图 10-4　肿瘤易感基因检测策略

A. 寻找家族性儿童聚集性肿瘤突变位点的策略之一是通过美国医学遗传学和基因组学学会（ACMG）总结的基因突变列表寻找潜在的基因突变位点；B. 第二种策略是对患者家系成员进行系谱分析

两个远亲家庭成员。由于选择家庭成员进行测序是一个复杂的过程，因此经常应用计算机模拟。此过程的常用工具包括 GIGI-Pick 和 PRIMUS。此外，随着越来越多的测序项目正在开展，用于识别致病变异的谱系分析工具不断涌现，包括 Merlin、pVAAST、GIGI-Check 和 SEQLinkage 等，这些工具大大增加了识别与家族性肿瘤相关的致病基因的机会。

二、人群中基因变异频率的意义

等位基因频率代表群体中基因变异的发生率。等位基因是位于染色体上相同位置或基因座基因的变异形式。等位基因频率的计算方法是将群体中观察到的感兴趣等位基因的次数除以群体中该特定基因位点处所有等位基因的拷贝总数。自然人群中变异的频率是序列变异临床解释中使用的关键标准。变异的等位基因频率可以评估其影响，因为通常假设有害等位基因在群体中显示较低频率。"等位基因频率高于预期的疾病"是良性分类的有力证据。因此，建议寻找存在多个变异的基因位点，以及该变异与表型相关的位置，同时寻找与驱动表型的变异连锁不平衡的基因座。一般把在自然人群中最小等位基因频率（MAF）>1% 的变异位点称为单核苷酸多态性，而将 MAF<1% 的变异位点称为突变。而在寻找与疾病相关的致病变异时，应重点关注那些在自然人群中频率非常低的突变位点。

（一）关于自然人群中变异频率的数据库

国际千人基因组计划（The 1000 Genomes Project，1000G/1KGP）和 Genome Aggregation

Database（gnomAD）是目前最常用的两个关于自然人群中变异频率的数据库。然而，这两个数据库都不足以涵盖大多数种族群体。原有的千人基因组计划提供了世界五大洲共 26 个人群的 2504 人的低覆盖率全基因组测序数据，但其中不足以涵盖亚洲的人类遗传多样性。最新扩展后的千人基因组队列由 3202 个样本组成，其中包括 602 个亲子三人组的高覆盖率全基因组数据。

　　gnomAD 是目前收录范围最广的基因组变异数据库之一，包含了全世界各人种的变异数据。gnomAD 与有较长历史的 dbSNP 的主要不同点在于，dbSNP 包括了通过各种研究方法和不同项目而发现的基因组变异，dbSNP 对这些变异加以整理，给予 ID，但 gnomAD 为了能够正确地算出等位基因的频率，对所纳入样本的二代测序数据进行了统一标准的解析，这是 gnomAD 的一大特点。另外，对于 50bp 以上的基因组结构变异，gnomAD 也有着较高质量的数据。gnomAD 第二版由 125 748 个外显子组和 15 708 个基因组（GRCh37）组成；最新版本 gnomAD 中的结构变异跨越了 76 156 个基因组（GRCh38）。gnomAD 中近 50% 的基因组来自欧洲血统，只有 9% 的基因组来自非洲血统（尽管具有最高的遗传多样性），这意味着人类变异测序工作中存在严重的祖先偏倚问题。gnomAD 中的样本主要在洲的水平分为 15 个组，而大多数特定种族群体未知。gnomAD 外显子组将东亚人大致分为 3 类，即 "韩国人"、"日本人" 和 "其他东亚人"，因此，研究人员未能查询到大多数东亚人群的等位基因频率，如汉族、藏族和维吾尔族人群。

　　外显子组关联研究表明，罕见的编码变异比普通变异具有更大的表型效应，且共同构成复杂性状遗传率的重要组成部分。目前，外显子组测序研究达到了几十万的样本量，但还无法满足准确地进行罕见变异插补的需求，因此很难全面评估罕见编码变异的表型效应。已有的外显子组关联研究数据还不足以评估罕见编码变异的表型影响。为此，英国生物库（UK Biobank，UKB）最近发布了近 50 万人的基因组数据。英国生物库中包含（或将包含）3 个基因组数据来源：①使用 Affymetrix UK BiLEVE Axiom 阵列（最初的 50 000 名参与者）和 Affymetrix 英国生物银行 Axiom 陈列（剩余 450 000 名参与者），以及超过 9000 万个 SNP 的估算数据集；② 45 万人的全外显子组测序数据；③英国生物库队列中已发布 50 万人的全基因组测序数据。英国生物库提供的人群中变异频率为解读变异位点的致病性打下了更好的基础，基于更大样本量的参考数据库，可以发现一些更罕见的变异位点潜在的致病性及功能。

　　由于不同地域人群和种族之间的历史渊源和遗传背景存在着巨大差异，如果把具有其他人群偏向性的知识和结论直接拿来作为中国人群疾病风险评估、遗传咨询或诊断治疗依据，是不完善和不可靠的。为了弥补以上几个数据库中亚洲人群的等位基因频率分布不足的问题，近来国内两家单位发布了中国人群的基因组测序数据。其中中国代谢分析项目（China Metabolic Analytics Project，ChinaMAP）由上海交通大学医学院附属瑞金医院牵头开展的多项覆盖全国的队列研究成果形成，ChinaMAP 一期研究覆盖了全国 27 个省份和直辖市、8 个民族、超过 1 万人的高深度（40X）全基因组测序数据和表型的系统性分析。在 ChinaMAP 一期数据库中，包含 1.36 亿个基因多态性位点和 1 千万个插入缺失位点，其中 50% 是在国际通用的 dbSNP、千人基因组、gnomAD 和 TOPMed 数据库中均没有的新位点。ChinaMAP 数据库中所有变异的位置、注释、频率和数据质量等信息可以在 www.mBiobank.com 网站中搜索。

　　此外，复旦大学联合中国科学院等单位将 PGG.Han 更新到第二版（https://www.biosino.org/pgghan2/index）。该平台中收集并分析了近 14 万汉族人基因组单核苷酸变异数据，并发布了汉族人群的遗传数据库及在线分析工具，填补了中国人群在大规模可用参考基因组数据集上的空白，并提供了免费在线计算分析平台。PGG.Han 2.0 是目前针对汉族人群的最大规模的参考基因组数据平台。目前 PGG.Han 2.0 的汉族样本在地理分布上共覆盖了 33 个省级行政地区及部分海外汉族群体。PGG.Han 2.0 不仅提供了汉族人群的精细人群遗传结构图谱和可视化等位基因频率地图，更重要的是还整合了多个实用性强的在线分析工具；包括祖源推断（Ancestry Inference）、基因型填补（Genotype Imputation）和全基因组关联分析（GWAS）等。

　　以上基于大规模具有代表性和全面性的中国人群队列研究，形成了独立自主和高质量的中国人群特异性数据和研究体系，为解读中国人群遗传病的致病因子提供了重要的信息，并为我国精准医学的发展和实施奠定了新的基础。

（二）"临床意义未明"的变异

在个人基因组变异位点的致病性解读中，往往会发现有许多致病性不明确、意义不确定（或未明）变异（variant of uncertain significance，VUS）。变异被归类为 VUS 一般有 3 个原因：①特定基因改变对基因功能的影响尚不清楚；②没有足够的遗传数据来明确证实该变异与患该疾病的风险有关；③患者不受影响、没有症状，或与基于变异预期的症状不同。随着更多数据的积累，绝大多数 VUS 最终会被重新分类并给出明确的分类，可能致病或可能良性。在对 VUS 重新分类之前，建议临床上不要将 VUS 结果用于临床决策。

对于变异致病性分类和重分类常常会存在一些不一致。近期的研究表明，即使使用相同的解读框架，不同实验室的病理学家也存在分歧，甚至在某些情况下，对于同一个变异的致病性，不同机构会有着截然不同的结论。为此美国分子病理学会（AMP）工作小组开展了"VITAL 项目"，该项目旨在揭示不同实验室对于相同遗传变异的解读存在差异的确切原因。结果显示，即使 AMP 采用使变异解读更统一的策略或依据指南，差异也仍然存在。例如，就关于定义一个 PDE11A 基因变异的问题上，业界的观点从良性到致病性便存在明显的两极分化。因此，基因检测实验室需要定期检查他们的记录，并应在变异信息更新时将信息报告给相关的临床医师。

第四节　罕见病的临床检测策略及临床报告不一致的解决方案

一、罕见病的临床检测策略

（一）罕见遗传疾病

儿童罕见遗传病有时难以确认，如果孩子的临床症状不典型，临床诊断就更加困难。因此，对于具有非典型症状的罕见儿科遗传病，建议应用 WGS/WES，结合临床信息，寻找相关的致病性遗传变异。对于遗传变异的解读建议参考 ACMG 指南，该指南建议对 NGS 分析发现的任何潜在致病性突变进行评分，因此，有助于识别真正的致病突变。

对于罕见遗传病，基于家系的测序分析尤为重要。在我国，大多数家庭只有三四个成员，因此，基于三口之家的测序（为父母和患者进行 DNA 样本测序）和基于四口之家的测序（为父母和两个孩子进行 DNA 样本测序）是推荐的策略（图 10-5）。

（二）基于三口之家的测序

基于三口之家的测序适用于由两个父母和受影响孩子的家庭。已有的研究表明，利用三人而非单人的外显子组测序可将候选变异减少 10%。针对由疑似遗传病儿童组成的多项研究进行的荟萃分析来比较队列中单人先证者和三人组 WGS/WES 对疾病的诊断率，结果发现使用三人组测序诊断的阳性率是单人组的 2 倍。常染色体隐性遗传病的致病性突变可以通过简单地筛选出在先证者中为纯合子但在父母中为杂合子的突变来识别。值得注意的是，常染色体隐性遗传还包括复合杂合子变异体。在常染色体显性遗传病的情况下，先证者和父母一方有症状，则变异存在于先证者和有症状的父母一方，但在健康的父母一方存在的杂合子突变是潜在的致病位点。

对于男性 X 染色体连锁隐性遗传病，基于三口之家的测序，可在母亲的 X 染色体上寻找杂合突变，因为男性的 X 染色体来自母亲。此外，母亲的 X 染色体还可用于识别具有纯合子突变的女性 X 连锁隐性遗传病。

（三）基于四口之家的测序

基于四口之家的测序应用于患儿的兄弟姐妹也受到影响。如果兄弟姐妹受到影响，突变很可

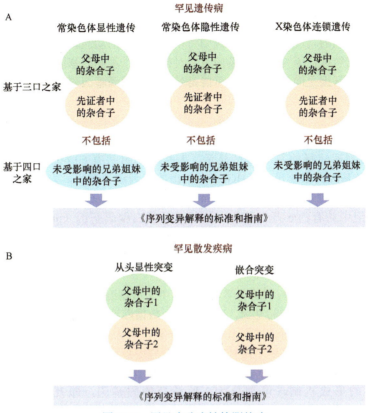

图 10-5　罕见病致病性检测策略

A. 罕见遗传病患者的突变筛查通常以三或四人家庭为单位，根据常染色体显性、常染色体隐性和 X 染色体连锁遗传模式等不同遗传模式进行分析，最后根据 ACMG 指南确定候选致病基因突变；B. 罕见散发疾病患者的突变筛查通常包括识别新的显性突变和嵌合突变，通过采取措施减少假阳性数量并参考相关指南确定相关基因突变

能由两名患者共享；如果兄弟姐妹没有受到影响，他可以用作正常对照，并且可以排除两个兄弟姐妹共享的突变作为致病突变。

（四）罕见散发疾病

在罕见的散发性儿科疾病中，常染色体显性疾病患者的新生突变可以很容易地识别，但很难注释清楚。为了寻找与此类疾病相关的新生致病突变，需要至少收集两个受影响的先证者病例，并且进行 WGS/WES 以找到共享的新生致病基因/突变。例如，Weaver 综合征病例中，*EZH2* 基因中的致病突变来自 2/3 的病例家族。此外，对具有已知致病基因的散发病例进行靶向基因测序也可以识别新的致病突变。例如，在 30 名患有布劳（Blau）综合征的儿童中对 *CARD15* 基因进行测序，一共鉴定出 10 个突变，其中 5 个未见报告。此外，斯德奇-韦伯（Sturge-Weber）综合征是一种嵌合综合征，通常由发育过程中某些细胞中的 *GNAQ* 基因突变引起。对于由这种类型的嵌合突变引起的疾病，可以通过比较患病组织中的 DNA 序列与正常组织中的 DNA 序列进行鉴定。

二、临床报告不一致的原因及解决方案

（一）假基因影响基因诊断结果

在人基因组进化中，因为基因的复制而产生的多拷贝基因之间具有高度的相似性，如人类基因组编码两种 CDK11 蛋白（CDK11A 和 CDK11B），它们在序列上 97% 相同，源于进化上最近的基因复制事件。如果这种复制发生在人类起源前的灵长类中，则这两个同源基因在人类进化

上是相互独立的；如果基因的复制发生在人类起源之后，则这两个基因中的一个为直系同源基因（orthologs），另一个称为旁系同源基因（paralogs）。在功能上，直系同源基因保持了与其他物种的直系同源基因相同的功能，而旁系同源则可以进化出新的功能。这些序列高度相似的基因会干扰致病遗传因素的解读，因为相关的读段可以对接到两个不同的基因上，读段中携带的变异可能本身就是两个同源基因之间的差异，也可能是其中一个同源基因内发生变异导致的，因此需要进一步确定是哪种情况，可以通过此位点在人群中的频率进行过滤，还可以通过一代测序来进一步确认变异位点的真实性。此外，在人类基因组中存在的假基因也会对遗传致病变异的解读产生影响。

GENCODE 数据库注释的基因信息显示，人类基因组共有 60 603 个基因，其中，假基因有 14 739 个。人类基因命名委员会（HGNC）给出的基因统计显示，人类基因组共有 41 475 个基因，其中假基因有 13 343 个；而在 GeneCards 数据库中注释了 22 143 个假基因。因此，目前认为在人类基因组中共有约 6 万个基因，这包括了蛋白编码基因（protein-coding gene）、非编码 RNA 基因（non-coding RNA gene）、假基因（pseudogene）、免疫球蛋白/T 细胞受体基因片段（immunoglobulin/T-cell receptor gene segments）等。平时所说的人类约有 2 万个基因，主要是指的蛋白编码基因，即功能基因。

与真基因（功能基因）相对，《遗传学名词》等中文书籍给出的假基因定义，是指与功能基因序列相似，但不产生有功能产物的基因。Pseudogene 数据库给出的定义为：假基因是指与编码基因序列相似但不存在编码潜能的一段基因组 DNA 序列，被认为是与功能基因相关的非功能基因。因此，目前普遍认为假基因具有以下两种特征的核苷酸序列：一是与功能基因的核苷酸序列具有高度相似性；二是不具有转录功能或者能转录但不能翻译成蛋白质的核苷酸序列。

根据假基因的形成机制，可划分为 3 种类型的假基因，即复制型假基因（duplicated pseudogene）、单一型假基因（unitary pseudogene）和已加工假基因（processed pseudogene）。复制型假基因是基因组 DNA 串联复制或者染色体不均等交换过程中基因编码区或调控区发生突变，导致复制后的基因失去正常功能而成为假基因。单一型假基因是原本具有功能的单一拷贝基因在编码区或调控区发生自发突变（spontaneous mutation），导致该基因无法转录和翻译而成为假基因。复制型假基因和单一型假基因又被称为未加工假基因（unprocessed pseudogene），因为它们都是直接由 DNA 序列演化而来，具有内含子-外显子的结构和调控元件。已加工假基因是由 mRNA 转录物反转录成 cDNA 后随机整合到基因组，由于插入位点不合适或者序列发生突变而失去正常功能形成的假基因。已加工假基因在基因组的位置是随机的，而复制型假基因通常是在亲本功能基因（parent gene）附近。

假基因被认为是无功能的基因组化石，其作用机制包括与功能基因竞争性结合 miRNA，从而调控功能基因的表达；与功能基因竞争性结合反式作用因子；享有与功能基因类似的调控元件；在转录后，降低功能基因 mRNA 稳定性，有的假基因还可以编码具有功能的蛋白质等。同时，曾"死去"的假基因有时可重获新生，对新基因的产生及功能扩展有所贡献。因此，在某种程度上，假基因是生物体的基因储备库，亦可被称为原基因（protogene）。假基因和真基因之间的区别可能是模糊的，并没有一个绝对的分界线。有研究表明，在以往认为具有编码功能的基因中，1/5 的基因极有可能是假基因。针对全基因组内大规模地识别假基因，可采用生物信息学的方法解决。鉴定假基因的主流生物信息学分析软件有 3 种，即 PseudoPipe、RetroFinder 和 PseudoFinder，不同的流程和算法，识别的假基因会有差异。

目前，已知与疾病关系密切的主要假基因或高度同源基因（数据来源于 GeneReviews）有 96 个。例如，与戈谢病相关的 *GBA* 基因（假基因 *GBAP*）、与 21 羟化酶缺乏症相关的 *CYP21A2* 基因（假基因 *CYP21A1P*）及与 α 地中海贫血相关的 *HBA1*、*HBB* 基因（假基因 *HBM*、*HBZP1*、*HBQ1*），以及与肿瘤相关的 *PTEN* 基因（假基因 *PTENP1*）等。

除了假基因会干扰遗传检测结果判读外，高度同源的功能相似基因（如 *HBA1* 和 *HBA2*、

SMN1 和 *SMN2* 等）也会相互干扰，这增加了遗传分析解读的难度。其中，*SMN2* 基因与 *SMN1* 基因具有高度同源性，仅在各自的 3′ 端有 5 个单核苷酸的差别，但 *SMN2* 仅产生 10% 全长转录产物，属于准"假基因"。

正因为假基因和功能基因具有很高的序列相似性，在遗传检测中，尤其是使用短读长的高通量测序时，可能难以区分读段来源，这会导致给出错误的结论，或者产生与临床信息或遗传学常识有悖的结果。因此，需要采用不同的措施来分辨假基因。从实验方面区分假基因可以采用以下措施：①设计特异性引物或者大片段扩增，确保扩增产物的特异性；②使用电泳等梯度检测方法，确认扩增产物是否和预期长度一样；③对于线粒体基因检测，可以通过实验优化去除核 DNA 干扰。

而通过数据分析解读假基因则可以通过生物信息学算法优化，过滤掉假基因读段；若检测到变异的基因存在对应的假基因，可以通过与变异位点连锁的非同源区碱基来判断变异位置；若二代测序技术检测到的遗传变异无法区分变异位于假基因还是真基因，那就需要使用其他方法确认，如 long-PCR、巢式 PCR 等来进一步区别。

（二）不同检测实验室出具的 WES/WGS 报告不一致

目前，基因组测序已广泛应用于临床疾病的诊断中。然而，每个实验室出具的基因检测报告却存在较大的差异。现有研究表明，在全外显子组测序数据的分析中，对于检测发现的临床意义未明变异（VUS）、偶然发现的变异（unsolicited findings，UF），以及次要变异（secondary findings，SF），有些实验室选择报告，有些则不报告。因此，Vears 等通过设计一个虚拟的家系病例数据，将实际患者的变异信息整合到一个来自瓶中基因组（Genome in a Bottle，GIAB）联盟的家系样本的基因组序列中，创建了一个虚拟的患者家系样本，将相关的家系测序数据分发到全球 39 家检测实验室进行分析，从而研究不同实验室出具的报告的差异。患者的临床表型包括发育迟缓、肌无力、心肌肥厚，以及畸形等特征。整合到基因组序列中的 8 个变异信息包括 *HDAC8* 和 *BICD2* 基因变异与发育迟缓和畸形特征有关，患者和母亲均携带；*MYBPC3* 和 *PLN* 基因变异与心脏病相关；其余 4 个基因变异则与患者的主诉不相关。

结果表明，56% 的实验室表示会在候选基因中报告 VUS。多数实验室表示，如果有证据表明这种变异与患者表型相匹配，就有可能报道该变异。对于次要变异的检索，大多数实验室表示一般在获得受检者或其监护人同意下才会进行。对于数据重分析，所有实验室均表示会进行数据重分析，只不过每家单位进行数据重分析的条件和要求均会有所不同。因此，不同实验室出具的报告差异巨大，这与每家检测实验室依据的报告准则、分析策略不同有关。同时，报告规程可能也存在差异，这些报告规程可能是特定检测或诊断实验室特有的。因此，仔细评估检测特征和局限性对于下达检测医嘱的医师来说很重要。遗传检测结果可以为临床诊断提供支持，改变未来的疾病风险，并为各种疗法的个体化定制提供信息。

基因检测在临床应用中，能否准确地识别出与受检者临床表型相关的致病性变异，对于患者的疾病诊断和治疗具有重要意义。将基于新一代测序技术获得的解读结果纳入医疗机构的临床实践中，这有助于应对未来广泛使用此类测序面临的挑战，包括患者拒绝接受某些类型结果的权利。知情同意是临床新一代测序检测的重要组成部分。适当的知情同意过程收集患者希望收到的次要结果的信息，并就发现意外风险变异体的可能性提供咨询。美国医学遗传学和基因组学学会（ACMG）发表了一份基因列表（见 ACMG 指南），这些基因具有临床上重要的健康关联，并有可能改变治疗决策。目前，大多数实验室都将此作为最低限度的次要结果提供。在对其他结果（如隐性疾病的携带者状态、改变风险的变异体和药物基因组学变异体）的考虑和返回方面，标准化程度较低。而对于数据的重分析及报告的解读则在临床遗传疾病致病因素发现过程中显得格外重要。在大多数商业检测实验室，个体患者均可通过一些途径申请发布他们的原始检测数据，以便进行再分析、获取他人意见或用于研究。

（三）如何解决疑似遗传病 WES/WGS 检测的阴性结果

尽管 WES/WGS 技术在临床上的应用极大地推进了疾病遗传因素的发现和鉴定，但临床上总的阳性率只有大约 35%，即还有大多数患者无法确定其潜在的遗传性致病因素。因此，需要进一步利用多种技术进行互补分析，包括转录组测序，根据患者的表型考虑开展代谢组学、蛋白质组学或甲基化分析等多组学的整合分析。同时，应建立自动化流程，定期重新分析基因组数据并识别具有相似表型或相似基因突变的患者。最后，应进行功能研究以支持推定变异的因果关系并了解罕见病的分子机制。对于特定 VUS 的功能分析确定其在疾病中的作用以及它是否影响携带个体对药物的反应，最有效的方向就是使用实验对 VUS 的功能进行检测和研究。最近一种新的多功能的功能性检测方法 CRISPR-Select 被开发出来，用于确定遗传变异的后果。该方法使用 CRISPR/Cas9 敲入技术，在与疾病相关的细胞群中设计包含特定遗传变异或同义（沉默）突变（WT'）的模型。然后，跟踪变异细胞相对于 WT 细胞的绝对频率随时间的变化，以确定变异对细胞增殖或存活的影响；通过 CRISPR-Select 空间技术，还可确定对细胞运动性或侵袭性的不同影响；而 CRISPR-Select 状态技术和 FACS 标记水平结合，可以确定变异对细胞状态的影响。变异和 WT 细胞的绝对频率由基因组 PCR 和随后靶位点的二代测序确定。通过部署经过编辑的细胞混合物并量化包含两个突变的等位基因的相对丰度，研究人员能够使用 CRISPR-Select 更好地评估所需突变的功能。这提供了一种准确、高性价比且快速（短至 1～3 周）的检测方法。CRISPR-Select 的一个限制是它无法同时设计和分析同一细胞中不同基因的多个变异，故这种方法无法应用于多基因病的建模。

（四）泛参考基因组

当前的人类参考基因组是来自极少数个体，特别是欧洲人群的线性单倍体共有序列，因此缺乏跨群体观察到的遗传多样性；同时，还有许多人种特异的片段并未包含在现有的人类参考基因组序列中，即参考基因组代表性不足，很有可能会遗漏掉与疾病有关的变异。这种偏差限制了可以检测到的遗传变异类型，导致一些患者得不到诊断，也可能得不到适当的治疗，从而会直接影响到治疗结果。因为将测序读段比对到现有的参考基因组可能会导致读段的错配或比对不上的问题，尤其是在高度多态性、重复区域或跨越结构变异断点的区域中，或者可能会遗漏由单倍体参考序列上的次要等位基因表示的罕见变异，这都会导致"参考偏差"，使来自样本的非参考等位基因很难与线性参考序列对齐。为了克服这些限制，近些年人们已经做出了许多努力来将已知变异纳入参考文献中，以便允许包含变异的读段比对和变异分析。同时，人类泛基因组参考联盟（Human Pangenome Reference Consortium）已利用 47 个人的基因组数据创建了第一个代表人类遗传多样性的泛基因组草图，使用该草案分析短读长测序数据，可以将小变异发现错误减少 34%，并将每个单体型检测到的结构变异数量增加 104%，从而能够对每个样本的绝大多数结构变异等位基因进行分型。最近构建的端粒到端粒的中国汉族男性个体的全长二倍体人类基因组为研究东亚人群基因组提供了更好的参考。构建中国人群的泛基因组也将进一步推进东亚人群基因组的研究及在精准医学领域的应用。

通过将读段与在每个基因座处考虑许多替代单体型的泛基因组进行比对可减少参考偏差，从而提高比对准确性和变异检出能力。尽管泛基因组有其优点，但实际操作中也存在限制因素，阻碍了它在相关研究领域中的应用。这包括高计算成本、可扩展性和任务的复杂性。向现有线性参考基因组添加变异并不简单，因为简单地向参考基因组添加更多变异会导致更多歧义。在接下来的几年里，泛基因组领域分析工具的速度和准确性将会得到进一步优化。由于使用泛基因组和变异感知算法可以在短读长测序中更准确地检测变异，尤其是结构变异，预计这些方法将有利于超罕见病患者的诊断。

（五）RNA-seq 可以提高 WES 和 WGS 对遗传病的诊断率

虽然基因组测序理论上可以捕获所有类型的变异，但非编码变异的优先排序和解释仍然是一个巨大的挑战。用转录组学补充 DNA 测序可以帮助确定潜在致病变异的优先级。通过对 RNA 测序数据的分析，可以确定罕见病候选基因的优先级、表达异常值、异常剪接、等位基因特异性表达和转录组结构变异。RNA-seq 有助于排除已知致病性基因变异，针对先前未确定的多种变异基因，通过靶向 RNA-seq 分析的病例显示，其中，约 60% 的突变会影响剪接（包括内含子和深内含子）、24% 为无义突变、10% 是错义突变，而剩下 6% 是类似于同义突变的类型。通过 RNA-seq 能够排除 42% 的已被确定的突变体，其中包括 90% 的内含子和深内含子突变体，它们对于碱基剪接没有影响。同时，RNA-seq 还能发现影响剪接的同义突变。因此，RNA-seq 可以成为寻找致病性基因突变的重要辅助工具。

血液转录组分析为罕见病的诊断提供了新的思路。目前，临床上罕见病的确诊率约为 35%，而 WES 是目前最常用的诊断手段。对于部分 WES 无法确诊的患者，利用组织特异性的 RNA-seq 亦会取得不错的效果，这在肌病及线粒体病中已有不少成功的案例。不过，目前用于诊断的转录组测序需要组织特异性的样本，这对多数患者而言难以接受甚至有违伦理，因此亟须新的诊断思路以推动罕见病的遗传诊断。为此，提出通过血液转录组分析对罕见病的遗传病因进行诊断的策略，以优化致病突变的筛选过程。相关的分析证实血液转录组分析能确诊部分罕见病患者的遗传病因，其确诊率可达 7.5%；此外，对 16.7% 的患者而言，血液转录组分析虽无法完全确诊，但可以明确与患者表型相关的多个候选基因，为后续的诊断提供依据。

（六）转录异常鉴定

通过转录组分析探究罕见病的致病突变，主要的切入点便是表达水平异常的基因及 RNA 剪接异常的基因，在此基础上寻找潜在的致病突变。要找寻基因表达和 RNA 剪接的异常值，确定基因表达异常样本可以通过将每个患者与队列中的其他患者进行比较并计算标准分数（Z 评分，Z score）来实现的。而明确正常值范围则是重要的前提，这可以借助已发表的多个数据库中正常个体的血液转录组数据确定基因表达和 RNA 剪接事件的正常值范围，为后续的分析提供基准，GTEx 和 GEUVADIS 是额外对照 RNA-seq 样本的重要资源。在应用表达异常值方法时应谨慎，确保对照样本来自与疾病样本相同的组织类型；此外，应针对批次效应、性别或活检部位等因素对数据进行标准化处理。通常，基于 Z 评分的方法使用任意阈值来选择异常基因，随后应用额外的过滤器，如预测的致病性、次要等位基因频率和表型匹配，以进一步剪切候选基因的数量。最新的方法，如 OUTRIDER 和 PEER 控制用于基因之间的技术和生物学变异，前者也为 RNA-seq 样本中的异常值检测提供了统计测试。最近的研究展示了利用表达异常值分析流程，从而可以优先考虑 2 个患有甲基丙二酸血症伴同型半胱氨酸尿症（MEPAN）的兄弟姐妹的前 15 个候选基因中的致病基因（*MECR*）。总体而言，分析表达异常值以及基因组变异和患者的表型可能是识别用于临床解释的强大候选变异的有力策略。

可变剪接是真核生物中一种自然发生的现象，导致单个基因编码多种蛋白质。转录后，非编码序列（内含子）从前体 mRNA 中去除，一些外显子可能包含或排除在最终加工的 mRNA 中。此过程中的错误会导致多种疾病，包括罕见的孟德尔病。剪接突变大致可分为 7 类，包括外显子跳跃、内含子保留、5′ 端可变剪接、3′ 端可变剪接、第一外显子改变、最后一个外显子改变和互斥外显子。LeafCutterMD 和 Fraser 等算法提供了统计框架，旨在预测罕见病中的剪接异常值。

1. 异常的剪切变异鉴定　某些类型的变异，如同义变异和深层内含子变异，通常会在基因组数据的变异优先级排序过程中被过滤掉，除非它们以前与疾病相关。然而此类变异可能导致异常剪接事件，因此可以使用转录组数据重新确定它们的优先级。

2. 等位基因特异表达异常的鉴定　转录组分析的优势是可以对等位基因特异表达（allele-specific expression，ASE）进行分析。ASE 是二倍体或多倍体基因组中的一种现象，其中一个等位基因的表达明显高于另一个等位基因。当使用隐性遗传模式对来自 WES/WGS 数据的变异进行优先排序时，会过滤掉单个杂合的罕见变异，然而，这些杂合的罕见变异中的一些可能表现出 ASE。因此，除了识别表达异常值和剪接变异外，ASE 分析应该作为常规 RNA-seq 分析的一部分进行，尤其是当基因组数据仅识别出隐性疾病的一个杂合变异时。ASE 分析可以发现对转录、剪接等有重大影响的杂合突变，从而有助于寻找潜在的致病突变。

3. 转录组结构变异鉴定　结构变异，如易位、重复、倒位和缺失，将不同的基因组区域连接在一起或将一个区域分成几块。此类区域的转录可导致基因融合（来自两个或多个不同基因的外显子一起转录）或导致先前未转录的区域包含在基因中，这通常导致两种情况下的基因功能改变。由基因组 SV 引起的转录 mRNA 中的这种修饰称为转录组结构变异（TSV）。融合基因在血液和实体组织癌症中得到充分证明，并被用作早期诊断和治疗靶点的生物标志物。在许多非癌症疾病中也存在融合转录物，如脑畸形、智力障碍、痉挛性截瘫和抽动秽语综合征（Gilles de la Tourette syndrome）等。因此，在临床检测应用中应考虑对转录组和基因组数据进行综合分析，以检测可能导致基因融合的结构变异。

血液转录组分析除了需要明确正常值的基准外，还需要解决的问题是潜在的致病基因的确在血液转录组中表达。通过对 OMIM 数据库中涉及的致病基因在血液转录组中的表达情况进行分析表明，70.6% 的基因和 50% 的 RNA 剪接事件都可在血液转录组中获得相关信息；致病突变常发生在广谱表达的基因上。血液转录组分析在罕见病的遗传诊断上有具有不错的数据处理和方案优化。

利用血液转录组数据探索新的致病因素过程包括以下几个步骤，首先是筛选表达异常的基因，平均每个样本会有约 400 个表达异常的基因。在这个基础上，可以采用以下的筛选标准来进一步缩小筛选范围：①挑选不耐受功能丢失突变的基因，这些可以到 gnomAD 数据库中对相关的基因进行查询；②挑选可能影响基因表达的变异或呈现等位基因特异性表达特征的基因；③选择那些基因上游 10kb 以内且最小等位基因频率（minor allele frequency，MAF）≤0.1% 的变异以及潜在致病性高的变异（CADD 评分≥10）；④分析含有上述变异基因的个体是否与人类表型标准（HPO）中描述的表型相符。通过层层筛选之后，剩下的候选基因将不足起始基因数目的 1%。总体而言，异常表达的基因经筛选后，平均每名患者的候选基因不足 10 个，这样为确定潜在的致病基因大大缩小了范围。

（七）与测序技术互补的其他方法在罕见病中的应用

尽管批量 RNA 测序有可能识别罕见病的分子原因和疾病机制，但它仅捕获样本中的平均表达信号，其中可能包含不同的细胞类型。相比之下，scRNA-seq 测量每个细胞内基因的表达，使研究人员能够研究样本异质性和细胞间变异，从而提高对疾病机制的理解。scRNA-seq 能够在许多不同的组织中发现许多罕见的、新的细胞类型或亚细胞群或标志物（如血液、大脑、胰腺和癌症组织等），随着单细胞测序技术和算法的不断改进，预计其将在未来扩展到罕见病的研究中。对每个细胞中转录组的综合表征可能有助于在罕见病患者的组织中发现新的细胞和分子成分，从而有助于阐明疾病机制。

DNA 甲基化和组蛋白修饰等表观遗传修饰已证明对免疫缺陷-着丝粒区域不稳定-面部异常综合征 1 型、Rett 综合征和鲁宾斯坦-泰比综合征（Rubinstein-Taybi syndrome）等罕见病具有重要意义。当怀疑已知甲基化基因中存在基因组印记障碍或 VUS 时，应考虑甲基化分析。基因组印记是一种常染色体基因子集从 2 条亲本染色体中的一条中优先表达的现象。这是由于在配子发生过程中基因的 CpG 二核苷酸处胞嘧啶的亲本特异性甲基化造成的。DNA 甲基化缺陷可分为两组，即表观变异和表观特征。表观变异涉及基因组特定区域少量 CpG 的 DNA 甲基化模式的变化，而表观特征是整个基因组多个位点的 DNA 甲基化变化的独特组合，并且对不同的遗传综合征具有特异性。

对于儿童中许多罕见的无法解释的代谢性疾病，其中致病变异由 WES/WGS 确定，而功能代谢组学研究有助于揭示疾病机制，并可更好地实现疾病管理或治疗。线粒体是能量和代谢的中心，因此线粒体病很多与遗传性代谢疾病紧密相关，对患者的肌肉利用代谢组学技术可以进一步确定致病因素。尽管代谢组学和脂质组学可能提供诊断线索，但罕见和未确诊疾病的代谢变化可能会因患者的特殊饮食或药物而变得微妙或混淆，从而使分析具有挑战性。

与其他组学相比，蛋白质组学可以揭示蛋白质合成、稳定性、降解和信号转导的损害，这些异常可能导致疾病状态。通常用于研究蛋白质组的两大类方法是基于质谱的技术和基于抗体的技术。基于抗体的细胞技术和质谱细胞技术可以研究每个细胞内的细胞异质性和磷酸化信号。

因此，多种组学技术相互补充，可弥补各自的缺陷，从而促进对疾病的分子病理生理学的认识。尽管已有成功的例子将 WES/WGS 与转录组学、代谢组学或蛋白质组学相结合，但目前这些分析还缺乏一个整合不同组学的单一框架。用于组合和分析多个组学数据的现有工具是为标准病例对照研究设计的，不适合基于异常值的分析。通过整合来自多个组学的结果采取系统生物学方法可能会进一步提高诊断率，同时加深对疾病分子机制的理解。

第五节　同一基因导致不同疾病的分子机制

一、同一基因中不同位置上的突变会导致不同的疾病

在临床上，常可以看到不同的突变可以导致相同的临床表型，同一个基因的不同变异会导致不同的疾病，同一个突变可以有不同的临床亚型。

例如，*WT1* 基因，也叫肾母细胞瘤 1 基因，与胚胎期肾脏恶性肿瘤相关。新近的研究发现，存在于常染色体上的 *WT1* 基因中的一个新的变异位点竟然使含 XX 的个体出现男性特征。这一肿瘤基因是如何与性腺发育关联起来的呢？研究表明性别发育异常患者表达 WT1 蛋白的 C 端第 4 个锌指结构上（ZF4）存在 5 种形式的基因突变。通常情况下，卵巢中的基质细胞和 FOXL2 阳性颗粒细胞亚群中均能够观察到 WT1 表达，但它不会与 β-CATENIN 结合。在 ZF4 结构异常时，突变的 WT1 蛋白会与 β-CATENIN 结合，并限制其表达，从而导致卵巢发育受到抑制，产生异常。不仅如此，它还会增强 SOX9 蛋白的表达，促进了男性性腺发育。也就是说，由于 *WT1* 的基因突变，抑制了本该正常发育的女性性腺，却刺激了男性性腺的表达。由此可见，*WT1* 基因上的一类突变干扰了促进男性睾丸或女性卵巢形成之间的微妙平衡，这种失衡抑制了卵巢发育所需的 β-CATENIN 蛋白质，影响了形成女性性腺的信号通路，导致女性发育出异常性腺。

因此，同一个基因不同位置的变异可能会导致不同的疾病，其潜在的机制是基因中不同位置上的变异可能改变了其编码的蛋白质中氨基酸的变化。蛋白质中氨基酸发生变化后，一方面可能会使蛋白质的功能发生变化；另一方面还可能改变原有蛋白质相互作用的强度或蛋白质相互作用的参与者，从而导致了不同的疾病。最近的研究表明，基因突变形成的新氨基酸残基会直接诱导或链接新生蛋白-蛋白相互作用（neo-protein-protein interaction），进而导致肿瘤细胞特有的蛋白网络新功能，这为解释同一个基因不同位置的变异导致不同疾病的机制探索提供了新思路。

此外，一种遗传病的"新基因"可能是另一种遗传病的已知基因。如 *TBC1D24* 基因编码蛋白调节囊泡运输，其发生双等位基因突变可导致 DOORS 综合征，但是只能解释 50% 的 DOORS 综合征的发病原因，而另 50% 的患者一直都未明确致病基因。DOORS 综合征的临床表现包括耳聋、指甲营养不良、骨营养不良、发育迟缓和（或）智力障碍（以前称为智力低下）和癫痫发作。显性耳聋甲营养不良综合征（DDOD 综合征）是一种与 DOORS 综合征临床表现部分重叠的疾病，但是没有智力障碍和癫痫发作。从遗传模式上看，DOORS 综合征为常染色隐性遗传，而 DDOD 综合征为常染色体显性遗传。DDOD 综合征是由 *ATP6V1B2* 中的一个截短变异引起的，该基因编码液泡 ATP 酶的一个亚单位，负责细胞内细胞器的酸化。研究人员从 8 个家庭的 9 个 DOORS

综合征患者在 *TBC1D24* 基因上未发现致病突变，但在 *ATP6V1B2* 基因上发现同一个截短突变（NM_001693.4:c.1516C＞T；p.Arg506*）。并且一些畸形特征在个体之间共有，最常见的是粗糙面容、宽鼻嵴、下斜睑裂、低耳位和前颌畸形。由此，提出了 *ATP6V1B2* 是 DOORS 综合征的另一个致病基因。这一发现表明，DDOD 综合征和 DOORS 综合征可能为一个疾病谱。此研究提供了新的线索来帮助理解 DOORS 综合征的临床异质性，因为这两种蛋白都参与膜运输事件，包括突触囊泡循环。

二、同样的突变位点临床表现不一样

一个长期困惑临床疾病检测的问题是为什么携带相同基因突变的个体，有的会发病，有的可以保持健康，且疾病的严重程度或症状都存在差异，其背后的分子机制是什么？

如基于 757 名先证者和 233 名携带疾病相关变异的父母和兄弟姐妹的临床定量表型信息研究发现，与携带相同变异的家庭成员相比，功能不耐受（functionally intolerant）基因中罕见的可能有害变异的数量与 16p12.1 缺失先证者中的神经发育表型的严重程度呈正相关，并且在携带基因破坏性变异（gene-disruptive mutations）的孤独症先证者中也观察到同样的情况。与轻度/无家族史相比，具有 16p12.1 缺失和家族史的先证者呈现出更严重的临床表型和更多的其他损害。其他损害（other hits）的变异数目也与携带致病性 CNV 的先证者或疾病基因中的新生致病变异的认知障碍的严重程度相关，并且与其中部分 16p11.2 缺失先证者的头部大小呈负相关。这些其他损害的变异涉及已知的疾病相关基因，如 *SETD5*、*AUTS2* 和 *NRXN1*，并且集中在细胞和发育信号通路。由此可以看出有些 CNV 的外显率和表现度差别明显，携带相同变异的父母没有或有很轻的症状。

最近发现了一种导致癫痫的 *SCN1B* 基因突变，该基因 p.Cys121Trp 变异的携带者来自不相关的多个家系。这种突变会导致遗传性癫痫伴热性惊厥附加症（genetic epilepsy with febrile seizures plus，GEFS+），这种疾病在不同患者会有不同表型。

同样的突变位点临床表现不一样与"可变的外显率（variable penetrance）"有关，即致病变异对不同携带者的影响严重程度不同。这里涉及 2 个重要的概念，即外显率（penetrance）和表现度（expressivity）（具体见第四章第二节）。

不同疾病的外显率和表现度都可以部分地通过基因修饰的作用来解释，即不同人的基因组中，调节基因活性的遗传变异修正了蛋白质编码基因变异导致的疾病风险，当一个突变引起的表型更轻微时，其相关的基因往往在一个较低的水平表达。因此，个人患某种疾病的风险可能取决于自身的调控基因变异和蛋白编码基因变异的组合，而不仅仅是其中一个，即基因表达活性调节在改变该基因编码突变中的致病性强弱同样重要。

由此可见，遗传背景能够改变高外显性突变的影响。突变的外显率水平决定了遗传病的严重程度、识别和鉴定。背景依赖性是基于几个基因区域之间的复杂相互作用，每个区域都包含多个候选基因。因为在种群中，每个个体都有自己独特的遗传背景。因此，即使在确定了候选疾病相关变异后，复杂疾病的准确基因诊断也需要对遗传背景进行全面评估。由此可以看出，并不存在真正的单基因病，任何一种疾病都是由多种遗传因素之间相互作用，以及其与环境相互作用的结果。

此外，单体型（haplotype）的调节和编码变异富集组合可通过减少疾病发展相关编码变异外显率起到预防疾病的作用。例如，在伯特-霍格-迪贝（Birt-Hogg-Dubé）综合征（一种可增加某些类型肿瘤风险的罕见遗传病）中出现的变异位点如果分布在不同的等位基因上，不同等位基因的特异表达会导致不同的临床表型。如果致病性的变异位点存在于不表达的等位基因上时，则对于个体没有影响；反之，如果存在于表达的等位基因上时，则会由于产生的蛋白质中携带有变异的氨基酸，从而影响蛋白质的功能，导致临床上的相关疾病表型。

　　由于很多调控元件存在于基因间隔区或内含子区域，这些区域中的变异很难被 WES 技术检测到，因此，要全面系统地解读遗传病的致病变异，WGS 将是最佳的选择。随着测序成本的急剧下降，相信在不久的将来，WGS 将会被广泛地应用到临床疾病的检测和健康管理中。当然，WGS 的数据量远远大于 WES，而且 WGS 分析的复杂度也远远大于 WES，这为系统解读致病因素带来了新的挑战，新的生物信息学分析方法和流程的开发势在必行，以便更好地迎接这种挑战和机遇。

三、同义突变也可能导致疾病

　　同义突变通常又称沉默突变，是指 DNA 片段中有时某个碱基对的突变并不改变所编码的氨基酸。自 20 世纪 60 年代解开基因密码以来，同义突变一直被普遍认为是良性的。依赖于同义突变是中性的假设，即同义突变因为不改变其编码蛋白质中氨基酸的组成，从而不会影响蛋白质的功能，故同义变异没有危害性，对表型不产生影响，因此，在利用测序数据寻找致病突变的研究中，同义突变通常被忽略。但目前有部分研究报道，有些同义变异可以通过调控染色质的三维结构来达到影响个体生长发育和健康的结果。而发生在基因外显子区的同义变异虽然不会改变蛋白质序列，但是它会改变 mRNA 序列，miRNA 对这两种 mRNA 的识别效率不同，最终影响 mRNA 的表达量，进而导致蛋白质表达量的改变。另外，DNA 水平上编码区内的同义变异还有可能在外显子区产生新的剪切位点，进而在 RNA 水平产生异常的剪切，形成异常的 mRNA，从而导致生成的蛋白质序列的异常。最近的研究进一步表明生物体内大多数同义突变可能是非常有害的，该研究通过在实验室中对酵母细胞进行基因操作获得了此结论。与原来的假设相反，研究显示同义突变影响适合度的机制，发现至少一个原因是同义突变和非同义突变都会改变基因表达水平，而这种表达效应的程度可以预测其适合度效应。因此，最新研究提示，大多数同义突变的强烈非中立性将对人类疾病机制的研究产生重大影响，一些同义突变和非同义突变在导致疾病方面可能一样重要，需要加强对致病同义突变的预测和识别工作。也许今后许多在临床上未发现致病因子的病例可以从同义变异中入手来甄别其致病性。同时，同义变异还有可能进一步解释同一基因同一变异位点导致的表型的差异，因为同义变异可以改变基因的表达水平。

四、展　　望

　　新一代基因测序技术在人类孟德尔遗传病分子诊断和遗传学研究中的应用，仍有许多亟待解决的问题。尤其是目前的序列变异解析并非完美，所报道的变异分类并非 100% 准确。变异分类基于临床数据和经验，随着基因组学数据的不断增加，在现有指南基础上，通过不同领域专家共同协作以建立更加精准的"基因–疾病"解读指南是未来发展的方向。随着新一代基因测序技术，特别是长读长的三代测序技术的发展及在临床上的应用扩展和数据分析软件的完善，检测变异和分析变异能力必将逐步提高。同时，随着全面健康医疗计划在各个有条件国家的逐步开展，以及更翔实、可靠的临床信息和基因组学数据的积累，新一代测序技术将会更好地应用于人类孟德尔遗传病的分子诊断、预防干预、药物治疗和药物研发中，将会极大地推进对基因组中功能元件的解读，包括编码和非编码序列的功能及其与分子表型的关联，在生物学基本单位上解析遗传变异功能影响的单细胞生物学，从而将微观的单细胞水平的功能与宏观的组织、器官水平的功能进行完美对接。

　　在 2001 年发布人类基因组草图后，伴随着测序技术的不断更新，经过 20 多年的奋斗，人们终于在 2022 年获得了无缺口的人类基因组序列，这为更深入地解读人类基因组的功能元件及变异的影响打下了更坚实的基础。预计 10 年后基因组学会给人类健康带来巨大的改变。到那时任何一个研究型实验室都能够像做 DNA 纯化一样实现人体全基因组测序和分析；所有临床机构中，基因信息的利用会成为常规，使得基因检测成为像血常规一样普遍，并被纳入到健康管理中；人类每个基因的生物学功能都被揭示；非编码基因的作用规则也将会被总结；表观基因组学总体特征和转录结果将被整合到基因型-表观型的预测模型中，成为一种常规方法；人类基因组学研究将会超越历史社会结构如种族等人群特征；成百上千万人参与的包含基因组序列和相关表型信息的研究会成为常态，所有基因突变的临床意义将很容易被预测，让诊断名词"不确定显著性变量（VUS）"成为过时的概念；个人能够通过智能手机随时并安全地获取完整的基因组序列信息以及注释信息，并将与实时的健康状态关联起来；而基因组学突破性发现以及新的基因治疗技术的出现将会为相当多的遗传病带来治愈方法。

思 考 题

1. 哪些因素导致现有临床遗传病检出率低下？

2. 不同的测序技术在检查不同类型的变异上各具有哪些优缺点？

3. 临床致病基因检测报告出现阴性报告后该如何处理？

4. 如何理解同义变异也会致病？

5. 如何理解同一基因中同一变异位点导致的临床表型的差异？

（石铁流）

第十一章　临床遗传病的诊治进展

临床遗传学（clinical genetics）也称遗传医学（genetic medicine），是医学遗传学的重要组成部分，是遗传与临床医学相交叉的领域，是医学遗传学向临床的延伸。其内容包括遗传病的诊断、治疗和预防等。临床遗传学帮助临床医师以医学遗传学的基本理论、规律去认识疾病，探究疾病的正确诊疗方法及干预手段，进而提高人口质量和人群整体健康素质。

第一节　临床遗传病的诊治现状

一、临床遗传病诊治概述

遗传病诊断是开展遗传病防治的基础，遗传学检查如染色体分析与基因检测为遗传病的确诊提供重要依据。根据诊断时间与目的不同，遗传病诊断分为临症诊断、症状前诊断、产前诊断、胚胎植入前诊断。遗传病的治疗分为常规临床治疗与基因治疗等。常规治疗手段包括药物和饮食治疗、手术矫正，以及器官、组织移植等。基因治疗是在分子水平上修复或弥补患者细胞中有缺陷的基因，使之恢复正常功能，理论上只有通过基因治疗才能从根本上治愈遗传病。基因治疗必将成为遗传病重要的治疗手段，但必须注意目前基因治疗还存在一些局限。由于遗传病多涉及染色体或基因的改变，大部分遗传病难以治疗或目前尚无有效疗法，因此对于遗传病而言，预防更为重要。遗传病的预防主要包括遗传筛查、遗传咨询、遗传病产前诊断、遗传病登记与随访、遗传病保健等工作。

二、出　生　缺　陷

出生缺陷（birth defect）也称为先天畸形（congenital deformity），是指婴儿出生前发生的身体结构、功能或代谢异常，是导致早期流产、死胎、婴幼儿死亡和先天残疾的主要原因。出生缺陷病种多、病因复杂，目前已知的出生缺陷超过8000种，其中基因突变等遗传因素和环境因素均可导致出生缺陷的发生。目前，我国每年新增约90万出生缺陷儿童，其中单基因病占比高达22.2%。

（一）出生缺陷的发病率及死亡率

我国出生缺陷的发病率约为5.6%，胎儿期缺陷有80%~85%发生自然流产，三体、单体、三倍体等染色体异常是50%自然流产发生的原因。围生期死亡包括妊娠28周后的死产和出生后1周死亡的婴儿，其中25%~30%死于严重的结构畸形，80%明确与遗传因素有关。先天畸形是儿童期死亡的重要原因，在婴儿期25%的死亡原因是严重的结构畸形；1~9岁下降到20%；10~14岁又下降到7.5%。在发展中国家，由于结构畸形引起的围生期死亡相对较低，而环境因素引起的围生期死亡则相对较高。

（二）出生缺陷的临床特征

根据出生缺陷发病机制、缺陷所涉及的器官及临床表现，常把出生缺陷分为简单畸形和多发性畸形两大类。简单畸形可能是以遗传为基础，也可能是非遗传性的。一般将简单畸形分为畸形、变形、畸化和发育异常。多发性畸形有成千上万种，这在临床上属于畸形学（dysmorphology）的范畴，根据关键的异常特征所建立的庞大数据库有助于多发性畸形的临床诊断。尽管如此，还是有许多畸形不能进行诊断，也无法进行预测或再发风险的评估。多发性畸形包括了序列征、综合征和关联征。

（三）常见的出生缺陷与诊断

常见的出生缺陷为神经管缺陷（脊柱裂、无脑儿）和先天性心脏病（房间隔缺损、室间隔缺损、法洛四联症）等。

由于完全防止畸形的发生几乎是不可能的，故胎儿宫内早期诊断是预防的必要补充。随着医学发展，越来越多的畸形可以在出生前作出明确诊断，有些畸形还可进行宫内治疗。曾生育过严重畸形儿的孕妇，多次发生自然流产、死胎、死产的孕妇，早期妊娠服用过致畸药物或有过致畸感染或接触过较多射线，以及长期处于污染环境及羊水过多或过少的孕妇，均应进行产前诊断。

产前出生缺陷的诊断方法主要包括：①通过羊膜腔穿刺吸取羊水分析胎儿的代谢状况、胎儿的染色体组成、基因是否有缺陷等；②通过绒毛活检分析胚胎体细胞的染色体组成；③在 B 超引导下将胎儿镜插入羊膜腔中直接观察胎儿的体表（四肢、五官、手指、足趾和生殖器官等）是否发生畸形，并可以通过活检钳采集胎儿的皮肤组织和血液等样本做进一步检查；④ B 超检查是一种简便易行且安全可靠的产前诊断方法，可在荧光屏上清楚地看到胎儿的影像，不仅能诊断胎儿外部畸形，还可诊断某些明显的内脏畸形（先天性心脏病、内脏外翻、多囊肾、神经管缺陷、无脑儿、脑积水、水肿儿、葡萄胎等）；⑤将水溶性造影剂注入羊膜腔，便可观察胎儿的大小和外部畸形，如果将某种脂溶性对比剂注入羊膜腔使其吸附于胎儿体表，可观察胎儿的外部畸形；⑥脐带穿刺是在 B 超引导下于中期妊娠、晚期妊娠（17～32 周）经母腹抽取胎儿静脉血用于染色体或血液学各种检查，亦可作为因羊水细胞培养失败，或错过绒毛和羊水取样时机的补充检查。

（四）出生缺陷的发病机制

出生缺陷的发生与遗传因素、环境因素有关。遗传因素，如染色体畸变、单基因缺陷、多基因遗传等；环境因素，如生物性致畸剂、物理性致畸剂、致畸性药物、"三废"、农药、食品添加剂、防腐剂、酗酒、吸烟、吸毒、缺氧、严重营养不良等。遗传因素与环境因素在畸形的发生中还存在着相互作用。影响致畸发生的因素包括：①孕妇对致畸剂的易感性；②胎儿发育的不同阶段，对致畸剂的感受性不同；③致畸剂的作用机制有所不同；④致畸剂的损伤与剂量有关；⑤致畸剂的作用后果等。

三、罕　见　病

"罕见病"概念的提出始于 1983 年美国颁布的《孤儿药法案》。2010 年，中华医学会医学遗传学分会首次将"罕见病"定义为"患病率小于 1/50 万或新生儿发病率小于 1/万"的疾病。2018 年中国公布《第一批罕见病目录》，首次以目录形式界定 121 种罕见病。2021 年全国罕见病学术团体主委联席会议提议，中国罕见病定义为 3 个维度：①新生儿发病率小于 1/万，或②患病率小于 1/万，或③单病种患病人数小于 14 万。2023 年 9 月我国《第二批罕见病目录》公布，新增 86 个病种。随着医学进步及对罕见病认知程度的不断提高，罕见病的概念也将不断修订。

儿童罕见病，是指在出生或儿童期发病的罕见病。全球最大的罕见病数据库（Orphanet）显示，目前全球已知罕见病种类超过 7000 种，约占人类疾病的 10%，其中约 80% 是遗传病。其中，出生或儿童期发病的罕见病占比 50%～70%。《第一批罕见病目录》文件也指出，121 种罕见病中 49 种疾病的主导科室为儿科。虽然单个罕见病的患者人数少，但由于病种繁多，罕见病患者并不罕见，粗略估算我国有超过 2000 万的各类罕见病患者，其中儿童罕见病患者群体尤其不可忽视。

随着精准医学的发展，罕见病在诊断、治疗、干预及基础研究领域均取得巨大进展。然而，罕见病通常是累及多器官的、进行性的复杂疾病，目前约5%的罕见病可以被治愈，约30%的罕见病在5岁之前死亡。儿童罕见病给家庭和社会带来巨大的心理负担和经济负担，因此，在产前、出生时或儿童早期对罕见病实现早诊断、早干预，对降低罕见病发生率、延长罕见病患者生存期、提高罕见病患者生存质量有很大帮助。基因芯片、二代测序等技术的临床应用，使罕见病的诊断率得到大幅提升。近年来，人工智能技术的井喷式发展极大地提升了罕见病诊断进程，如用于基因变异智能注释和分析工具 eDiVA、Xrare、Deep phenomeNET 等的更新迭代；基于人工智能驱动罕见病的表型诊断——Face2Gene，可以通过面部图像的人工智能分析辅助罕见病早期识别；文献文本智能挖掘工具 AMELIE，可以帮助临床医师快速获取文献知识，提升罕见病诊断效率。

伴随着罕见遗传病诊断领域的变革，药物研发取得了突飞猛进的发展。截至2019年8月，美国FDA已批准上市564种孤儿药，覆盖838种罕见病适应证；日本1997~2018年共批准322种孤儿药；欧盟共批准200余种孤儿药，目前有2000余种孤儿药申请研制设计。根据中国《第一批罕见病目录》现有68种罕见病治疗药物在中国上市。除传统小分子药物外，基于蛋白质、反义寡核苷酸和干扰小RNA的治疗药，以及基因治疗和细胞治疗等，逐步进入罕见病治疗前线。

罕见病的诊治，需在现有基因检测技术的基础上充分利用三代测序、RNA-seq、甲基化分析等新型技术体系，同时建立本土的、适宜于中国人群的知识库、数据库和人工智能工具，提升罕见病诊断效能。建立医、研、企有效合作机制，加快罕见病药物创新研发上市。另外，多部门联动加强对罕见病临床医师的专业教育，建立完善的遗传咨询师培训机制；引导罕见病社会公益组织有序发展，在提升罕见病资源共享的同时提升罕见病患者的幸福感。

四、遗传代谢病的诊断

遗传代谢病（inherited metabolic disease，IMD）是一类基因突变引起酶活性下降、细胞膜功能异常或受体缺陷导致机体生化代谢紊乱，造成反应底物、中间或旁路代谢产物蓄积，或终末代谢产物缺乏的遗传病。IMD病因复杂，影响多个器官系统，临床表现缺乏特异性。大部分IMD的病死率高、预后差。诊断依赖于特异性实验室检测或基因分析。

（一）新生儿IMD筛查

新生儿IMD筛查是指对新生儿人群，在出生后数天内通过测定特异代谢物筛查遗传代谢病，使患有IMD的新生儿在临床症状出现之前得到诊断和治疗。新生儿IMD筛查始于20世纪60年代，最初主要筛查苯丙酮尿症、半乳糖血症、先天性甲状腺功能减退症等。自20世纪90年代开始，串联质谱技术（tandem mass spectrum，MS/MS）逐渐用于新生儿IMD筛查。

在我国，MS/MS已成为新生儿IMD扩展筛查的主要手段之一，其作为一项高新技术，可高通量、快速检测氨基酸代谢紊乱、有机酸代谢紊乱和脂肪酸氧化代谢障碍疾病，能对标本一次进行几十种疾病的筛查检测。根据2018年全国新生儿多种遗传代谢病筛查的调查，患病率较高的前3种疾病是高苯丙氨酸血症、甲基丙二酸血症和原发性肉碱缺乏症，分别属于氨基酸代谢病、有机酸代谢病和脂肪酸氧化代谢障碍疾病。在我国发病率相对高的新生儿IMD中，新生儿筛查相关专家根据目前新生儿筛查的状况、诊治条件、诊治能力及初步调查得到的疾病谱和患病率，结合疾病的危害性、检测方法敏感性和特异性、筛查病种选择原则等，推荐12种罕见病作为我国串联质谱技术新生儿IMD筛查目标疾病（表11-1）。

表 11-1　串联质谱技术新生儿 IMD 筛查

序号	疾病名称	筛查指标	诊断及鉴别诊断
1	高苯丙氨酸血症	Phe、Phe/Tyr	尿蝶呤谱分析、血二氢蝶啶还原酶检查；*PAH*、*PTS*、*QDPR*、*GCH1*、*PCBD1*、*SPR*、*DNAJC12*
2	甲基丙二酸血症	C3、C3/C2	尿有机酸、同型半胱氨酸、血氨等检查；*MMUT*、*MMAA*、*MMAB*、*MMADHC*、*MCEE*、*MMACHC*、*LMBRD1*、*ABCD4*、*CD320*、*C2orf25* 和 *ACSF3*
3	原发性肉碱缺乏症	C0	*SLC22A5* 基因
4	希特林蛋白缺乏症	Cit	甲胎蛋白等生化检查；*SLC25A13* 基因
5	中链酰基辅酶 A 脱氢酶缺乏症	C8、C8/C10	*ACADM* 基因
6	丙酸血症	C3、C3/C2	尿有机酸、血氨等生化检查；*PCCA*、*PCCB* 基因
7	异戊酸血症	C5、C5/C2	尿有机酸检查；*IVD* 基因
8	戊二酸血症 I 型	C5DC、C5DC/C8	尿有机酸检查；*GCDH* 基因
9	枫糖尿病	Leu、Val	血、尿生化检查；*BCKDHA*、*BCKDHB*、*DBT* 和 *DLD* 基因
10	极长链酰基辅酶 A 脱氢酶缺乏症	C14：1、C14：1/C8：1	血糖、肝酶、肌酸激酶等生化检查，*ACADVL* 基因
11	瓜氨酸血症 I 型	Cit	尿乳清酸、尿嘧啶等生化检查；*ASS1* 基因
12	同型半胱氨酸血症 I 型	Met	同型半胱氨酸等生化检查；*CBS*、*MTR* 或 *MTHFR* 基因

（二）新生儿 IMD 的基因诊断

MS/MS 结果除受多种因素影响外，也不能同步早期筛查某些相对常见 IMD，如糖原贮积病和溶酶体贮积病等。随着技术日渐成熟，成本逐步降低，NGS 技术越来越广泛地应用于新生儿 IMD 诊断，尤其针对高危新生儿和儿童。NGS 用于 IMD 诊断的优势在于：①对于通过代谢产物检测明确诊断的疾病，基因测序可进一步从分子水平明确基因突变的来源，为遗传咨询、优生优育提供依据。②对 MS/MS 及生化检测不能确诊或无法明确疾病分型者，基因测序可明确诊断和分型。③针对 MS/MS 不能筛查的 IMD，基因测序可早期诊断，判断预后。然而，NGS 不能替代新生儿 IMD 筛查。研究显示，661 例临床和 MS/MS 诊断的甲基丙二酸血症患儿中，631 例基因诊断与临床诊断一致，但仍有 30 例基因检测阴性。对原发性肉碱缺乏症患者的研究表明，只有 70% 可通过基因测序发现致病基因突变，仍有 30% 基因检测阴性。因此，基因测序与代谢产物检测联合应用可显著提高新生儿 IMD 的检出率。随着新生儿 IMD 筛查范围逐渐扩大，检测技术逐渐完善，成本逐渐降低，扩展的新生儿 IMD 筛查方法从 MS/MS 筛查逐步转变为 MS/MS 结合基因检测。近年来开展的血滤纸片基因测序技术可以从滤纸片提取遗传物质并进行基因检测。血滤纸片基因测序技术可嵌入新生儿 IMD 筛查，一次采血可完成 MS/MS 筛查和基因检测，节约时间和成本。代谢组学技术与基因组学技术的结合是未来的新生儿 IMD 筛查方向。

五、临床遗传病的治疗

遗传病病种数目繁多，OMIM 网站收录的遗传病条目已达 2 万余项，整体上近 1/4 的人群受累，因此，遗传病的有效治疗意义重大。由于大多数遗传病的发病机制尚未完全阐明，临床上可采取一定措施使患者有症状或功能改善的遗传病仅有少数，并且由于遗传病伴有遗传物质的缺陷，从目前的技术手段来看，缺乏成熟的"在体"修正缺陷基因的临床治疗方法。

药物和饮食治疗是目前遗传病治疗中最为常见的手段，并且在代谢控制、突变蛋白质功能改善和基因表达调控等各个层次都能够开展遗传病的治疗，尤其是遗传性代谢缺陷疾病方面有不少颇见成效的案例。药物及饮食控制治疗的主要原则是"禁其所忌"、"去其所余"和"补其所缺"等，实施过程可分为出生前治疗、症状前治疗和临症患者治疗。伴随着罕见遗传病诊断领域的变革，药物研发取得了突飞猛进的发展，如小分子药物 *CFTR* 激动剂（ivacaftor）用于治疗 *CFTR* 基因突变引起的囊性纤维化、补体蛋白类药物依库珠单抗（eculizumab）用于治疗非典型溶血性尿毒综合征和重症肌无力、双特异性抗体类药物艾美赛珠单抗（emicizumab）治疗血友病等。目前，已有 40 余款基因治疗药物在全球上市，多家国内顶尖医疗机构设立临床试验机构，陆续开展多中心临床试验（相关内容详见第十二章）。

随着分子生物学和基因工程技术的飞速发展，人类遗传病的研究已经取得了许多重要成果。特别是重组 DNA 技术以及基因编辑技术在医学中的应用，遗传病的治疗有了突破性的进展，已逐步从传统的手术治疗、饮食疗法和药物疗法等跨入了基因治疗的研究，以便从根本上治疗遗传病。

六、遗传病的产前诊断、遗传咨询及三级预防

（一）产前诊断

产前诊断（prenatal diagnosis）又称宫内诊断、出生前诊断，是指对可能罹患遗传病的个体在其出生以前利用各种方法予以确诊的技术。产前诊断以羊膜腔穿刺术和绒毛膜绒毛吸取术等为主要手段，对羊水、羊水细胞、绒毛膜、胎儿脐血进行遗传学和生物化学分析，属于遗传病预防的重要环节。根据遗传病的危害程度和发病率，可将产前诊断的对象排列如下：①夫妇之一有染色体畸变，特别是平衡易位携带者，或生育过染色体病患儿的夫妇；②35 岁以上的孕妇；③夫妇之一有开放性神经管缺陷，或生育过这种缺陷患儿的孕妇；④夫妇之一有遗传性代谢缺陷，或生育过这种患儿的孕妇；⑤X 连锁遗传病致病基因携带者孕妇；⑥有习惯性流产史的孕妇；⑦羊水过多的孕妇；⑧夫妇之一有致畸因素接触史的孕妇；⑨有遗传病家族史，又是近亲结婚的孕妇。

产前诊断主要从以下几方面进行：遗传学检查，如染色体检查、基因诊断；生化检查，如特殊蛋白质、酶、代谢底物、中间产物和终产物的检测等，主要针对生化遗传病；物理诊断，如 B 超、X 线、电子监护等。

（二）遗传咨询

遗传咨询（genetic counseling）是由临床医师和遗传学工作者解答遗传病患者及其亲属提出的有关遗传病的病因、遗传方式、诊断、治疗及预后等问题，估计患者的子女再患某病的概率，并提出建议及指导，以供患者及其亲属参考。目的是确定遗传病患者和携带者，并对其后代患病的危险率进行预测，以便商谈应采取的预防措施，减少遗传病患儿的出生，降低遗传病的发病率及减少传递机会，提高人群遗传素质和人口质量。

（三）三级预防

一级预防又称病因预防，是在疾病尚未发生时针对病因或危险因素采取措施，降低有害暴露的水平，增强个体对抗有害暴露的能力，预防疾病的发生，或至少推迟疾病的发生，是消灭或消除疾病的根本措施。一级预防的干预措施主要包括：①婚姻指导与生育指导；②提倡适龄生育；③做好孕前保健；④接受健康教育；⑤进行遗传咨询；⑥携带者筛查。其中，携带者筛查是指在孕前/早期妊娠对父母双方的遗传致病位点进行检测，从正常的夫妇中发现致病变异的携带者，预判生育遗传病患儿的潜在风险。美国医学遗传学和基因组学学会（ACMG）目前已列出 113 个基因，包括常染色体隐性基因和 X 连锁基因，作为孕前及产前患者的标准筛查基因。

二级预防又称"三早"预防，即早发现、早诊断、早治疗。二级预防的干预措施是对抗遗传病的第二道防线，按照时间顺序，包括以下内容：①产前检查和诊断；②新生儿疾病筛查；③儿

童系统保健；④群体普查。

三级预防又称临床预防或疾病管理。目前的治疗方法包括：①环境工程疗法，即饮食控制、药物疗法、手术疗法，改善或改变致病的环境条件，从而治疗遗传病。虽然并未从根本上改变患者的遗传易感性，但可以有效防止遗传病的发生与加重。②遗传工程疗法，即基因疗法，是以改变人的遗传物质为基础的生物医学治疗手段。如将外源正常的基因导入靶细胞，以纠正或补偿基因缺陷或基因表达异常，达到治疗疾病的目的。基因疗法能达到根治的目的，在各种疗法中治疗效果最佳。③康复疗法，康复疗法的内容大致包括物理治疗（运动治疗和物理因子治疗）、作业治疗、言语与吞咽治疗、心理治疗、音乐治疗、康复工程治疗、中医传统康复治疗等。

第二节　临床常用遗传学诊断技术

遗传病的诊断是开展遗传病防治工作的基础。遗传病的病因是身体内遗传物质的改变，但其表型的改变可能涉及身体的各个组织器官，因此，遗传病的诊断是项复杂的工作，往往需要临床多个学科的密切配合。遗传病的诊断包括常规诊断和特殊诊断。常规诊断是指与一般疾病相同的诊断方法；特殊诊断是指利用遗传学的方法进行诊断，如家系分析、染色体检查、基因诊断等。

一、遗传检测的适应证

遗传检测应排除已明确的非遗传致病因素，优先针对疑似遗传病的患者进行检测。如存在头面部发育异常、五官发育畸形、特殊面容及躯干、四肢和生殖器等的先天异常、矮小、生长发育缺陷等结构异常患者，以及存在智力发育和（或）认知障碍、语言障碍、视听障碍、各种先天代谢障碍等功能障碍患者，或新生儿质谱、听力筛查提示明显异常的其他异常患者。

二、细胞遗传学检查

细胞遗传学检查，即染色体检查或核型分析，随着显带技术的应用以及高分辨染色体显带技术的出现和改进，能更准确地判断和发现更多的染色体数目和结构畸变综合征，还可以发现新的微畸变综合征，如染色体显带技术、染色体原位杂交、染色体微阵列分析技术、多重连接探针扩增技术等。

三、生化检查

目前已知的遗传代谢病中，多数为酶缺陷病。遗传代谢病是基因突变的结果，基因表达调控异常、基因缺失、基因点突变导致酶/蛋白的缺失或功能异常，因此可进行酶/蛋白质缺陷检测。此外，遗传代谢病的代谢过程发生紊乱后，其中间产物、底物、最终产物等代谢产物发生质和量的变化，可行代谢中间产物检测，如通过测定尿中苯丙酮酸或苯乙酸可诊断苯丙酮酸尿症。血液和尿液由于易采集，以及其方法学的不断改进，一直被检测者常规采用。

四、基因诊断

基因诊断（gene diagnosis）又称为分子诊断，是指利用分子生物学技术，直接检测体内 DNA或 RNA 在结构或表达水平上的变化，从而对疾病做出诊断。常用的基因检测方法有聚合酶链反应（polymerase chain reaction，PCR）及相关技术、DNA 芯片（DNA chip）、变性高效液相色谱法（denaturing high performance liquid chromatography，DHPLC）、全外显子组测序（whole exome sequencing，WES）、全基因组测序（whole genome sequencing，WGS）、转录组测序、小 RNA 测序，以及长链非编码 RNA 测序等。

五、特殊类型遗传病的检测方法

特殊类型的遗传病包括动态变异、复杂重组、甲基化异常等特殊的基因组异常导致的疾病，需要临床结合病例实际情况，合理选择适宜的检测技术。对于涉及印记基因的变异或表达异常的遗传病，建议首选检测甲基化的 MLPA 技术，如 Prader-Willi 综合征和 Angelman 综合征。对于不稳定三核苷酸重复突变（又称动态突变）导致的疾病，如脆性 X 染色体综合征，建议首选特殊的试剂盒检测致病基因 *FMR1* 的 CGG 扩增数量。对于存在假基因干扰的单基因病，如 21 羟化酶缺乏症，建议采用特殊 PCR 加 Sanger 测序和 MLPA 技术检测 *CYP21A2* 基因变异，不适宜采用目前的 NGS 技术进行检测。对于存在高度同源基因或基因重组的遗传病，如脊髓性肌萎缩、地中海贫血等，建议优先选择相应的特殊检测方法（如 MLPA、特殊 PCR 测序等）。

六、产前诊断和胚胎植入前诊断

侵袭性方法有羊膜腔穿刺术、绒毛膜绒毛吸取术、脐带穿刺术（cordocentesis）、胎儿镜检查（fetoscopy）等；非侵袭性方法有母体外周血胎儿有核红细胞检测、母体外周血胎儿游离 DNA/RNA 检测等。在种植之前的早期胚胎中取出部分细胞检测疾病，从而筛选出正常的胚胎进行宫腔内移植，即胚胎植入前遗传学诊断（preimplantation genetic diagnosis，PGD）。目前，可开展 PGD 的遗传病主要有单基因病、三核苷酸重复突变的疾病、染色体异常性疾病等。

第三节 临床遗传病介绍

一、CNV 相关遗传综合征

拷贝数变异（copy number variation，CNV）是指基因组上某些大片段的拷贝数增加或减少，可分为缺失（deletion）和重复（duplication）两种类型。CNV 是一种基因组结构变异，可通过改变基因剂量和转录结构等来调节有机体的可塑性，是个体表型多样性和群体适应性进化的主要遗传基础之一。在基因组中，CNV 的变异形式主要包括单个片段的倍增、缺失和多次重复。其中，最常见的形式是单个片段重复（segmental duplication，SD），其在不同拷贝之间的序列同源性大于 90%。目前，CNV 定义为长度 1kb 至 3Mb 的基因组序列的插入或缺失变异。CNV 常见的检测方法主要分为两类，包括全基因组范围内检测未知 CNV 和定点检测已知 CNV。许多人类复杂疾病与 CNV 相关，以下将对一种常见的 CNV 相关遗传综合征进行介绍。

Williams 综合征（Williams syndrome，WS）（MIM 194050）又称 Williams-Beuren 综合征（Williams-Beuren syndrome，WBS），是一种累及多个器官系统的发育性疾病，由染色体 7q11.23 缺失所致，呈常染色体显性遗传，多为新发变异。人群发病率为 1/20 000～1/7500。WS 是由于染色体 7q11.23 区段的关键区域（WBSCR）缺失所致，该缺失片段一般为 1.55～1.84Mb，包含基因超过 25 个，如 *ELN*、*CLIP2*、*GTF2I*、*GTF2IRD1*、*LIMK1* 等，目前认为弹性蛋白基因（*ELN*）最重要。*ELN* 基因缺失与患者的心血管疾病及结缔组织异常有关；*CLIP2*、*GTF2I*、*GTF2IRD1*、*LIMK1* 等基因的缺失与患者的视空间结构认知损害、特殊个性及其他认知障碍有关；*GTF2IRD1* 基因的缺失还可能与异常面容相关；*NCF1* 基因的缺失与否可能与患者的高血压发生相关。其他基因与 WS 表型的相关性暂不明确。

1. 临床表型 WS 临床特征包括轻度至中度智力障碍或学习困难、独特的性格、特殊面容和心血管畸形。特殊面容包括前额宽阔、鼻头短宽、双颊饱满、口唇宽满、牙齿小且稀疏歪斜等。

2. 诊断方法 基于 WS 的发病机制，可采用 FISH 及缺失/重复检测，后者包括定量 PCR、长片段 PCR、MLPA、微阵列芯片等。产前诊断须建立在先证者遗传诊断明确的基础上，先证者诊断明确后，可对胎儿样本（绒毛、羊水或脐血）进行 FISH 或缺失/重复检测。

3. 治疗方法　WS 迄今无特异性治疗方法，只能对症和支持治疗。可进行早期干预、特殊教育和培训，内容包括语言、体格、职业、进食、感觉整合等综合疗法；同时可进行心理和精神评估，对患者症状如注意力缺陷障碍和焦虑提供个性化的咨询和药物治疗。

二、双基因模式遗传病

随着基因组学与分子生物学的不断发展，遗传机制得到了进一步的探索，除单基因病以外，还有一些多基因病或称复杂遗传病，这些遗传病并不遵循孟德尔定律，其中最为简单的复杂遗传病是双基因遗传（digenic inheritance，DI）病。1994 年，首次报道的双基因遗传病是视网膜色素变性（retinitis pigmentosa，RP）。1994 年后，直到 2001 年，才有少量的关于人类 DI 的报道，其中包括巴尔得-别德尔 Bardet-Biedl 综合征（Bardet-Biedl syndrome，BBS）、耳聋和其他表型疾病。通过全基因组关联分析（genome-wide association study，GWAS）技术可研究不同基因间的关联性，或使用 WES、WGS 等技术研究疾病家系中的不同基因变异等。在此基础上创建了 DIDA 数据库。随着基因检测的不断进步，当遇到无法通过单基因病解释的患者或家系，双基因遗传模式也是一条值得考虑的诊断思路。

在双基因遗传中，目前已知两个基因共同致病的机制有多种形式，如基因互作、代谢通路互作、蛋白质功能互作等受到影响而引起疾病表型。基因互作一般认为是分子层面的相互作用所致，如某基因的变异可能会引起上下游基因表达异常。例如 *GJB2* 和 *GJB6*，它们是先天性耳聋的重要致病基因，两者的变异均会导致耳聋。研究发现 *GJB2/GJB6* 双基因突变导致的听力损失程度更为严重，一般为极重度耳聋，这可能与双基因叠加的剂量效应有关。代谢通路互作一般是基因编码的酶活性异常，当通路中一个基因异常导致酶活性下降时，通路或可代偿性工作；若上游或下游也出现基因变异时，可能会导致整个酶活通路的代谢异常。蛋白质互作可见于离子通道蛋白，其通常由多个基因编码不同亚基组成，当部分亚基出现变异导致功能异常时，可能会引起离子通道蛋白整体的功能异常。此外，据文献报道，双基因遗传中的两个基因变异组合有 5 类相互作用关系，包括直接相互作用、间接相互作用、共同通路、共表达和功能相似。

双基因模式遗传病最为常见的是青少年起病的成年型糖尿病（maturity onset diabetes of the young，MODY）、卡尔曼综合征（Kallmann syndrome，KS）、家族性噬血细胞性淋巴组织细胞增生症（familial hemophagocytic lymphohistiocytosis，FHL）。以 KS 为例进行介绍。KS 又名先天性性幼稚嗅觉缺失综合征，是特发性低促性腺激素性性腺功能减退症（idiopathic hypogonadotropic hypogonadism，IHH）中伴有嗅觉缺失或减退的一类疾病。KS 由 Kallmann 等于 1944 年首次提出，表现为先天性下丘脑促性腺激素释放激素（GnRH）分泌缺乏导致的下丘脑性性腺发育障碍，并伴嗅觉丧失（或功能减退）和其他先天畸形。该病多见于男性，男性患病率约为 1/10 000，女性患病率约为 1/50 000。KS 具有很强的遗传异质性，遗传方式包括常染色体显性、常染色体隐性和 X 染色体隐性遗传 3 种遗传方式。临床上以散发病例居多，家族遗传性 KS 仅占总数的 1/3，其中常染色体遗传约占 89%，X 连锁遗传占 11%。目前，研究已经发现 10 个相关致病基因，但是这些基因仅能解释不到 40% 患者的遗传学基础，部分患者存在双基因/多基因遗传现象。

对于已知基因的检测，首先应明确患者是家族性遗传还是散发个体，如为家族性遗传，可选择相关致病基因进行检测；其次，可根据不同基因致病的临床异质性、突变致病所占比例等因素，初步拟定基因检测的先后顺序；最后应充分考虑突变类型，选用相应的检测方法进行分子遗传学检测。对于未知基因的筛查，可考虑应用全外显子组测序技术，测序结果结合已知相关致病基因分子网络、信号通路，进行分析预测，寻找候选基因，后续进行功能验证，从而发现新致病基因，从而更好地阐明以卡尔曼综合征为代表的双基因遗传病的遗传学机制。

三、DNA 损伤修复相关遗传病

基因组 DNA 存储着生物体赖以生存和繁衍的遗传信息，维护 DNA 分子的完整性对细胞发挥正常功能至关重要。细胞内的 DNA 会受到各种各样的损伤，若 DNA 损伤不能被及时修复，细胞将经历细胞周期停滞、衰老或细胞凋亡，会对机体造成威胁，甚至会导致疾病的发生。DNA 修复（DNA repair）是指生物体可使损伤的 DNA 得以复原，以维持正常的功能，这种能力对于维持生物体的稳定和生存具有重要意义。常见的 DNA 损伤修复包括直接修复、碱基切除修复、核苷酸切除修复、复制后修复、错配修复等。除直接修复外，所有这些系统均需要核酸外切酶及内切核酸酶、解旋酶、聚合酶，以及连接酶，它们通常以具有共同组件的多蛋白复合体形式发挥作用。DNA 修复过程涉及很多条通路，统称为 DNA 损伤修复（DNA damage repair，DDR）通路。DDR 通路对于保持基因组完整性至关重要，相关通路上的基因突变可造成修复功能缺陷、基因组稳定性破坏、引起对恶性肿瘤的易感性等。DDR 与多种人类遗传病相关（表 11-2），以下将简要介绍 DDR 相关的范科尼（Fanconi）贫血与布卢姆（Bloom）综合征。

表 11-2 DDR 相关的人类遗传病

遗传病	主要基因
范科尼贫血	FANC 家族；SLX4；ERCC4；BRIP1；RAD51C；BRCA1；UBE2T
着色性干皮病	ERCC2；ERCC3；ERCC4；ERCC5；ERCC8；DDB2；POLH；XPA；XPC
布卢姆综合征	BLM
共济失调毛细血管扩张症样疾病	MRE11；PCNA
Meier-Gorlin 综合征	ORC1；ORC4；ORC6；CDT1；CDC6；CDC45L；GMNN；MCM5
尼梅亨（Nijmegen）断裂综合征	NBN
Rothmund-Thomson 综合征	RECQL4
Schimke 免疫-骨发育不良	SMARCAL1
塞克尔（Seckel）综合征	ATR；NSMCE2；DNA2；CENPJ；CEP152；TRAIP；RBBP8；CEP63；NIN
沃纳（Werner）综合征	WRN
Wolf-Hirschhorn 综合征	NELFA；SLBP；MMSET

（一）范科尼贫血

范科尼贫血（Fanconi anemia，FA）（MIM 227650）是一组具有较高临床和遗传异质性的罕见先天性骨髓衰竭综合征。1927 年，瑞士儿科医师 Fanconi 首次描述 3 例同胞患者，并冠名该病，其发病率在欧美人群中约为 5/100 万。现已发现 22 种 FA 亚型，其中 FANCA 突变最多见，约占 60%，其次为 FANCC（15%）和 FANCG（10%）突变；仅 FANCB 亚型为 X 染色体隐性遗传，其余均为常染色体隐性遗传。这些致病基因连同一系列相关调控蛋白，如 MHF1、MHF2、FAAP20、FAAP24、FAAP100 等，共同组成 FA 通路，因涉及 BRCA1 和 BRCA2 基因，该通路又称为 FA/BRCA 通路。FA 的致病基础是 FA 通路基因突变导致 DNA 链间交联（interstrand cross-linking，ICL）修复受阻，从而引起基因组不稳定。最近的研究表明，FA 患者骨髓衰竭的发生可能源于 FA/BRCA 通路修复 DNA-ICL 受阻后导致的造血干细胞分化受阻。

1. 临床表型 FA 的临床特征主要为儿童期进行性骨髓衰竭、多发性先天畸形（75% 的患者可合并多指/趾、小头畸形、皮肤牛奶咖啡斑等异常）、性腺功能减退、听力下降、皮肤色素过度沉着及肿瘤易感等，FA 患者发生急性髓细胞性白血病的概率是普通人群的 700 倍。

2. 诊断方法 目前，染色体断裂试验作为 FA 诊断的"金标准"，然而该方法在我国开展较少，与其他遗传病一样，基因检测在我国 FA 患者临床诊断中起着至关重要的作用。我国 FA 患者致病基因谱与国外患者相似，以 *FANCA* 为主，其次为 *FANCC* 和 *FANCG*。多重连接探针扩增技术（MLPA）、基因芯片技术也可诊断少数 FA 患者。

3. 治疗方法 骨髓衰竭是 FA 患者死亡的主要原因，异基因造血干细胞移植是目前根治 FA 骨髓衰竭的唯一方法。近年来，伴随载体递送技术和基因编辑技术的快速发展，基因治疗已发展为包括 FA 在内的儿童遗传病最有前景的治疗手段之一。考虑到约 60% 的 FA 患儿为 *FANCA* 基因突变，目前已有的研究大多采用分离患者 CD34$^+$ 造血干细胞，并在体外借助病毒载体转入有功能的 *FANCA* 基因后回输患者体内的治疗策略。此外，还可采用基因编辑技术针对特定变异位点进行定点修复。FA 的遗传分子机制及个性化精准治疗仍需进一步研究与探索。

（二）布卢姆综合征

布卢姆综合征（Bloom syndrome，BS）（MIM 210900），是一种罕见的常染色体隐性遗传病，又称为 Bloom-Torre-Machacek 综合征，也称"面部红斑侏儒综合征"，1954 年由 David Bloom 医师首次报道，由位于 15q26.1 的 *BLM* 基因突变所致。由于该病发病率低，我国尚无发病率统计资料，自 1983 年首例报道后仅有少数病例报道。BS 的致病基因 *BLM* 编码 DNA 螺旋酶，属于 RecQ 解旋酶蛋白家族，在 DNA 复制和 DNA 损伤修复时与 DNA 分子结合，使 DNA 双螺旋解旋，对维持 DNA 稳定起着重要作用。*BLM* 基因突变会导致高频度发生染色体断裂或染色体不稳定，主要表现为染色体断裂和重排及姐妹染色单体互换。在 BS 患者中发现了超过 70 种 *BLM* 基因突变，由于缺乏功能性 BLM 蛋白，姐妹染色单体交换的频率比平均值高约 10 倍，此时细胞不能修复由紫外线引起的 DNA 损伤，从而导致阳光敏感度增加。这种基因改变使 BS 患者肿瘤风险升高。

1. 临床表型 BS 典型面容包括日光敏感性毛细血管扩张性红斑、面部狭长、颧骨发育不全、小下颌和耳鼻突出，伴有比例相称的身材矮小、进食缓慢、食欲减退、一种或多种血浆免疫球蛋白浓度降低等。大多数男性 BS 患者存在无精子症或严重的少精子症，部分女性 BS 患者可生育下一代。

2. 诊断方法 高频率的染色体断裂和重组是 BS 患者细胞遗传学的显著特征。BS 遗传学诊断的主要依据为：①染色体易发生断裂并形成结构畸变，细胞分裂间期常见多个微核结构；②染色体断裂发生在同源序列之间，呈现姐妹染色单体交换水平升高；③在非编码序列之间也同样存在断裂性突变；④培养的外周血淋巴细胞中常见四射体结构。

3. 治疗方法 BS 目前没有根治的方法，需定期随诊和对症治疗。由于 BS 个体具有高度癌症易感性，约 50% 的 BS 患者可罹患癌症，最常见的是实体瘤（约 53%）、白血病（11.3%）或淋巴瘤（25%）。BS 患者癌症发病年龄早，平均发病年龄约为 15 岁，因此明确诊断后需早期完善肿瘤评估，早期干预改善患者预后。

四、RNA 剪接相关遗传病

RNA 剪接是真核细胞基因表达过程中一个极其重要的环节，人类超过 95% 的基因会发生 RNA 剪接，其中 RNA 异常剪接中 90% 以上的基因存在可变剪接，约 35% 的遗传病发病与 RNA 异常剪接相关，其中 RNA 异常剪接中经典剪接位点的变异约占 10%，外显子和深度内含子（远离外显子-内含子边界 > 100bp）中的剪接变异比例可高达 25%。目前，主流的基因检测方式如全外显子组测序（WES）及全基因组测序（WGS）可能遗漏深度内含子的变异。

根据发生剪接变异位点在基因序列上位置分布的不同，分为经典区域、深度内含子区域、外显子区域这 3 种剪接变异类型。

（一）经典区域的剪接变异

经典区域的剪接变异发生在交界区域中的核心共识序列（剪接识别位点 5'GU-3'AG），是剪接变异中最多见的类型。经典区域的变异选择性识别邻近的核心共识剪接位点，最终导致外显子跳跃。例如，先天性无巩膜病由配对盒基因 6（paired box gene 6, *PAX6*）突变造成，c.1032+1G＞A 破坏了 11 号内含子的剪接位点，导致第 11 号外显子跳跃，突变碱基后续发生移码，在编码 25 个氨基酸后出现提前终止。除了经典区域的变异，外显子-内含子交界区域，即外显子 3bp 至内含子 8bp 和内含子 12bp 至外显子 2bp 区域的变异也会影响剪接。

（二）深度内含子区域的剪接变异

内含子以往被认为不具有功能，但近来研究显示，内含子具有提高转录效率、产生功能性非编码 RNA 等功能。目前的基因检测技术往往会忽略深度内含子中的突变位点，而发生在深度内含子的单核苷酸变异是多种疾病的遗传学病因。深度内含子的变异通过创建新的剪接位点并激活隐性剪接位点导致深度内含子序列滞留，也可通过改变内含子中的剪接增强子或剪接沉默子元件而影响剪接。例如，1 例 Alport 综合征患者中发现胶原蛋白Ⅳ型 α5 链（collagen type Ⅳ α5 chain, *COL4A5*）基因的突变 IVS S6+1873G＞A，创建了增强子，导致剪接体识别结合该增强子周围的剪接识别位点，从而使转录物中包含了一个有 147 个核苷酸的伪外显子。

（三）外显子区域的剪接变异

深度外显子区域的变异往往解读为非同义变异，但目前发现 25% 的非同义变异经重新检测后是剪接变异。外显子变异通常是通过创建新的剪接识别位点或激活隐性剪接识别位点导致外显子缺失。有些情况下，通过改变外显子的增强子导致整个外显子跳跃。Pros 等对 282 个 *NF1* 基因位点进行分析后发现 44% 的突变是剪接突变，56 例患者存在影响剪接的编码区变异，最初被认为是错义、无义等变异，但最后经验证是致病性的剪接变异。其中有 8 个外显子区域的剪接变异位点是通过改变外显子增强子而导致外显子跳跃的。

总之，大多数临床报道的突变通过 DNA 测序可得知碱基的变化，但不能排除发生在顺式作用元件上的错义或无义突变造成异常剪接的可能性。通过 RNA 层面的 RNA-seq 可降低漏诊率。生物信息学算法可作为一种工具来评估剪接变异造成的影响，最终预测的结果需要在实验中再加以证实。基于生物分子水平剪接机制的不断深入研究，未来不仅可以提高遗传病的诊断率，同时为遗传病的治疗提供了新思路。

五、表观遗传相关综合征

表观遗传调控取决于多层次表观遗传修饰的互相作用。由表观遗传修饰异常引起的疾病主要分为两大类，一类是在发育的重新编程过程中造成的特定基因表观遗传修饰的异常，称为表观突变（epimutation）；另一类与表观遗传修饰的分子结构与功能相关的蛋白质编码基因有关，如 DNA 甲基转移酶基因或差异甲基化 CpG 岛结合蛋白 *CTCF* 基因的突变或表观突变。以下将主要介绍几类表观遗传相关综合征。

（一）Prader-Willi 综合征

Prader-Willi 综合征（PWS）（MIM 176270）是一种涉及多器官组织的遗传综合征，由 A.Prader 和 H.Willi 等于 1956 年首次报道。PWS 的人群发病率为 1/30 000~1/10 000，为基因组印记异常导致的遗传病。主要分为 4 类，包括父源染色体 15q11.2-q13 微缺失型、15 号染色体母源单亲二倍体（uniparental disomy, UPD）型、印记缺陷或印记中心缺失型和 *SNRPN* 基因突变型。大部分（70%）PWS 由父源染色体 15q11-q13 区间微缺失引起，约 25% 的 PWS 由 15 号染色体区间的母源单亲二倍体引起，少数是由正常卵子与缺失 15 号染色体的精子结合后，母源 15 号染色体复制所导致的。罕见的病因有印记缺陷或印记中心缺失、*SNRPN* 基因突变型等。

1.临床表型　PWS 患者婴儿期主要表现为肌张力低下、喂养困难、生长发育迟缓；儿童期表现为特殊面容（前额狭窄、杏仁眼和三角嘴等）、身材矮小、手足短小、生殖器发育不良、轻度至中度智力障碍、学习困难，伴有食欲亢进，导致慢性嗜食和肥胖，部分发展为 2 型糖尿病。

2. 诊断方法　临床诊断可依据英国剑桥大学 Whittington 等提出的 PWS 临床诊断标准，按照该表评价 0～36 个月的新生儿或婴儿得分在 5 分以上，其中主要指标 4 分以上即可临床诊断为 PWS；3～18 岁的儿童、青少年得分 8 分以上，其中主要指标 5 分以上可以诊断为 PWS。PWS 患者经临床诊断后，完善基因检测可进一步确诊，DNA 甲基化分析可检出约 99% 的 PWS，完善全基因组测序可明确其分型。

3. 治疗方法　PWS 目前的治疗以对症处理为主，婴儿早期喂养困难可通过鼻饲进行营养支持，肌张力低下通过理疗改善；婴儿期后严格控制饮食，并给予行为教育和心理治疗，增加运动量以控制肥胖的发展。早期生长激素治疗可改善患者身高，也可以提高肌张力和减少脂肪沉积。激素替代治疗可使孕酮、睾酮和促性腺激素水平升高至正常，并产生精子、青春期体征和性器官发育。

（二）Angelman 综合征

Angelman 综合征（AS）（MIM 105830）又称快乐木偶综合征，由 H. Angelman 于 1968 年首次报道，与 PWS 同属基因组印记异常导致的遗传病，AS 在人群中的发病率为 1/20 000～1/12 000。大部分患者是由于母源染色体 15q11-q13 区间微缺失，许多特征性表型是由母源等位基因 UBE3A（MIM 601623）功能缺失而导致；少部分由该染色体区间的父源单亲二倍体导致。罕见的病因有染色体易位、印记缺陷等。另外，缺失区域的 OCA2 基因与部分患者的皮肤毛发颜色浅淡相关。另有 10% 的患者遗传机制尚不明确。

1. 临床表型　AS 的临床特征包括生长发育迟缓、智力障碍、严重的语言障碍、共济失调和以巨大下颌及张口吐舌为特征的特殊面容，大部分患儿有反复发作的癫痫和小头畸形。

2. 诊断方法　分子遗传学检测是 AS 确诊和分类的一个重要手段，也是进行产前诊断的必备技术。通常检测方法有 DNA 甲基化检测、FISH、MLPA、实时定量 PCR、aCGH、SNP 芯片和测序，根据发病机制不同，可选用不同的检测方法。DNA 甲基化检测可检出约 78% 的 AS 患者，包括缺失型、单亲二倍体型和印记缺陷型 AS 患者，应作为首选检查。如 DNA 甲基化检测结果无异常，下一步应对 UBE3A 进行测序，约 11% 的患者是由 UBE3A 基因突变致病。如 DNA 甲基化检测提示异常，则考虑 15q11.2-q13 关键区域缺失检测；如为缺失型，则需排除染色体重排，约不到 1% 的 AS 患者是由于染色体重排（倒位或插入）而致病。如未发现缺失，需行 DNA 多态性分析或 SNP 芯片检测是否存在单亲二倍体，如结果阴性则考虑进行印记缺陷检测。

3. 治疗方法　AS 患者一经确诊，应立即完善神经系统检查，以明确患者的疾病严重程度，进行相应的临床干预。针对喂养困难、便秘、胃食管反流、斜视、骨骼畸形等进行对症治疗。

六、先天性糖基化障碍

先天性糖基化障碍（congenital disorder of glycosylation，CDG）是指在糖脂和（或）糖蛋白的形成或加工过程中，酶缺陷而导致的一组罕见的遗传代谢病。最早于 1980 年由比利时医师 Jaeken 报道，目前已发现超过 150 种 CDG 类型，大多数呈常染色体隐性遗传，少数呈常染色体显性遗传和 X 连锁遗传方式。据文献估计，欧洲和非裔美国人的患病率为 1/10 000。糖基化缺陷可发生于多种亚细胞结构中，包括内质网、高尔基体和胞质。糖基化广泛参与各类细胞活动，人类基因组中至少有 2% 的基因参与编码糖基化相关蛋白，因此，大多数 CDG 患者表现为多器官功能障碍和不同的临床表型。

（一）分类及命名

依据 2009 年 Jaeken 提出的分类法，CDG 的分类包括 N-糖基化障碍、O-糖基化障碍、鞘糖脂和 GPI 锚定糖基化障碍、多个糖基化途径和其他途径缺陷。目前，CDG 由病变基因名称表示，后跟-CDG，如 PMM2-CDG。PMM2-CDG 是由磷酸甘露糖变位酶 2（phosphomannose mutase2，PMM2）缺乏所致，也称 CDG-Ⅰa 型，是目前发现的 CDG 中最常见的类型。

（二）致病机制

糖基化障碍广泛发生于各类细胞活动，以 N-糖基化及 O-糖基化最为多见。N-糖基化即为 N-聚糖与蛋白质中天冬酰胺的侧链酰胺基相连，随后进入内质网进行组装，在高尔基体内进一步修饰，该通路中任一步骤缺陷都会导致 N-糖基化障碍。O-糖基化即为在糖基转移酶的催化下，O-聚糖与蛋白质中丝氨酸、苏氨酸或羟赖氨酸的羟基相连，O-糖基化缺陷主要发生在高尔基体中。

（三）临床表现

CDG 可有单系统或多系统异常，临床症状轻重不一，最常见的表现有面部畸形、发育迟缓、生长障碍、肌张力减退、神经系统异常和低血糖，此外还可累及肝脏、眼睛、皮肤、胃肠道、免疫系统、骨骼和凝血功能等。神经系统表现最为突出，如小脑共济失调、中枢性肌张力低下、近端肌无力和痉挛、周围神经病变、顽固性癫痫，以及危及生命的卒中样发作；多数患儿还有语言发育落后、生长发育迟缓，以及智力障碍等。

（四）诊断及治疗

当临床怀疑 CDG 时，可通过血清转铁蛋白 Tf 进行 IEF 检测完成初筛并明确 CDG 的分型。但该检测方法易受多种因素影响，且无法检出 O-糖基化异常、脂质糖基化异常、GPI 锚合成障碍和少数 N-糖基化异常等。早期完善靶向目标基因测序、全外显子组测序、全基因组测序等高通量测序技术可明确诊断。大多数 CDG 患者以支持治疗为主。其中，膳食补充具有较高的安全性、低成本和高依从性的优点，是主要的对症治疗方法。例如，MPI-CDG 患者口服 D-甘露糖可改善腹泻及肠病症状，PGM1-CDG、SLC35A2-CDG、TMEM165-CDG 患者可口服半乳糖，SLC35C1-CDG 患者使用岩藻糖治疗可控制反复感染，SLC39A8-CDG 患者可补充半乳糖和 Mn^{2+}。药物治疗也可用于治疗部分 CDG 患者，如 CAD-CDG 患者可通过尿苷治疗；GFPT1-CDG、ALG2-CDG、ALG14-CDG 患者可补充溴吡斯的明；PIGM-CDG 患者通过丁酸钠治疗；PMM2-CDG 患者补充乙酰唑胺，对运动性小脑综合征有效。未来可通过补充缺陷蛋白酶下游产物，实现精准治疗，如 PMM2-CDG 患者可通过补充甘露糖-1-磷酸（GLM101）改善临床症状，该药目前已进入Ⅰ期临床试验。此外还有酶替代、器官和干细胞移植、药物分子伴侣、基因治疗等多种治疗方法。

七、RAS 通路相关遗传综合征

RAS 通路病是一组临床定义的遗传综合征，由丝裂原活化蛋白激酶信号转导通路（RAS-mitogen-activated protein kinase，RAS-MAPK）中的基因发生种系突变所致，多数引起该通路信号异常增强。RAS-MAPK 通路是广泛分布的重要细胞信号转导途径，可将生长因子、细胞因子、激素等细胞外信号转导至细胞内，促进细胞分裂、增殖、分化、迁移、存活、代谢等。该通路异常可引起努南综合征（Noonan syndrome，NS）、心-面-皮肤综合征（cardiofaciocutaneous syndrome，CFC）、Costello 综合征、神经纤维瘤病Ⅰ型（neurofibromatosis typeⅠ，NFⅠ）、努南综合征伴多痣（Noonan syndrome with multiple lentigines，NS-ML）、LEOPARD 综合征、Legius 综合征（Legius syndrome，LS）、中枢传导淋巴异常综合征（central conducting lymphatic anomalies syndrome，CCLA）、SYNGAP1 综合征和毛细血管畸形-动静脉畸形（capillary malformation arteriovenous malformation syndrome，CM-AVM）等。RAS 通路病具有许多共同的临床特征，每种综合征也各有特点。以下将介绍 RAS 通路病中最常见的努南综合征。

努南综合征（OMIM163950）是一种以特殊面容、身材矮小、先天性心脏病和胸廓畸形等为主要表现的常见遗传综合征，1968 年由 Jacqueline Noonan 首次报道。国外报道努南综合征在活产儿中的发病率为 1/2500～1/1000，男女发病率近似，为仅次于 21-三体综合征的常见合并先天性心脏缺陷的综合征，国内目前对该病的发病率尚缺乏统计。努南综合征的发病与 RAS-MAPK 通路相关基因突变有关，截至目前，共发现 21 种基因的变异与努南综合征的发病相关，除 *LZTR1* 外，努南综合征发病均呈常染色体显性遗传模式。

1. 临床表型　努南综合征的主要临床表现包括特殊面容、先天性心脏病、身材矮小、颈蹼、胸廓畸形、视力异常、听力损失、发育迟缓、喂养困难、隐睾、淋巴发育不良、凝血功能异常等。国内外努南综合征患者的临床表型存在差异，并随年龄改变，患者的面容越来越不典型。突变基因与临床表型有一定的相关性，如 *PTPN11* 突变致肺动脉瓣狭窄、房间隔缺损、身材矮小、隐睾的发生率较高；*SOS1* 突变易发生外胚层异常，但智力障碍、身材矮小和房间隔缺损的发生率较低；*RAF1* 突变致肥厚型心肌病的发生率明显增多；*SHOC2* 突变的努南综合征患者伴有稀疏易脱落的毛发、明显的多动行为，以及更多的二尖瓣发育不良和房间隔缺损。

2. 诊断方法　目前努南综合征的诊断主要依靠临床诊断标准，最常用的诊断标准（表 11-3）是荷兰学者 van der Burgt 于 1994 年提出的。

（1）若患者有典型的面容特征，则仅需满足②～⑥中 1 条主要条件或②～⑥中 2 条次要条件。

（2）若患者仅有特殊面容（①中次要条件），则需达到②～⑥中 2 条主要条件或②～⑥中 3 条次要条件。

对有努南综合征表型的女性患者，应首先进行染色体核型分析，以排除特纳综合征，之后再进一步通过基因检测明确诊断。基因检测阳性结果可确认努南综合征的诊断，阴性结果不能排除诊断。

3. 治疗方法　努南综合征患者诊断明确后，需多学科合作，完善包括心血管系统、生长发育、内分泌、骨骼、泌尿生殖系统、消化道、血液、肿瘤、神经、视力及听力等方面的评估。重组人生长激素（recombinant human growth hormone，rhGH）可用于治疗努南综合征所致的身材矮小，但需警惕肥厚型心肌病和肿瘤风险。

表 11-3　努南综合征临床常用诊断标准

特征	主要条件	次要条件
①面容	典型的特殊面容	特殊面容
②心脏	肺动脉狭窄、肥厚型心肌病、努南综合征典型的心电图改变	其他心脏缺陷
③身高	<同性别同年龄的第 3 百分位	<同性别同年龄的第 10 百分位
④胸廓	鸡胸或漏斗胸	胸廓宽
⑤家族史	一级亲属确诊努南综合征	一级亲属拟诊努南综合征
⑥其他	以下条件同时具备：智力落后、隐睾和淋巴管发育不良	具备以下条件之一：智力落后、隐睾和淋巴管发育不良

思 考 题

1. 出生缺陷可能的发病机制是什么？

2. 罕见病如何定义？发病率是多少？

3. 临床遗传病常用的诊断技术有哪些？它们各有哪些优缺点？

4. 列举几类目前可治疗的临床遗传病，并阐述其治疗原则。

5. 哪种情况下需考虑双基因模式遗传病？其诊断流程是什么？

6. RNA 的剪接受到哪些因素的调控？

7. Prader-Willi 综合征和 Angelman 综合征有哪些异同？

8. 先天性糖基化障碍涉及细胞内哪些重要的生物活动？主要影响人体哪些重要系统？

9. RAS 通路相关遗传综合征涉及哪一条信号通路？如何鉴别其中各类综合征？

（王秀敏）

第十二章　单基因病的基因治疗与细胞治疗的探索

第一节　基因治疗与细胞治疗的概念

一、基因治疗与细胞治疗概念的提出

遗传病发病机制复杂、症状多样，绝大多数疾病至今没有有效的治疗方法。遗传病的常规治疗应遵循"禁其所忌，去其所余，补其所缺"的原则。

20世纪80年代，一些科学家试图通过基因功能性代偿等方法来治疗相关疾病，提出了基因治疗的概念。根据美国临床试验数据库（https：//clinicaltrials.gov）截至2025年1月搜索关键词"基因治疗（gene therapy）"的数据显示，当前在全球200多个国家已有11900多项基因治疗的研究。

到了20纪初，山中伸弥等成功地将成体细胞逆向诱导成为多能干细胞，即诱导性多能干细胞（induced pluripotent stem cell，iPSC），并获得了诺贝尔奖。人们意识到，细胞作为基因的承载体在基因治疗过程中扮演着越来越重要的角色。即使在没有基因修饰的情况下，移植免疫配型相容的正常同种异源细胞同样可以达到治疗的目的。为了更加准确地体现这一治疗范畴，更宜使用"基因与细胞治疗"这一术语。

二、基因的导入系统

为了实现基因与细胞治疗，通常需要对患者有基因缺陷的细胞进行基因修正，实现其功能性代偿。如何在不损伤细胞的前提下将基因有效导入受体细胞中，成为随之而来的一个课题。用于基因传递的载体分为病毒载体和非病毒载体两大类。

（一）病毒载体

病毒载体是将弱毒的病毒经功能性删减拆分，从而留出部分空间用于插入外源基因表达盒，在维持其感染、表达或整合等有利功能的同时，去除其某些致病和扩增等不利的功能，进而打造成病毒载体。将该载体包装成病毒颗粒以后，可模拟病毒感染靶细胞的过程，将表达载体释放到胞内。

最常用的病毒载体有腺病毒（Ad）载体、腺相关病毒（AAV）载体和慢病毒（LV）载体等。腺病毒为非整合型DNA载体，具有相对较大的克隆空间和免疫原性。腺相关病毒整合与非整合两种形式均存在，其基因组长度为4.8kb，克隆容量相对较小；传统的腺相关病毒偏好感染肝脏细胞等，自身具有较小的免疫原性。目前使用较多的反转录病毒载体是慢病毒载体，它是整合型RNA病毒，能感染静息细胞，也能感染非静息细胞，并在其中稳定表达，克隆空间约为7kb。

（二）非病毒载体

非病毒载体具有简单、高产和低免疫原性的优点，安全性更高，但转染效率和基因表达水平较低。

1. 物理转移法　利用核酸带负电的特点进行电转导，或使用基因枪将包裹有核酸的生物降解纳米材料打入细胞。

2. 化学转移法　使用脂质体一头将核酸包裹在内，而另一头非极性端排列在外形成脂质球，与靶细胞形成融合内吞，最终将导入系统释放到细胞内。mRNA疫苗的关键是脂质体纳米颗粒包裹表达系统。

三、基因治疗的靶细胞

（一）基因治疗途径

根据基因导入的途径，基因治疗分为体外和体内两条途径。

1. 体外基因治疗　是先从患者体内获得某种靶细胞，在体外进行扩增培养和基因改造，再筛选修正后的细胞扩增培养，最后重新输入患者体内。出于安全性考虑，基因治疗目前以体外途径为主，其优势在于：①体外基因改造技术方法较成熟；②对载体靶向性和免疫原性等要求都大幅度降低；③细胞来源于自体，不会产生免疫排斥，并可以筛选没有脱靶的细胞，安全性较高。

当然，体外基因治疗也存在很大的局限性，主要包括：①体外多步骤的操作容易造成细胞活力下降；②难以自发形成功能复杂形态多样的组织和器官；③细胞增殖能力和生存周期有限，改造的细胞回输入患者体内后会逐渐丧失增殖能力，逐步死亡而消失，难以获得长期的治疗效果。

综合体外基因治疗的优势和劣势，目前主要的研究方向在于对 T 细胞和造血干细胞的改造，应用于肿瘤免疫治疗和血液病的治疗。

2. 体内基因治疗　是直接将携带目的基因的载体注入人体病变部位。与体外治疗不同，体内治疗理论上不受细胞种类的限制，也省去了细胞分离、体外基因改造、培养扩增等烦琐的操作，而缺点是对载体要求高、安全风险大，故技术难度大于体外治疗。

目前使用的携带外源基因的载体（如病毒等）易受人体免疫系统的排斥，靶向性不好，对组织和器官没有选择性，容易对正常细胞产生误操作且无法通过筛选去除误伤的细胞，存在脱靶风险；一些整合型病毒更易引起体内的随机插入，进而诱发癌变，因此应用受到诸多局限。目前体内治疗主要应用于神经系统相关疾病、血友病、肌肉疾病和视网膜病变的基因治疗。

（二）靶细胞的基因治疗

根据靶细胞的不同，基因治疗分为体细胞基因治疗和生殖细胞基因治疗。生殖细胞基因治疗针对精子、卵子或受精卵进行基因改造，从源头上矫正有缺陷的基因。体细胞基因治疗则是对体细胞进行基因改造，以治疗遗传病和肿瘤等。理论上生殖细胞基因治疗要比体细胞治疗更为理想，但可能导致未知或不可控的畸形及遗传病，治疗风险和长期效应评估存在困难，并存在伦理方面的障碍，因此，现阶段生殖细胞基因治疗仍是禁区。

2018 年，南方科技大学的贺建奎首先报道了利用基因组编辑技术在艾滋病感染者的受精卵中敲除了人类免疫缺陷病毒的辅助受体（co-receptor）CCR5，以期使其后代免受携带人类免疫缺陷病毒的困扰，但由于使用的基因编辑技术存在脱靶的可能性，在受精卵上进行基因改造可能会对后代造成不可预估的后果，随即在伦理学上引起了世界范围内强烈反应。

体细胞的基因治疗只涉及体细胞的遗传改变，不影响下一代，是目前基因治疗的主要靶细胞，目前以干细胞和免疫细胞为主。

（三）干细胞

干细胞是一类具有自我更新、高度增殖和多向分化潜能的细胞群体，包括胚胎干细胞（embryonic stem cell，ESC，即 ES 细胞）、诱导性多能干细胞和成体干细胞。

1. 胚胎干细胞和诱导性多能干细胞　卵子受精后，发育到囊胚阶段，分离内细胞团，可以得到在体外无限增殖的胚胎干细胞，并在一定条件下定向分化为各种组织细胞，如造血细胞、神经元、肌肉细胞和胰岛细胞等。将胚胎干细胞诱导分化为造血干细胞可用于治疗血液遗传病，而将胚胎干细胞分化为多巴胺能祖细胞可用于治疗帕金森病。

例如，将胚胎干细胞与 OP9 基质细胞共培养 8～10 天后，通过流式细胞分选分离出 CD34$^+$ 的造血干细胞，效率达 20%，其表达造血干细胞标志基因 *GATA-1*、*GATA-2*、*SCL* 和 *Flk-1* 等，并能向成熟的造血细胞分化。

人类胚胎干细胞有着广阔的应用前景，但存在伦理问题及免疫排斥的问题，而与它功能类似的诱导性多能干细胞有望解决这两个问题，相关内容将在第二节第四部分详细介绍。

2. 成体干细胞　几乎在所有成体组织中都发现了具有自我更新和分化潜能的一类干细胞，其长期处于静息状态，仅在组织损伤或疾病状态时被激活，取代失去生理功能的细胞，并维持组织的稳定。成体干细胞不具有胚胎干细胞的多向分化潜能，仅能向有限的几种细胞分化，如造血干细胞可以分化为造血细胞、淋巴细胞等，间充质干细胞可以分化为中胚层组织细胞等。但其来源广泛，且可从患者自身获取，因而不存在相关伦理问题。

目前常用的成体干细胞包括造血干细胞、间充质干细胞、神经干细胞、皮肤干细胞、肝干细胞和胰腺干细胞等。

（1）造血干细胞：来源于骨髓和脐带血，可在体外实现扩增，并向各系血细胞定向分化，移植后可以重建造血及免疫系统。在异体造血干细胞移植中，人类白细胞抗原（HLA）基因匹配程度会影响到移植效果和患者术后生存状况，因此有严格的供体来源限制。

（2）间充质干细胞：存在于脂肪组织、脐带、胎盘、羊水、肌肉和牙龈等组织，在组织修复和调节免疫中有重要作用。

间充质干细胞具有较低的免疫原性，不需要进行人类白细胞抗原基因匹配，也无须应用免疫抑制剂，可来自不同的捐献者，容易被分离，分裂增殖能力强。在一定条件下，间充质干细胞可分化为成骨细胞、软骨细胞、肌原细胞等中胚层组织细胞，甚至神经细胞、肝细胞、胰岛细胞等外胚层和内胚层组织细胞，并具有相应的功能。因此，间充质干细胞不仅可以批量生产，大幅度降低成本，也具有比胚胎干细胞更高的安全性，目前美国 FDA 批准的干细胞临床试验主要以成体间充质干细胞为细胞来源。

成体干细胞的应用难点在于干细胞标志物的鉴定和干细胞的纯化、长期传代后是否保持生物学特性及移植的时间、数量、存活时间，以及是否致瘤、移植后的安全性等。

（四）免疫细胞

分离患者的免疫细胞，如 T 细胞或树突状细胞，在体外进行刺激或基因改造，再输入患者体内，可以更好地识别癌症抗原并激活机体的免疫反应。这将在第二节详细介绍。

四、基因治疗的应用

基因与细胞治疗常应用于遗传病、免疫系统疾病和感染性疾病。单基因点突变导致的遗传病是基因与细胞治疗的良好模型。如 β 地中海贫血是由于编码 β 珠蛋白的基因发生突变，常见于点突变，造成了其合成量的减少，如果在造血细胞里改善 β 珠蛋白基因的表达，即可达到治疗的效果。目前世界上已有超过百例通过基因与细胞治疗 β 地中海贫血的成功临床研究案例。从安全性考量，基因与细胞治疗在初期适合治疗致死性疾病，如重度 β 地中海贫血，以及由 *IL-2RG* 基因缺失所导致的致死性免疫系统疾病等。

第二节　基因治疗与细胞治疗的策略

一、基因替代或增强

基因替代或增强是指用正常基因插入人基因组非特异位点而取代缺陷基因，或增加正常基因产物以恢复正常表型。这是基因治疗的经典方法，操作较为容易，但缺点在于缺陷基因仍然存在于细胞内。基因增强适用于某些可逆性疾病，特别是对插入基因表达水平无精确要求，在低水平表达也有临床效果的疾病，如部分常染色体隐性遗传病，外源基因适当表达即可产生显著疗效。

二、基因组原位修复（基因编辑）

用正常的基因原位替换病变致病基因或将致病基因的突变碱基序列纠正，而正常部分予以保留，使细胞内的 DNA 完全恢复正常状态。从安全性和有效性来说是最为理想的治疗手段。

早先的研究通常采用同源重组的方法来进行基因的原位修复，但其效率极低（通常仅为 10^{-6}）。为应对这一挑战，一系列基于核酸酶的基因编辑技术相继出现，实现了在真核生物尤其是哺乳动物中精准有效的基因编辑，减少了外源基因随机插入，提高了对基因组特定片段进行精确修饰的概率。

1996 年第一代定点基因编辑技术锌指核酸酶（ZFN）和 2009 年第二代定点基因编辑技术转录激活因子样效应物核酸酶（TALEN）诞生，其原理都是通过人工组装的蛋白模块来识别特异性 DNA 序列，通过核酸酶诱导双链断裂（double strand break，DSB），不仅可用于基因敲除或基因敲入，还可用于精准的基因修复。但是 TALEN 和 ZFN 技术的定向打靶都依赖于 DNA 序列特异性结合蛋白模块的合成，这一步骤非常繁琐费时。

第三代基因组编辑工具 CRISPR/Cas 利用 RNA 引导对 DNA 识别及编辑，更为高效（图 12-1）。CRISPR/Cas 系统最早是在细菌的天然免疫系统内发现的，其主要功能是对抗入侵的病毒及外源DNA。CRISPR 系统通常由 CRISPR 基因座转录的 RNA（DNA 识别域）以及 CRISPR-associated（Cas）蛋白（DNA 切割域）两个部分组成，其中最为常见的是 CRISPR/Cas9 系统。其中单链向导 RNA（single guide RNA，sgRNA）和 Cas9 蛋白结合形成 RNA-蛋白复合体，在 sgRNA 的引导下识别特异 DNA 序列，随后介导 Cas9 蛋白进行切割，形成 DNA 双链断裂，进而完成基因定向编辑等各类操作。

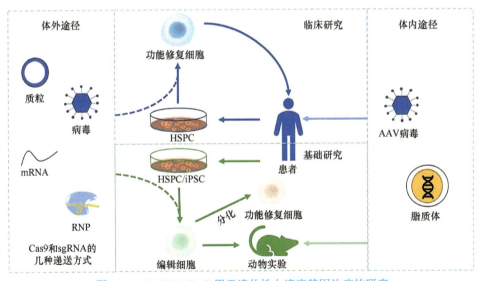

图 12-1 CRISPR/Cas9 用于遗传性血液病基因治疗的研究

sgRNA，单链向导 RNA；RNP，核糖核蛋白复合体；HSPC，造血干细胞或祖细胞；iPSC，诱导性多能干细胞

2012 年，CRISPR/Cas9 技术的诞生迅速引起了基因编辑领域的一场革命，仅需要合成一段 20bp 的碱基序列就可以定点高效地对哺乳动物 DNA 序列进行操作，2014~2015 年该技术被《自然》和《科学》等杂志评价为生命科学领域最有前景的技术，发现它的科学家于 2020 年获得诺贝尔化学奖。

随着 CRISPR/Cas 系统的研究不断深入，Cas9 核酸酶的催化机制也被揭示，并且可以通过特定位点氨基酸的突变获得不同的 Cas9 核酸酶，衍生出了适用范围更为广泛的基因编辑系统，如基于 CRISPR/dCas9 的单碱基编辑技术。2016 年，哈佛大学 Broad 研究所 David Liu 实验室将来自大鼠的胞嘧啶脱氨酶（APOBEC1）与 dCas9 融合，实现 C-G 碱基对到 T-A 碱基对的转变（CBE）；2017 年，又对大肠埃希菌的 tRNA 腺苷脱氨酶进行改造，使其与 dCas9 融合，能高效介导 A-T 碱基对到 G-C 碱基对的转变（ABE）。

由于 dCas9 无切割双链 DNA 的功能，单碱基编辑器可以在不切割 DNA 的情况下实现对 DNA 的精确编辑，极大地降低了碱基插入缺失的概率，提高了安全性。2019 年，David Liu 实验室更进一步将 Cas9 酶和反转录酶结合，同时在 sgRNA 上融合 RT 模板序列，提出了新型的"先导编辑"（prime editing，PE），相比于 CBE 和 ABE，PE 最大的优势在于多样的编辑类型，包括多位点编辑、DNA 短片段插入和缺失（<100bp）。相比于传统的同源定向重组（homologous directed recombination，HDR），PE 无须双链断裂即可实现编辑，因此更加高效、安全。

目前，CRISPR/Cas9 系统的争议主要集中在脱靶现象上。研究人员采用生物信息学方法预测设计了多种 CBE 突变体，通过筛选成功获得了高精度、高活性单碱基编辑工具，显著降低了脱靶效应并提高了编辑效率。

2021～2022 年，我国 3 款基因治疗产品，包括针对输血依赖型 β 地中海贫血的在研产品 ET-01、"BRL-101 自体造血干祖细胞注射液"以及"HBG 基因修饰的自体 CD34$^+$ 造血干细胞注射液"获批开展临床试验，其均为基于 CRISPR/Cas 系统的离体基因治疗方法。

三、基因表达调控

通过多种方式调节基因表达水平是行之有效的基因治疗方法。

（一）基因抑制/失活

利用反义 RNA、核酶或肽核酸等直接抑制一些突变基因的表达，抑制有害蛋白的产生，从而治疗遗传病。此外，细胞内外的信号通路众多，而每个信号通路涉及多种基因，因此还可以通过基因抑制疗法抑制信号通路活性，从而治疗或缓解疾病。美国研究人员发现在心力衰竭的心肌细胞中，Hippo 信号通路活性被上调了，通过基因调控的方法消除 Hippo 信号通路中的关键元件，来抑制 Hippo 信号通路活性，从而逆转心力衰竭；而抑制细胞分化和增殖相关信号通路如 STAT3 上的关键元件，可用于肿瘤治疗；此外，该技术还可沉默肿瘤细胞中耐药基因的表达，增强化疗效果。

（二）诱导表达调控系统

在靶器官或靶组织内调节基因的表达水平也是一个很大的难题。过表达可能产生毒性作用，而表达水平过低则会影响治疗效果。理想的解决方法是为基因疗法添加一个"开关"，使基因表达在特定情况下开启或关闭。

1. 四环素诱导表达系统 是最早发现也是最经典的诱导型表达系统。目前，应用最广泛的四环素诱导表达系统称为 Tet-Off 系统和 Tet-ON 系统。在这两个系统中，通过是否加入诱导药物（如四环素和多西环素等），实现关闭或开启下游基因的表达。

2. Xon 诱导表达系统 Xon 是一种需要口服特定的小分子药物进行诱导的开关系统，能精确控制基因治疗载体表达的蛋白质水平。应用 Xon 诱导系统成功地控制绿色荧光蛋白和红细胞生成素在小鼠体内的诱导表达，在去除药物后可使系统关闭，也可反复加入药物，多次启动诱导反应。

Xon 诱导表达系统可以用于嵌合抗原受体（CAR）-T 细胞治疗。例如，暂停 T 细胞疗法的活性，让 T 细胞有"休息"的时间；也可以用于 CRISPR 基因编辑的治疗，通过对 CRISPR 效应蛋白表达的精细控制将减少不必要的脱靶效应。

四、iPSC 技术及其组织相容 iPSC 的定向分化的移植和功能性代偿

2006 年，日本山中伸弥团队将 Klf4、Oct3/4、Sox2、c-Myc 这 4 种因子通过反转录病毒介导至小鼠成纤维细胞内，令其重编程，诱导成类似胚胎干细胞（ESC）的 iPSC。2007 年，美国和日本几乎同时报道了用人类细胞诱导 iPSC 成功案例。2009 年，中国的周琪教授和曾凡一研究团队合作，率先证实了小鼠 iPSC 具有全能性。随后通过各种病毒、非病毒载体和化学小分子的诱导，研究人员可以用人类成体皮肤细胞和血液细胞等进行重编程，将它们转化为 iPSC，再进一步分化为成体干细胞或神经元，进而培养出各种类器官。相比于传统的 ESC，iPSC 具有以下 3 大优势：①来源于人的体细胞，取材不局限；②不存在同种异体免疫配型问题；③不触及伦理和道德问题。

由于 iPSC 具有在体外无限扩增并分化成体内任何细胞类型的潜力，可以取代功能异常的细胞，故而达到研究或治疗疾病的目的，在短短的十几年时间就从实验室走向了临床应用，目前的应用挑战如何诱导分化为可移植的功能干细胞。

2014 年 9 月，日本理化研究所为老年性黄斑变性的失明患者移植了由本人的 iPSC 培育的带状视网膜细胞，患者在 2 年后恢复良好，确认安全。随后，对 iPSC 及其衍生细胞在疾病治疗领域中的研究在全球范围内展开，包括 iPSC 衍生的免疫细胞或结合 CAR-NK 细胞用于癌症治疗、iPSC 衍生的多巴胺神经元和神经干细胞用于帕金森病及脊髓损伤治疗、iPSC 衍生的胰岛 B 细胞治疗糖尿病、iPSC 衍生细胞治疗心力衰竭、用于眼部疾病特异基因 iPSC 衍生细胞疗法等。我国首个 iPSC 来源细胞疗法 2022 年 4 月获批进入临床试验，主要治疗大动脉粥样硬化型急性缺血性脑卒中。

五、CAR-T 细胞技术

CAR-T 细胞（chimeric antigen receptor T cell）技术是通过基因表达载体（目前最常用的是慢病毒载体）稳定导入和表达乃至定植嵌合抗原受体于 T 细胞表面，其细胞膜表面插入人工修饰的携带靶向肿瘤特异性标志物的嵌合抗原受体 CAR 分子，进而促进特异抗原的识别乃至激活相应的免疫反应。CAR 的胞外结构域与肿瘤抗原结合以后将信号传递给胞内结构域，促发 T 细胞释放穿孔素、颗粒酶和干扰素（IFN）-γ 等肿瘤杀伤因子，以清除肿瘤细胞。

目前，CAR-T 细胞技术是临床应用最为成功的细胞与基因治疗技术之一。其中，血液肿瘤的临床治疗尤为成功，治疗难治复发的急性淋巴细胞白血病、非霍奇金淋巴瘤和多发性骨髓瘤的完全缓解率分别达到了 80%、54% 和 45%。

CAR-T 细胞技术是恶性肿瘤治疗史上的重大突破。截至 2022 年 10 月，美国 FDA 批准了 6 款 CAR-T 细胞药物，而国内也已经有 2 款 CAR-T 细胞药物在市场上销售。

作为活的细胞药物，CAR-T 细胞突出的肿瘤治疗效果还得益于以下几个特点：① CAR-T 细胞接收肿瘤抗原刺激信号以后，在杀伤肿瘤的同时伴随着大量的效应扩增乃至信号级联放大；② CAR-T 细胞具有迁移能力，可以浸润到达传统药物难以抵达的肿瘤微环境，深度清除隐匿的肿瘤细胞；③免疫监控，CAR-T 细胞可以长期潜伏在淋巴结等免疫器官，抑制肿瘤复发。除治疗肿瘤以外，CAR-T 细胞还可以应用于防治病毒感染和自身免疫病等。

CAR-T 细胞技术也存在诸多挑战，如存在细胞因子风暴和神经毒性等副作用、抗原逃逸和复发的可能性、制造周期长和价格昂贵、自体 T 细胞质量变异较大，以及实体肿瘤治疗效果较差等。为应对这些挑战，许多新型的 CAR-T 细胞技术随之正在蓬勃发展，如通用型 CAR-T 细胞技术、多靶点 CAR、FastCAR 技术、安全开关设计、增强型 CAR-T 细胞技术和体内 CAR 基因修饰技术等。

六、靶细胞定向灭活

靶细胞定向灭活包括肿瘤的免疫治疗、溶瘤载体与自杀基因。肿瘤的发生，往往是基因突变、细胞周期及免疫监控功能缺失的综合结果。相应地，肿瘤的基因与细胞治疗经常是从重塑免疫等正常功能着手，单独或组合使用相应的治疗方法。如重新导入具有正常功能的 *p53* 等基因以应对细胞周期的相关基因的突变；通过表达 IL-2、IFN-γ 等以激活细胞免疫；通过导入和表达 B7-CD28 等第二信号，或输注 CTLA-4 单抗，来促进 T 细胞的活化增殖；通过输注 PD1 或者 PD-L1 单抗来阻断 PD1 与 PD-L1 的结合进而抑制免疫逃逸来重塑针对肿瘤细胞的免疫反应；通过限制新生血管的形成来抑制肿瘤的生长；通过筛选肿瘤抗原基因来免疫机体以及用特异有效的 CTL 细胞来治疗肿瘤等；通过带有特异外壳蛋白的病毒载体或者特异针对某些受体的单克隆抗体介导来感染特定的肿瘤细胞。也有些试图在导入载体上找方法，如有些细小病毒（parvovirus）只感染肿瘤细胞，它的复制需要借助处于生长阶段细胞的某些因子。因此，可通过基因工程的方法制备成病毒载体后导入胸腺激酶（thymus kinase，TK）等自杀基因，或者表达相关的细胞因子来治疗肿瘤。

这些方法尽管在细胞和模型动物水平有效，但在临床中却往往不如 CAR-T 细胞技术有效。可能肿瘤的发生发展说明其赖以生存的环境发生了变化，试图通过简单导入和表达一两个内源的功能基因较难彻底改变其现状。

第三节　血液系统单基因病的基因治疗与细胞治疗

一、血红蛋白病的发病率与发病机制

红细胞中血红蛋白负责运输氧和二氧化碳，由两条类 α 珠蛋白链（α 链或 ξ 链）和两条类 β 珠蛋白链（β 链、γ 链或 ε 链）各结合一个血红素组成。胎儿时主要是胎儿血红蛋白 HbF（$\alpha_2\gamma_2$），出生后胎儿血红蛋白逐渐减少，直至出生后 6 个月，成人血红蛋白 HbA（$\alpha_2\beta_2$）成为主要的血红蛋白类型，占比超过 95%。

珠蛋白基因突变会引起血红蛋白病，包括血红蛋白变异体疾病和地中海贫血，前者受累于血红蛋白结构异常，主要有镰状细胞贫血，患者因 β 珠蛋白基因 *HBB* 单碱基突变导致 β 链的氨基酸改变（Glu6Val），进而产生结构异常的 HbS（hemoglobin S）。缺氧时，HbS 聚合使红细胞呈现出镰刀状，最终导致了患者溶血性贫血、严重的慢性器官损伤和早期死亡。

镰状细胞贫血主要流行于撒哈拉以南非洲地区、南美洲、中美洲、沙特阿拉伯、印度、土耳其、希腊和意大利等国家和地区。在非裔美国人中，所有镰状细胞贫血基因型的流行率约为 1/300。

在我国镰状细胞贫血较为罕见，但地中海贫血则是我国较为常见的一种遗传性血红蛋白病。地中海贫血是由于 α 链或 β 链合成数量的减少/缺失，致使另一条珠蛋白链含量相对过剩并沉积于红细胞膜，进而引发溶血性贫血，严重可导致胎儿流产和患儿死亡（图 12-2）。当 α 或 β 珠蛋白链合成减少/缺失时，地中海贫血分别称为 α 地中海贫血或 β 地中海贫血。1978 年，以上海医学遗传研究所牵头的中国首个地中海贫血大规模普查发现，在我国广西壮族自治区 α 地中海贫血发病率高达 14.95%，在广州 β 地中海贫血发病率高达 2.21%。2017 年的报告显示，α 地中海贫血基因携带率在海南（45.04%）、广西（19.11%）和广东（12.70%）最高，β 地中海贫血基因携带率在广西（6.66%）、海南（5.11%）和贵州（4.63%）最高。

二、β 地中海贫血的基因与细胞治疗策略

作为单基因点突变遗传病，β 地中海贫血是基因与细胞治疗的最佳模型。β 地中海贫血的发病

机制是β珠蛋白基因异常导致其合成减少，基因治疗策略主要包括外源β珠蛋白基因功能性表达补偿、致病β珠蛋白基因修复，或者调控胎儿γ珠蛋白表达，从而改善α珠蛋白/β珠蛋白之间的平衡，达到治疗效果。

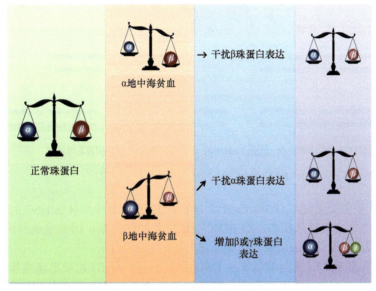

图 12-2　地中海贫血的致病机制

（一）基因功能代偿（整合型病毒载体）、反义 RNA

1. 慢病毒（LV）载体转入正常β珠蛋白基因　2010 年，法国团队分离β地中海贫血患儿的造血干细胞，经转导携带有β珠蛋白基因表达盒的 LV 进行功能性代偿后，回输给该β地中海贫血患儿进行治疗，其中 1 例病例摆脱了过去 7 年对输血的依赖。之后的 10 年间，全球范围内开展了约上百项利用 LV 介导的β地中海贫血的基因治疗与细胞治疗的临床研究，这些研究中的大多数患者成功摆脱了输血依赖，并且未发现这些治疗相关的恶性事件。上海交通大学的蔡宇嘉团队也做了几例有益的探索。利用 LV 介导的基因与细胞治疗具有以下几个方面的优势。

（1）LV 载体可以较有效地感染较难被感染的造血干细胞。

（2）LV 载体是整合型载体，可随细胞扩增而不会被稀释。

（3）LV 载体表达系统不易被甲基化等修饰，能够比较稳定地表达外源基因。

（4）LV 载体能够比较均匀地整合在转录活跃区域，从而减少了像鼠白血病病毒（murine leukemia virus，MuLV）等载体那样因偏好于整合在转录起始区域而激活原癌基因的可能性。事实上，在至今上百例的临床试验中并未出现因激活原癌基因而造成的恶性事件发生。

2. 降低过剩的α珠蛋白链的合成　通过引入反义 RNA 或者 RNA 干扰等手段，降低过剩的α珠蛋白表达，可以减少它在红细胞内膜的堆积，促进α珠蛋白/β珠蛋白之间合成平衡，进而缓减地中海贫血症状。

（二）基因组编辑

近年来基因编辑技术迅速发展，能够在基因组的特定位点产生 DNA 的双链断裂（DSB），然后机体通过同源定向重组（HDR）和非同源末端连接（non-homologous end joining，NHEJ）两条途径对目标 DNA 序列进行编辑，实现基因修复、敲除、敲入等操作（图 12-3）。

在提供外源 DNA 模板时，基因编辑可以通过 HDR 途径对突变基因原位修复。通过 CRISPR/Cas9 可原位修复β地中海贫血患者诱导性多能干细胞中常见的突变位点，但目前 iPSC 定向诱导成可移植的造血干细胞（HSC）仍然存在技术瓶颈，阻碍了基因编辑 iPSC 治疗β地中海贫血的

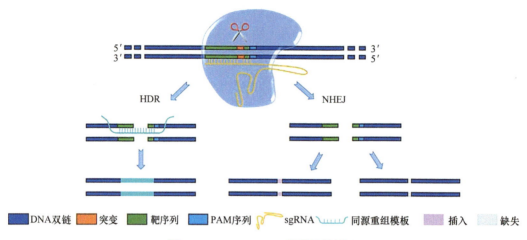

DNA双链 ■ 突变 ■ 靶序列 ■ PAM序列 ~ sgRNA ~~~ 同源重组模板 ■ 插入 ■ 缺失

图 12-3　CRISPR/Cas9 基因编辑原理

临床转化。研究人员尝试通过 CRISPR/Cas9 介导的 HDR 对 β 地中海贫血 HSC 的突变基因进行修复，但由于 HSC 通常处于静息状态，而 HDR 主要发生在 S/G_2 期，因此造成基因编辑 HDR 修复效率低下，不能满足临床移植的需求，限制了该方法的临床应用。

在无外源 DNA 模板时，基因编辑产生 DSB 后，将通过 NEJH 途径迅速连接两个 DSB 末端，使 DNA 得到快速修复，该过程中容易产生碱基的缺失-插入，常应用于基因的敲除。NEJH 途径是哺乳动物细胞修复的主要途径，不同于 HDR，它在整个细胞周期都非常活跃，因此，基因编辑介导的 HSC 基因敲除的效率要远高于基因修复的效率，可高达 90% 以上，为患者提供足够用于移植的 HSC。

基于 NEJH 途径的基因编辑策略非常适合由于内含子突变导致的 β 地中海贫血。例如，导致 β 地中海贫血的 β 珠蛋白基因 IVS2-654(C>T) 突变，造成 β 珠蛋白 mRNA 前体剪接异常，产生的异常 mRNA（254bp）较正常 mRNA（181bp）多出 73bp 的内含子序列，进而影响 β 珠蛋白的合成。科研人员已经在动物水平上通过 TALENS 或 CRISPR/Cas9 介导的 NHEJ 途径实现了对 β 珠蛋白 mRNA 剪接异常的纠正。

（三）基因失活与表达调控

近年来，重新激活 γ 珠蛋白基因表达是 β 地中海贫血基因治疗策略的热点。β 地中海贫血患者通常含有正常的 γ 珠蛋白基因，因此，重新激活胎儿期特异表达的 γ 珠蛋白基因（该基因在出生后被沉默，功能被 β 珠蛋白代替），可以产生 γ 珠蛋白，中和过剩的 α 珠蛋白，改善患者临床症状，该策略也适用于镰状细胞贫血。

研究发现敲除 γ 珠蛋白基因的转录抑制因子 BCL11A 可以显著激活 γ 珠蛋白基因的表达，但 BCL11A 在淋巴细胞发育中有重要调控作用，敲除 BCL11A 会影响淋巴细胞的成熟。BCL11A 的一个红系特异增强子的发现，使得这一问题被巧妙地解决了。研究发现，在造血干细胞中敲除该增强子可特异下调红系细胞中 BCL11A 的表达，在显著激活 γ 珠蛋白基因表达的同时不影响其他类型细胞，相关临床试验已展开。

近年来，β 地中海贫血基因治疗取得了突破性的成果。2018 年，美国的 CTX001 率先开展临床试验。2021 年，首例输血依赖型 β 地中海贫血患者在治疗 1 个月后摆脱输血，3 个月后胎儿血红蛋白水平从基线时的 0.3g/dl 上升至 8.4g/dl，12 个月后升至 12.4g/dl，18 个月后升至 13.1g/dl，表达胎儿血红蛋白的 F 细胞占比从 10.1% 上升至 99.7%。在治疗后的 21.5 个月里共发生 32 起不良事件，均得到有效控制。

2021～2022 年，中国国家药品监督管理局药品审评中心已经批准针对输血依赖型 β 地中海贫血的 CRISPR/Cas9 基因编辑疗法产品 ET-01，以及基因治疗药物 BRL-101 自体造血干祖细胞注射液的临床试验申请。2022 年，后者的 2 例输血依赖型 β 地中海贫血患儿在接受治疗后的 2 周内实现重建造血，2 个月后血红蛋白达正常范围，实现脱离输血依赖，铁过载逐步缓解，至今随访观察期已经超过 2 年，无明显副作用。上述基因治疗药物有望成为继全球首款获批上市的 β 地中海贫血的基因治疗药物 Bluebird Bio 公司的 Zynteglo 后，基于基因编辑技术的 β 地中海贫血的基因治疗药物。

三、其他血液单基因病的基因治疗

除了 β 地中海贫血，针对血友病等其他致病机制清楚的单基因遗传血液病，已有相关基因治疗药物获批上市。血友病是凝血因子基因突变导致相应凝血因子严重缺乏而引起的出血性疾病，其中血友病 A 和血友病 B 最常见，且均为 X 连锁隐性遗传病，分别由于凝血因子Ⅷ基因和凝血因子Ⅸ基因突变而引起。1991 年，我国科学家进行了世界首个血友病基因治疗的临床试验，利用反转录病毒将人凝血因子Ⅸ基因转入患者自体皮肤成纤维细胞，经皮下注射治疗血友病 B 患者，6 个月内患者临床症状改善，且无显著不良反应，但未能实现凝血因子Ⅸ稳定表达。

近 10 年，血友病基因治疗取得了重大进展。2014 年，利用 scAAV8-LP1-hFIXco 载体治疗血友病 B 的临床试验结果显示，患者的凝血因子Ⅸ活性在治疗后可提高至 60%～70%，而且治疗效果可稳定维持。2017 年，使用携带有 R338L 突变的凝血因子Ⅸ的优化载体 SPK-9001 治疗血友病 B 的临床试验，使 8 例患者获得了稳定的凝血因子Ⅸ表达，且无严重不良事件发生。2022 年 3 月，用于治疗无凝血因子Ⅷ抑制史且无 AAV5 抗体的严重血友病 A 患者的基因疗法基因治疗药 Valoctocogene Roxaparvovec 的临床结果公布，134 名患者接受治疗，并在治疗后的 49～52 周凝血因子Ⅷ活性升至平均 41.9U/dl。其中，112 名受治者在治疗 4 周后，凝血因子Ⅷ制剂使用率下降 98.6%，出血事件年化率减少了 83.8%，下降到每年 0.8 次。同年 8 月欧盟批准该基因疗法有条件上市，成为全球首个血友病 A 基因疗法。2021～2022 年，国内血友病 AAV 基因治疗药物以及腺相关病毒（AAV）载体表达人凝血因子Ⅷ基因治疗技术，治疗血友病 A 的临床探索试验分别获批。目前血友病的基因治疗主要采取体内途径。

重症联合免疫缺陷病（ADA-SCID）患者缺乏腺苷脱氨酶导致细胞和体液免疫的严重缺陷，通过基因治疗补充腺苷脱氨酶是目前的治疗思路。2016 年 5 月，针对 ADA-SCID 的基因疗法 Strimvelis 被欧盟批准上市，其利用反转录病毒将功能性腺苷脱氨酶基因导入患者造血干细胞，并将修饰后的造血干细胞回输到患者体内，经过 Strimvelis 治疗的 ADA-SCID 患者 3 年存活率为 100%。

四、治疗血液病的干细胞研究

细胞治疗关键之一是造血干细胞种子细胞来源，并且要保证移植细胞的数量和安全性。对恶性血液病进行细胞移植性治疗之前需要对恶性细胞进行清除，随后移植入正常功能性干细胞。

目前，临床上治疗用造血干细胞来源主要是经骨髓动员入外周血的 HSC、骨髓内 HSC，以及脐带血细胞。所有移植前均需要进行 HLA 配型，中国人群中非血缘关系 HLA 配型的概率是 1/10 000～1/400 [中国造血干细胞捐献者资料库（中华骨髓库）]。相合程度越高，移植物抗宿主病（GVHD）等免疫反应越少，移植成功率越高，但是供体来源就越稀少。而半相合 HSC 可从直系亲属中找到，与直系父母进行配型概率在 50% 左右，为半相合；与同卵双胎的配型是 100%，是全相合；与其兄弟姐妹之间的配型只有 25% 左右相合。随着半相合技术越来越成熟，目前成功率高达 90% 以上，因此越来越多地应用于临床。

为了克服半相合 HLA 不全匹配引起的 GVHD，往往需要在患者清髓的同时加强免疫抑制

[《中国异基因造血干细胞移植治疗血液系统疾病专家共识（Ⅲ）——急性移植物抗宿主病（2020年版）》]，并且输注更多的造血干细胞。人脐带血（human umbilical cord blood，HUCB）免疫原性低，含有丰富的造血干细胞，但储存费用高，而且单份脐带血有核细胞数量较少，因此移植失败率高。自体造血干移植是目前遗传性血液病治疗的热点，通过对自体造血干细胞的致病基因进行基因修正后移植性治疗，能够有效治疗地中海贫血等疾病。但是，目前没有建立统一的行业标准，且各临床机构可操作能力存在差异性，不具有普适性。

多能干细胞包括胚胎干细胞和诱导性多能干细胞，可无限扩增，并可源源不断地分化成造血干细胞。而患者自身的 iPSC 在对致病基因改造后，进行克隆化，能够得到基因背景完全一致的可治疗性 iPSC 株，因此，可在细胞水平进行可控性、可规模化操作（图 12-4）。半相合 HSC 移植的推进也为多能干细胞的应用带来了前所未有的契机。

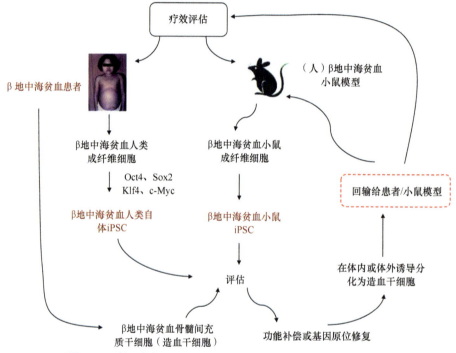

图 12-4　利用自体 iPSC 和基因修正治疗 β 地中海贫血的策略

目前，多能干细胞应用的挑战是需要将多能干细胞诱导分化成可在体内重建造血的造血干细胞。随着单细胞技术的应用，胚胎血液形成的神秘面纱将会逐步揭开，将进一步推进多能干细胞产生出可移植 HSC 的步伐。

五、血液病产前治疗的探索

多种遗传病的产前诊断为遗传病的产前治疗提供了基础。子宫内干细胞移植（in utero stem cell transplantation，IUSCT）是指在胎儿期经子宫进行干细胞移植。IUSCT 可以使胎儿的主要器官在受损前得到保护，同时治疗作用可持续到出生后，对于那些产前或围生期死亡率较高的遗传病具有重要意义。IUSCT 的治疗优势在于在胎儿早期免疫系统发育不完善，具有较强免疫耐受性，容易接受异体来源的干细胞。迄今，采用不同来源供体干细胞进行子宫内移植治疗不同疾病的临床病例已达 50 例，然而成功的案例仅限于 X 连锁重症联合免疫缺陷病和裸淋巴细胞综合征。失败的原因可能主要包括宿主造血区的容受性受限、宿主造血细胞的竞争性强，以及存在免疫屏障。因此，克服上述问题也是当前产前治疗研究的重点。

第四节　遗传病治疗的现状和展望

一、遗传病治疗尚需解决的问题

（一）基因治疗的效率和安全性问题

1. CRISPR/Cas9 介导的基因同源重组可以修复特异位点的突变，是目前最为理想的基因编辑工具，但由于同源重组效率不高、存在脱靶效应，且需通过 DNA 双链断裂激活修复通路，可能对细胞产生不良影响，还需进一步改进。

2. 在基因导入方式上，效率和安全性往往成反比。反转录病毒导入效率最高，但是存在随机插入宿主基因的风险；而腺病毒和腺相关病毒安全性更高，但效率更低。目前，已有多种腺病毒载体的基因治疗方法，如用于治疗视网膜营养性萎缩的 Luxturna 是美国 FDA 批准的第一个基因治疗方法。当前，大约 70% 的基因治疗方案采用病毒做载体，但需要对病毒载体进行改造，使其成为无毒、高效、低免疫原性的递送载体。非病毒载体如质粒、电穿孔技术等安全性更高，但递送效率较低，导致临床使用受限。

3. 在靶细胞的分离和扩增上，胚胎干细胞具有多潜能性以及更高的增殖能力，但存在致瘤的风险和伦理问题，iPSC 规避了 ESC 的伦理问题和免疫排斥问题，但 iPSC 的制备需要转入原癌基因，又带来额外的安全风险。在 ESC 和 iPSC 分化为功能性干细胞的过程中，存在着诱导分化效率较低以及目的细胞纯化的问题。成体干细胞的安全性较高，无伦理问题，也易于大规模制备，但分离困难，体外增殖能力较低，综合来说，其是目前最有望应用于临床的靶细胞。

4. 细胞移植的方式可以分为异种异体、同种异体和自体移植 3 类。①异种异体移植：多见于器官移植，如将猪的心脏移植给患者；②同种异体移植：提供基因改造细胞的供体和受体是不同的人，便于商业化大规模生产，相比自体细胞大幅度降低了生产成本；③自体移植：在患者体内取出细胞，进行基因改造后，回输到患者体内。

异种异体和同种异体移植需要解决免疫排斥的问题，目前有以下几种办法：①采取 HLA 匹配的供体细胞，通过建立干细胞库和骨髓库等，使 HLA 匹配的同种异体移植成为可能。日本招募的 iPSC 捐献者可以满足 50%～90% 日本人口的 HLA 配型。我国的中盛溯源生物科技有限公司通过筛选高频 HLA 纯合子基因型，目前已成功制备存储 30 个超级供体的 iPSC 株，可覆盖约 20% 全国人口，即 3 亿中国人群。②对于 HLA 不匹配的供体细胞，使用免疫抑制剂抑制免疫排斥反应。③通过基因组编辑技术生成不表达 HLA 的多能干细胞系，使其衍生物可以逃避宿主免疫反应。

自体移植如自体 iPSC 和 CAR-T 细胞治疗可以避免免疫排斥的问题。2021 年，我国首个获批上市的细胞治疗类产品靶向人 CD19 自体 CAR-T 细胞治疗产品阿基仑赛注射液获批，针对末线患者，临床试验阶段的优势在于不需要双盲，也无须建立临床对照组，但面临的最严峻问题是全过程无菌操作和可追溯性。此外，所有的自体细胞移植都是个体化治疗，无法大规模生产，必然面临费用昂贵和周期较长的问题。

综上所述，基因治疗目前尚需解决的问题主要有：①构建更安全高效的载体；②减少载体和细胞的免疫排斥，如使用免疫抑制剂等；③优化 ESC 的定向分化效率；④优化成体干细胞的扩增效率和移植方案；⑤建立长期疗效和安全性评估的方案。

（二）基因治疗的伦理和法律问题

近年来，细胞和基因治疗在遗传、恶性肿瘤和退行性疾病上展示出巨大的临床应用潜力。现阶段进行的基因治疗仍是临床试验性治疗，这意味着其结果可能是无法预测的。用于基因治疗的 ESC 来自早期人类胚胎，涉及宗教和伦理观念，引发公众的广泛关注。基因治疗可能被用于人类生殖细胞，有改变人类遗传物质的风险。因此，基因治疗必须遵守涉及人类医学研究的伦理道德原则和法规，要真正做到以下几点：

1. 对人的尊重，特别是参加试验的所有个体，在清楚得知和理解所有潜在的不良反应和风险的前提下自愿参加。

2. 确保所有参加者了解试验过程及风险，并签署知情同意书。

3. 不做对患者有害的治疗，必须首先对基因治疗进行风险评估。

4. 因无法预知某些不良反应和长期影响，基因治疗现阶段只用于无其他方法治疗的终末期疾病或不能治愈的疾病。

5. 禁止生殖细胞的基因治疗，禁止为增强机体某一功能等非治疗性应用。

6. 建立强有力的批准、监督和管理机构，使基因治疗更好地为人类服务。

目前，已有多个细胞和基因治疗产品在国内外上市。我国近年成为世界上细胞和基因治疗相关的临床研究热度最高的国家之一；我国"十四五"规划中，基因与生物技术被确定为国家七大科技前沿攻关领域之一。细胞和基因治疗产品研发技术含量高、制造工艺复杂、质量控制严格、个体化程度高、储存和运输条件苛刻，急需制定和完善相关法律法规。

我国对基因治疗产品的监管实行双轨制，即由药品监督管理部门（国家药品监督管理局）和卫生行政管理部门（国家卫生健康委员会）共同管理。其中，前者主要负责基因治疗产品的安全性、有效性审查和临床试验审批；国家卫生健康委员会则负责监管由研究人员发起的临床试验和批准后的临床应用环节。同时设立伦理委员会对基因治疗产品的临床试验方案进行伦理审查，确保受试者的安全、健康和权益受到保护。

二、遗传病治疗成功的临床实践和失败教训

1990 年，基因治疗临床试验首次成功。研究人员通过基因增补的方式，利用反转录病毒载体将正常的腺苷脱氨酶（adenosine deaminase）基因体外导入患者 T 细胞，并随机插入基因组，将改造后的 T 细胞输回患者体内，最终实现了对重症联合免疫缺陷病的治疗。这一成果激发了基因治疗研究的热潮，但 1999 年一名 18 岁的鸟氨酸氨甲酰基转移酶缺乏症患者在进行腺病毒载体介导的基因治疗时，因腺病毒载体本身具有较强的免疫原性，治疗后患者产生了严重免疫反应并死亡。2000 年，在治疗因 γ^c 细胞因子受体基因（*IL2RG*）缺失导致 T 细胞和自然杀伤细胞发育阻滞而引起的 X 连锁重症联合免疫缺陷病时，研究人员利用 MuLV 载体实现对该基因的功能性代偿，但 9 名被成功治疗的受试者中有 4 名在治疗 31～68 个月后患上了 T 细胞白血病，因为 MuLV 载体倾向于整合在转录起始区，其中 2 例因该载体整合在原癌基因 *LMO2* 的启动子上使其被激活，其中 1 例最终因化疗无效而死亡，这阻碍了当时的基因与细胞治疗进展。

近年来病毒载体和基因编辑技术快速发展，截至 2022 年 10 月，美国临床试验数据库网站上已完成的基因治疗相关临床试验达 2000 多项，其中遗传病的基因治疗临床试验近 260 项，促使多款基因治疗药物的上市（表 12-1）。2012 年，全球首个针对遗传病的基因治疗产品 Glybera 在欧洲获批。2017～2018 年，用于 Leber 先天性黑矇 2 型基因疗法的 Luxturna 成为全球首款体内基因治疗药物。

我国国家食品药品监督管理总局在 2017 年发布了《细胞治疗产品研究与评价技术指导原则（试行）》，药品审评中心针对基因治疗产品、基因转导与修饰系统、免疫细胞治疗产品，以及人源性干细胞产品药学评价中的重点关注，起草了相应的药学研究与评价技术指导原则。2021 年 7 月，国家药品监督管理局发布监管科学行动计划第二批重点项目，纳入了干细胞和基因治疗产品评价体系及方法研究。

2022 年国家药品监督管理局药品审评中心批准了基因治疗药物 LX101 注射液和 BRL-101 自体造血干祖细胞注射液的临床试验，分别用来治疗遗传性视网膜变性和输血依赖型 β 地中海贫血。

此外，利用基因编辑技术和自体/异体 T 细胞治疗白血病、B 细胞恶性肿瘤、胃癌、鼻咽癌、淋巴瘤、食管癌、膀胱癌等的多项临床试验也分别进入临床 I 期。

随着技术的进一步发展和人们对疾病认识的不断深入，基于基因检测和基因治疗的个体化医疗和精准医学将在遗传病的诊断和治疗中发挥越来越重要的作用。目前基因治疗价格仍很昂贵，如 2019 年获批的针对 2 岁以下脊髓性肌萎缩（SMA）儿童的一次性基因疗法 Zolgensma，单次治疗费用高达 210 万美元，极大地限制了基因疗法的应用，因此，不断提升基因与细胞治疗的安全性和有效性，以及不断降低治疗成本是科研工作者不懈努力的方向。

表 12-1　全球上市的基因治疗药物汇总

名称	适应证	类型	给药方式	公司	国家或地区（上市时间）	备注
Vitravene	艾滋病患者的巨细胞病毒视网膜炎	反义 21 聚硫代寡核苷酸	玻璃体内注射	Ionis 和 Novartis	美国（1998 年）欧盟（1999 年）	退市
Gendicine（今又生）	头颈部鳞状细胞癌	重组人 p53 腺病毒注射液	瘤内注射	深圳市赛百诺	中国（2003 年）	
Macugen（Pegaptanib）	新生血管性年龄相关性黄斑变性	寡核苷酸	玻璃体内注射	Eyetech 和 Pfizer	美国（2004 年）	
Rigvir	黑色素瘤	溶瘤病毒	肌内注射	Latima	拉脱维亚（2004 年）	
Oncorine（安柯瑞）	头颈部肿瘤、肝癌、胰腺癌、宫颈癌等多种癌症	溶瘤性腺病毒	瘤内注射	上海三维生物	中国（2005 年）	
Rexin-G	对化疗产生抵抗的晚期癌症	反转录病毒	静脉注射	Epeius	菲律宾（2005 年）	
Neovasculgen	周边血管动脉疾病（包括重度肢体缺血）	质粒	肌内注射	Human Stem Cells Institute	俄罗斯（2011 年）乌克兰（2013 年）	
Glybera	严格限制脂肪饮食却仍然发生严重或反复胰腺炎的脂蛋白脂酶缺乏症（LPLD）	腺相关病毒	肌内注射	uniQure	欧洲（2012 年）	退市
Defitelio	肝小静脉闭塞病伴随造血干细胞移植后肾或肺功能障碍	寡核苷酸	静脉注射	爵士制药	欧盟（2013 年）美国（2016 年）	
Kynamro	辅助治疗纯合子家族性高胆固醇血症	反义寡核苷酸	皮下注射	Ionis Pharma 和 Kastle	美国（2013 年）	
Imlygic	不能经手术完全切除的黑色素瘤	溶瘤病毒	瘤内注射	安进（Amgen）	美国（2015 年）欧盟（2015 年）	
Exondys 51	进行性假肥大性肌营养不良症（DMD）	反义寡核苷酸	静脉注射	AVI BioPharma	美国（2016 年）	
Spinraza	脊髓性肌萎缩（SMA）	反义寡核苷酸	鞘内注射	Ionis Pharmaceuticals	美国（2016 年）	
Strimvelis	重症联合免疫缺陷病	反转录病毒载体改造的自体干细胞	静脉注射	葛兰素史克（GSK）	欧盟（2016 年）	
Zalmoxis	造血干细胞移植后患者免疫系统的辅助治疗	经反转录病毒载体转入自杀基因的同种异体 T 细胞	静脉注射	MolMed	欧盟（2016 年）	退市

续表

名称	适应证	类型	给药方式	公司	国家或地区（上市时间）	备注
Kymriah	前体 B 细胞急性淋巴细胞白血病（ALL）和复发、难治性弥漫大 B 细胞淋巴瘤（DLBCL）	利用慢病毒载体构建的 CAR-T 细胞	静脉注射	Novartis	美国（2017 年）	
Yescarta	复发或难治性大 B 细胞淋巴瘤	利用反转录病毒载体构建的 CAR-T 细胞	静脉注射	Kite Pharma	美国（2017 年）	
Invossa-K	退行性膝关节炎	基因改造的软骨细胞	关节内注射	TissueGene	韩国（2017 年）	撤销许可
Onpattro	遗传性转甲状腺素蛋白淀粉样变性（hATTR）	siRNA	静脉注射	Alnylam 和 Sanofi	美国（2018 年）	
Tegsedi	遗传性转甲状腺素蛋白淀粉样变性	反义寡核苷酸	皮下注射	Ionis Pharmaceuticals	欧盟（2018 年）	
Givlaari	成人急性肝卟啉症（acute hepatic porphyria, AHP）	siRNA	皮下注射	Alnylam	美国（2019 年）	
Luxturna	双拷贝 RPE65 基因突变所致视力丧失（保留有足够数量的存活视网膜细胞）	腺相关病毒	视网膜下注射	Spark Therapeutics	美国（2017 年）欧盟（2018 年）	
Zolgensma	脊髓性肌萎缩（SMA）	腺相关病毒	静脉注射	AveXis	美国（2019 年）	
Zynteglo	输血依赖性 β 地中海贫血	慢病毒载体改造的自体干细胞	静脉注射	Bluebird bio	欧盟（2019 年）美国（2022 年）	
Vyondys53	进行性假肥大性肌营养不良症	反义寡核苷酸	静脉注射	Sarepta Therapeutics	美国（2019 年）	
Waylivra	家族性乳糜微粒血症综合征（FCS）成年患者控制饮食之外的辅助疗法	反义寡核苷酸	皮下注射	Ionis Pharmaceuticals 和其子公司 Akcea Therapeutics	欧洲（2019 年）	
Collategene	重症下肢缺血	质粒	肌内注射	AnGes	日本（2019 年）	
Tecartus	复发或难治性套细胞淋巴瘤	靶向 CD19 的自体 CAR-T 细胞	静脉注射	吉利德（GILD）	美国（2020 年）	
Libmeldy	异染性脑白质营养不良（metachromatic leukodystrophy, MLD）	慢病毒载体体外基因修饰的自体 CD34+ 细胞	静脉注射	Orchard Therapeutics	欧盟（2020 年）	
Leqvio	成人原发性高胆固醇血症（杂合子家族性和非家族性）或混合型血脂异常	siRNA 药物	皮下注射	Novartis	欧盟（2020 年）	
Oxlumo	治疗 I 型原发性高草酸尿症（PH I）	siRNA 药物	皮下注射	Alnylam 制药	欧盟（2020 年）	

名称	适应证	类型	给药方式	公司	国家或地区（上市时间）	备注
Viltepso	进行性假肥大性肌营养不良症	寡聚核苷酸药物	静脉注射	NS Pharma	美国（2020 年）	
Yescarta（奕凯达）	复发或难治性大 B 细胞淋巴瘤成人患者	利用反转录病毒载体构建的 CAR-T 细胞	静脉注射	复星凯特（复兴医药和 Kite Pharma）	中国（2021 年）	
Skysona	早期脑肾上腺脑白质营养不良（CALD）	慢病毒载体改造的自体干细胞	静脉注射	Bluebird bio	欧盟（2021 年）	
Breyanzi	复发或难治性（R/R）大 B 细胞淋巴瘤（LBCL）	利用慢病毒载体构建的 CAR-T 细胞	静脉注射	百时美施贵宝（BMS）	美国（2021 年）	
Abecma	复发或难治性多发性骨髓瘤	利用慢病毒载体构建的 CAR-T 细胞	静脉注射	百时美施贵宝（BMS）和 Bluebird bio	美国（2021 年）	
倍诺达	经过二线或以上系统性治疗后成人患者的复发或难治性大 B 细胞淋巴瘤	靶向 CD19 的自体 CAR-T 细胞	静脉注射	药明巨诺	中国（2021 年）	
Delytact	恶性胶质瘤	溶瘤病毒	瘤内注射	第一三共株式会社	日本（2021 年）	
Carvykti	治疗复发或难治性多发性骨髓瘤	利用慢病毒载体构建的 CAR-T 细胞	静脉注射	传奇生物	美国（2022 年）	
Upstaza	芳香族 L-氨基酸脱羧酶（AADC）缺乏症	腺相关病毒	大脑注射	PTC Therapeutics	欧盟（2022 年）	
Roctavian	无凝血因子Ⅷ抑制史且 AAV5 抗体阴性的严重血友病 A	腺相关病毒	静脉注射	BioMarin Pharmaceutical	欧盟（2022 年）	
Amvuttra（vutrisiran）	成人遗传性转甲状腺素蛋白淀粉样变性伴多发性神经病（hATTR-PN）	siRNA	皮下注射	Alnylam 制药	美国（2022 年）	

思 考 题

1. 试述几种常用于基因与细胞治疗的基因导入方法，并阐述各有什么优缺点。

2. 基因治疗的机制有哪几种？基因治疗产品按照技术方式可以分为哪几类？

3. 血液性疾病基因治疗规模化开展的瓶颈有哪些？多能干细胞自诞生以来到现在并未能实现应用于临床血液性疾病的治疗，需要克服的挑战有哪些？

4. 为何血友病和 β 地中海贫血等遗传性血液病属于基因治疗进展最快的疾病种类？请从致病机制、基因修正和靶细胞等方面进行分析。

5. 为什么间充质干细胞是最快上市的细胞治疗产品之一？

（曾凡一）

第十三章　医学遗传学研究常用实验方法

医学遗传学是研究遗传病和个体遗传变异与健康之间关系的学科。在医学遗传学的研究中，有几种常用的技术被广泛应用，为医学遗传学的研究提供了更多的工具和可能性。其中，染色体分析技术用于检测染色体异常，如染色体缺失、重复、易位等；PCR 技术用于扩增特定 DNA 序列，常用于检测基因突变、基因拷贝数变异和基因重排等；核酸杂交技术用于检测目标 DNA 或 RNA 序列的存在和定位，常见的核酸杂交技术包括 DNA 印迹法（Southern blotting）、RNA 印迹法（Northern blotting）和原位（in situ）杂交等，可以检测基因突变、基因表达水平和基因组结构等信息。核酸测序技术则用于确定 DNA 或 RNA 的碱基序列，是确定核苷酸碱基序列的重要分子生物学技术。这些技术使研究人员能够准确地确定基因组中的遗传信息和突变，并深入了解遗传病的致病机制。

第一节　DNA 测序

DNA 测序技术一直以来都是分子生物学相关研究中最常用的技术手段之一，DNA 测序技术的进步对传统生物学、医学研究等领域都起到了至关重要的作用。从 1977 年的第一代测序技术——Sanger 测序发展至今，已经超过 40 年时间。第一代测序技术虽然成本高、速度慢、测序准确度不高，但是对于少量的序列来说，仍是最好的选择。而 21 世纪以来，第二代测序技术取得了快速发展及广泛的应用，它采用了高通量测序技术，在提高了测序速度的同时，还极大地降低了测序成本，并且保持了高准确性。而第三代测序技术以单分子测序为主要特点，测序时不需要进行 PCR 扩增，具有通量更高、准确性更高、运行更快等优点，但目前还处于初步发展阶段。

目前，常用的高通量 DNA 测序方法包括：①全基因组测序（WGS），它涵盖了一个个体的整个基因组。WGS 可以提供关于遗传变异和突变的全面信息，不仅包括编码区域，还包括非编码区域和基因组结构等。②全外显子组测序（WES），它主要关注编码蛋白质的外显子区域。通过对外显子的选择性测序，可以高效地鉴定和分析与遗传病相关的基因突变。相对于全基因组测序，WES 更经济、高效，并且在研究单基因病方面具有广泛应用。③全基因组重测序（whole genome re-sequencing，WGRS），它是对已有参考基因组和注释的物种进行不同个体间的全基因组测序，并在此基础上对个体或群体进行差异性分析，鉴定出与某类表型相关的 SNP。④全基因组关联分析（genome-wide association study，GWAS），它是一种用于研究与复杂疾病相关的遗传变异的方法。通过比较大规模人群的基因组序列和表型数据，来发现与疾病相关的遗传变异。⑤单细胞测序（single cell sequencing）技术，它是在单细胞水平对全基因组进行扩增与测序的一项新技术，弥补了传统高通量测序的局限性，可揭示细胞群体差异和细胞进化关系。

这些测序技术的广泛应用推动了医学遗传学的发展，它们为疾病的诊断、预防和治疗提供了更深层次的依据，并为个性化医学的实现奠定了基础。鉴于 WES、WGS 等在第二章都有所介绍，且不同于这些传统的通过多个细胞的 DNA 获取信息的高通量测序方法，单细胞测序能够揭示单个细胞的细胞特性和基因表达状态，筛选出不同细胞之间的异质性信息，因此，本节主要介绍单细胞测序。

单细胞基因组测序是指对分离出的单个细胞的基因组进行快速测序，从而获得特定环境中单细胞的基因组序列的方法。测序技术的不断发展以及在单细胞研究领域的应用，使单细胞测序技术得到了快速发展。通过单细胞测序来揭示单个细胞的全部基因组或转录组信息，逐步成为基础生物研究以及临床医学研究领域的重要技术手段。

单细胞测序技术的产生是解决生命科学问题的需要。生物有机体由不同类型的细胞和组织构成，对机体调控规律的研究需要取得各个组织或者细胞群的信息进行综合分析。另外，由于细胞的遗传异质性，尤其是肿瘤组织，若是想得到更为准确的信息，在单细胞层面进行研究显然更为有效。

通过对单细胞转录组的测序，可以揭示基因表达的异质性、基因调控网络的关联，以及肿瘤细胞的分型。在胚胎干细胞的相关研究中，细胞的转录信息与其分化发展息息相关，单细胞转录组测序能对这方面信息进行更进一步的阐释。另外，单细胞转录组测序在病原体标志物以及药物治疗靶点等方面也体现了研究优势。虽然单细胞测序实验操作复杂，对遗传异质性相关理论知识和靶点细胞的代表性有很高的要求，最终获得实验结果的可重复性较困难，但在生物信息学等学科的帮助下，该技术正在广泛应用中。

一、单细胞基因组测序

单细胞基因组测序技术主要包括两个部分，即单细胞分选和全基因组测序。

（一）单细胞分选

目前分离单细胞的主流方法有 3 种包括显微操作分离法、流式细胞仪分离法和微流控芯片分离法。

1. 显微操作分离法　该方法是指在显微镜下，通过人工对单个细胞进行微米级的精细操作。

2. 流式细胞仪分离法　事先将单细胞悬浮于特定缓冲液中，随后通过流式细胞仪对悬浮液进行检测。在单细胞测序方面，流式细胞仪分离法已经在不可培养微生物的代谢研究等方面得到了广泛的应用。若是在流式细胞仪的基础上结合荧光染色，就可以将带有特定荧光染色的细胞分离，这种方法可以用于分离有不同基因型的细胞。但是，荧光染色需要用多聚甲醛对细胞进行固定，这个过程可能会导致 DNA 与蛋白质交联，影响后续基因扩增，从而对单细胞测序造成不利影响。

由于分选速度快，流式细胞仪在短时间内对大量样本进行分选有很大的优势，但缺陷仍然不可避免。一方面，样品必须是单细胞悬液，但是部分不可纯培养微生物是以生物膜的形式存在，这种微生物无法运用流式细胞仪进行分析。另一方面，流式细胞仪在参数设定上缺乏标准化规范。因为不同细胞间的理化参数可能有很大差别，所以单个细胞的理化参数并不明确，这会对分选方法的选择造成很大的困难。并且大量的细胞特征参数是高特异性与高精确度细胞分选的前提，这对细胞仪检测器的数目提出了更高的要求，但同时运作的检测器一般小于 20 个，所以分选精度存在上限。

3. 微流控芯片分离法　微流控芯片主要通过微滤器和流体动力学机制对单细胞进行分选，涉及流场分离、流体力学过滤，以及惯性微流等理论（图 13-1）。虽然该技术目前主要用于血细胞研究，但其在单细胞测序方面的潜质已经逐渐得到认可。与流式细胞仪类似，微流控芯片也是通过细胞间不同的理化性质对细胞进行分离，因此，需要针对不同的细胞设计与制作不同的微流控芯片，这无疑增加了实验操作的难度，这也是这项技术尚未得到普及的重要原因。

（二）全基因组测序

对基因组的测序要求 DNA 质量至少要达到微克（μg）级别，但是单细胞 DNA 质量通常只有皮克（pg）级别，因此，对单细胞 DNA 进行扩增是必要的操作。

1. 多重置换扩增（MDA）　是一个恒温的过程，具有扩增产量大、错误较少的优势。这两项优势都迎合了单细胞测序的要求。

多重置换扩增一般包括两个步骤，即随机引物与 DNA 模板退火，随后 Φ29DNA 聚合酶在30℃恒定条件下对 DNA 进行快速扩增。这种在噬菌体 Φ29 中发现的 DNA 聚合酶可以采用链置换机制合成 DNA，同时在 DNA 上的多个位点形成复制叉，且每一个复制叉上都同时进行指数级的链置换扩增反应，使 Φ29DNA 聚合酶可以在短时间内对少量 DNA 进行大量扩增。在效率高的同时，扩增出来的片段长度很长，通常为 20kb 至 0.5Mb，且错配率较低。

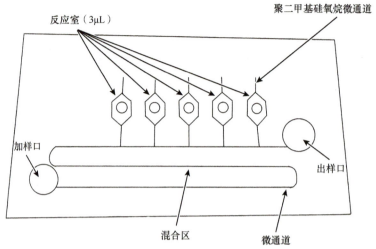

图 13-1　微流控芯片示意图

虽然效率高，但 MDA 出现的偏向性扩增（amplification bias）仍然没办法解决。这是一种在扩增过程中发生的对部分序列进行大量扩增，但部分序列被逐渐遗弃的现象。而引物间的相互作用则可能导致 MDA 在无模板的情况下扩增出产物，这会影响到阴性对照的结果，同时可能会对 DNA 造成污染，影响测序的精确性。

2. 多重退火环状循环扩增（MALBAC）　该方法相较于传统 PCR 多了拟线性化预扩增的步骤。相较于 MDA，这种扩增能显著降低偏向性扩增现象的发生频率。在预扩增阶段，DNA 在解螺旋后，与 MALBAC 的特殊引物退火产生半扩增子，最后产生大量的自身环化扩增产物。这种扩增产物的自身环化可以有效避免这些产物再次作为模板进行扩增，从而减少偏向性扩增的发生。预扩增之后，以产物为模板进行 PCR，这样足以生成微克级质量的 DNA，可以用于后续的测序。

MALBAC 相较于 MDA 有着覆盖率大、假阳性与假阴性发生率低的优势，但在 MALBAC 过程中 PCR 步骤所使用的 DNA 聚合酶保真度较为有限，扩增过程中容易发生错误。

（三）单细胞基因组测序的应用

单细胞基因组测序对不可纯培养微生物的研究做出了重要贡献。由于绝大多数微生物不可纯培养，科学家对它们的代谢能力与生理特征认知极为有限。单细胞基因组测序为研究这些微生物提供了更佳的途径，使得揭示这些微生物的群落组成与多样性成为可能。

近年来，通过单细胞测序明确了一大批不可纯培养微生物的基因组。例如，Rinke 等对201 种古细菌和细菌的基因组进行了分析，发现二者间存在不少未曾被认识到的代谢功能与特征的互通，从而引导了对古细菌与细菌划分标准的重新制定。Lloyd 等对沉积物中的古细菌群进行了单细胞基因组测序，结果表明这些微生物可能参与了蛋白质的厌氧降解。同时，一些种类繁多但单个种类生物量较低的微生物也逐渐通过单细胞基因组测序得到解析。Kashtan 等发现了蓝细菌原绿球藻群落中存在多达数百种共生微生物；Mclean 等在污水管生物膜中分离出了少量致病菌并对其进行了单细胞基因组测序，这将为少量致病菌向宿主转移的方式提供理论基础。

二、单细胞转录组测序

每个单细胞都有自己独有的特征，而这些特征由自身的基因组以及转录组决定，会随着外界信号的变化而改变。在单细胞层面对这些特征信息进行获取与分析，将有助于理解细胞的发育成熟过程以及病变细胞的行为。但由于技术所限，之前对于转录组的研究与理解都只局限于细胞群和组织水平，少量与群体特征极为不同的细胞子集被大多数其他细胞所掩盖。同时，单个细胞对诱导信号的反应是全或无的形式，但反映到细胞群上则会显现出数量级的变化，与单个细胞差别很大。为解决这些问题，建立单细胞转录组动态分析是一种可行的方法。然而，单个细胞并不能代表整个组织或细胞群，但对多个单细胞进行分析并进行整合，就可以还原系统的整体信息，这也是系统生物学的主要目标。

在神经科学、免疫学、肿瘤病理学，以及多功能干细胞等研究中，细胞往往存在高度的异质性，单细胞测序技术正得到广泛的应用。而在样本量稀少、珍贵且难以培养的情况下（如临床前基因诊断等方面），单细胞转录组测序极大地提高了可行性。

虽然单细胞转录组测序技术的前景非常广阔，近年来也获得了长足的进展，但相关技术仍有不成熟之处。从单细胞分离到转录组或基因组扩增，最后再用生物信息学对数据进行分析阐释，整个实验流程的每一步都有技术改进与革新的空间。同时，即使二代测序成本大幅下降，性价比仍然是需要考虑的问题。单细胞测序存在着难度大、成本高和分析困难等缺陷，强行使用会得不偿失。只有在对如神经系统、血液系统、免疫系统，以及肿瘤等复杂系统做研究时，单细胞测序才能发挥出应有的优势。

与单细胞基因组测序类似，单细胞转录组测序同样需要单细胞分选这一步骤，且 3 种分选方法都可以使用。成功分离单细胞后，对分离出的细胞进行 RNA 测序并构建文库。初始利用反转录酶将 RNA 转化为一条互补 DNA 链（cDNA），以获得原初的 RNA 分子，从而保证扩增过程的均衡与稳定。扩增同样是测序的重要步骤，在初始阶段中产生的误差会在扩增过程中被不断放大，从而加大结果中的信号噪声。RNA 测序大致可分为 4 个步骤，包括多腺苷酸 [poly（A）] 与 RNA 分离、片段化与大小筛选、反转录，以及最后的扩增。

（一）poly（A）与 RNA 分离

这一步骤是为了从结果中剔除核糖体 RNA 与 tRNA 等结构 RNA。这些结构 RNA 占细胞中 RNA 的大多数，会消耗大量的读段，降低了有效的信息量。mRNA 与结构 RNA 的不同之处在于，大多数 mRNA 刚转录完成时是带有 poly（A）尾巴的，但是结构 RNA 通常没有 poly（A）。因此，通过 poly（A）对 mRNA 进行富集，可将 mRNA 成功筛选出来。首先对细胞内的 RNA 进行变性，暴露出 poly（A）结构；与 poly（A）结合的 RNA 再与寡脱氧胸腺苷酸 [oligo（dT）] 结合，后者通常共价固定于底物之上；最后进行洗脱，与 poly（A）结合的 RNA 留下提取再进行后续操作。但是，结构 RNA 上仍然有其他信息，这种方法无法对这部分的信息进行分析。随着技术的发展，poly（A）聚集的步骤或许会被取代。

（二）片段化与大小筛选

由于测序仪对片段长度有要求，大多数都只能对短片段进行测序，因此需要用原初转录产物生产短 DNA 与 RNA 片段，以符合测序仪的要求。在此步骤中加入若干优化措施的话，则可以提高测量表达量的精确度，同时减少代表片段在转录副本上的位置偏好。目前，片段化主要有机械法、化学法和酶催化法 3 种方法。

（三）反转录

通过 RNA 反转录制备 cDNA 模板，这是在无法明确 RNA 聚合酶是否对 RNA 扩增有作用的情况下所做的替代选择。反转录酶可从 RNA 的内部或末端开始聚合，具体位置取决于所用引物的类型。在反转录过程中，位置与序列特异性都有可能导致偏倚，同时这些偏倚会受到酶持续合成能力的影响。酶解离降低时，随机引物带来的偏倚会增加，而解离升高时，固定引物会带来更多的偏倚。而对酶和反应体系进行优化则可以有效减少偏倚的发生率。

（四）扩增

测序对 RNA 的量有较高的要求，但是单细胞内的含量明显不能满足，所以扩增是必要的步骤。目前针对扩增有聚合酶链反应（PCR）和体外转录（IVT）两种方法。PCR 技术已经相对成熟，也在单细胞测序中用于构建文库。但是，PCR 过程中会对偏倚进行指数级放大的缺陷也较为严重。虽然有部分学者认为减少并限制 PCR 循环数可以减少偏倚，但是偏倚受酶偏好性、序列特异性，以及基因表达量影响较大，无法准确估计偏倚的严重程度。

IVT 则是将 cDNA 转录为 RNA 再扩增，因为体外扩增不会增加模板数，所以线性扩增存在理论上的可能性。但这项技术仍然存在缺陷，数据显示扩增效率有着序列特异性，在扩增过程中存在丢失序列的可能，且相对 PCR，IVT 扩增出的序列通常更短。

（五）测序

目前，主流的测序有 SMART 测序法、STRT 测序法、CEL 测序法、Quartz 测序法和 UMI 测序法。

在扩增与测序完成后，最后运用生物信息学工具对结果进行整合分析。

第二节　基因的表达与沉默技术

一、基因工程

所谓基因工程（genetic engineering）又称基因拼接技术和 DNA 重组技术，是在分子水平上对基因进行操作的复杂技术，它将外源基因通过体外重组后导入受体细胞内，使该基因在受体细胞内复制、转录及翻译表达。它是用人为的方法将所需要的某一供体生物的遗传物质——DNA 大分子提取出来，在离体条件下用适当的工具酶进行切割后，把它与作为载体的 DNA 分子连接起来，然后与载体一起导入某一更易生长、繁殖的受体细胞中，以让外源物质在其中"安家落户"，进行正常的复制和表达，从而获得新物种的一种崭新技术。它克服了远缘杂交的不亲和障碍。

基因工程大体上分为四个步骤：基因克隆载体的构建、目的基因的分离与修饰、重组基因导入受体细胞和外源基因的表达与调控。本章重点介绍前面两个步骤的内容。

（一）基因克隆载体的构建

克隆载体能携带外源 DNA 进入受体细胞，且能在受体细胞中保持稳定复制并表达，在基因工程中有着重要的地位。克隆载体通常是由质粒、噬菌体或动植物 DNA 分子改造后的产物，有自我复制能力；同时，有明显的筛选标记，能做到将阳性受体细胞与其他细胞区分开。其上也有着限制性核酸内切酶位点，可以将外源基因从此处插入。

构建载体时，首先应针对其用途进行基础的设计，随后按照设计对其进行切割、修饰和连接重组。所以，设计的正确性会直接影响到最后载体构建的成败。构建载体的一般原则有以下 4 点。

1. 选用合适的起始质粒　起始质粒也叫亲本质粒，应有载体所必需的元件，如复制起始位点、选择标记基因、多克隆位点、启动子和终止子等。可以从不同的载体上获得元件，再将其组合起来。起始质粒可以是天然的质粒，也可以是之前已经构建好的质粒。

2. 正确获得构建质粒载体的元件　选好起始质粒之后，运用限制性核酸内切酶对质粒 DNA 进行切割，获得目的 DNA 片段。一般用两种不同的限制性核酸内切酶切割，得到的 DNA 两侧末端不同，外来片段可以与载体进行定向连接，准确性更高。在选取切割酶时，应保证其他元件完整无缺，又尽可能不含无关的序列，这可以使最后构建的载体体积更小。若是元件数量太少，还可利用 PCR 对其进行扩增。不过为了使扩增的产物能与载体连接，设计引物时应注意在两端加上限制性核酸内切酶切割位点序列。

3. 组装合适的选择标记基因　标记基因的选择由受体细胞决定，如构建转化大肠埃希菌用的载体就可在其上组装蓝/白颜色选择的 *lacZ* 基因。

4. 选用合适的启动子　无论是在原核生物中表达真核基因还是在真核细胞中表达原核基因，都常选用原核生物或病毒的启动子。同时，为了控制目的基因在受体细胞中的表达，最好选用诱导型启动子。最后，为了达到调控目的基因表达的目的，应在特定的培养条件下进行培养。

（二）目的基因的分离与修饰

目的基因的常见分离方法有基因文库分离法、PCR 扩增法、差示分析法、DNA 插入诱变法、基因定位克隆、标签测序法和化学合成法等。

基因文库法常见、成熟，其通过构建生物材料的基因文库，使用不同的方法将克隆子筛选出来，最后对目的基因进行分离。

PCR 扩增法快速、迅捷，但一般要求已知目的基因的序列或至少知道目的基因的两端序列。同时，PCR 对 DNA 序列的长度有要求，一般不能超过 1kb，否则会极大地影响扩增效果。

差示分析法则是建立在 PCR 扩增技术的基础上，包括 mRNA 差别显示技术、代表性差示分析和抑制性减法杂交等方法。

DNA 插入诱变法也被称为 DNA 标签法，其利用诱导基因发生突变并形成突变体的一段特定 DNA 序列作为 DNA 分子探针，再从野生型基因组 DNA 文库中克隆出目的基因。主要包括两种类型，即转座子标签法和 T-DNA 标签法。

基因定位克隆主要利用目的基因在基因组上的位置特性而非编码产物来对目的基因进行分离，在人类基因克隆以及植物抗病基因克隆中更为常用。

标签测序法利用测序和生物信息学对目的基因进行分离，包括表达序列标签法和基因表达分析法。

化学合成法适用于分子更小以及其他方法难以分离的基因，前提是知晓该基因的全序列或者表达产物的氨基酸序列。

二、基因沉默

基因沉默是真核生物细胞基因表达调节的一种重要手段，是指真核生物中由双链 RNA 诱导识别和清除细胞中非正常 RNA 的一种机制，具有高特异性和选择性的特征，也被称作 RNA 干扰（RNA interference，RNAi）。RNAi 的方法包括小干扰 RNA（small interfering RNA，siRNA）和短发夹 RNA（short hairpin RNA，shRNA）。siRNA 具有制造简单与效应短暂的特性，在部分特殊疾病中有良好的效果。相较于 siRNA，shRNA 可以利用细胞内源性机制进行加工从而优化结构，使其可以用更少的拷贝数达到更高的效力与更长的持续时间。若是在 shRNA 中嵌入 miRNA 支架，shRNA 的优势会更加明显。RNAi 在癌症治疗方面有很大的潜力。靶向特异性 RNAi 药物具有选择性敲除异常过表达或调控表达的关键分子靶点的功能，这些蛋白分子在调控肿瘤细胞活性中至关重要，可称为特异性肿瘤治疗靶点。从理论上讲，靶向特异性 RNAi 药物也可以与免疫调节剂或小分子药物联合应用，提高癌症治疗的疗效。然而与其他新的治疗范式一样，RNAi 技术从实验室到临床、从理论到实践的过程中，还有许多问题需要解决。这些问题包括比较每种 RNAi 技术在给药的有效性、可能的脱靶效应，以及药代动力学和药效学方面的作用。

尽管 siRNA 和 shRNA 都有着 RNA 干扰的能力，但 siRNA 和 shRNA 本质上是不同的分子。因此，作用的分子机制、RNA 干扰途径、靶外效应和应用也有所不同。

（一）siRNA

RNAi 现象发现以后，其机制在很长一段时间内都未能得到明确解释。在有关线虫的遗传学研究中，发现 RNAi 至少发生在两步主要途径中。在第一步中可能有序列特异性沉默因子产生并参与，而这种沉默因子被认为最有可能是一种特殊的小 RNA 分子。在 1999 年，这种 RNA 最先由 Hamilton 和 Baulcombe 所描述。他们发现在拟南芥转录后沉默的过程中有着能与沉默链互补的长度为 21～25bp 的小 RNA 分子参与。在此之后，多位研究人员相继在线虫和果蝇内发现这种小 RNA 分子。经过测序后发现这种小 RNA 分子是 3′ 端有两个核苷酸突出的长度为 21～23bp 的双链 RNA 分子（dsRNA），后来命名为 siRNA。

使用荧光标记对 siRNA 进行追踪是一种常用的研究方法。siRNA 在细胞核中的聚集类似于反义寡核苷酸。反义寡核苷酸（AON）能通过序列特异地与靶基因 DNA 或 mRNA 结合从而抑制该基因表达，是一种在基因水平进行调控的分子药物。反义寡核苷酸进入细胞核的过程与 ATP 浓度和温度都无关，因此其机制可能与核孔的主动运输系统无关。Berezhna 等观察到针对 snRNA 的 siRNA 定位在细胞核中，而针对病毒 mRNA 的 siRNA 的定位在细胞质中。这表明 siRNA 会基于其预期靶点的不同出现选择性定位和区域化。细胞核中 siRNA 的分布主要位于核仁区。而细胞质中 siRNA 的分布位于核周区域，在细胞核周围形成环状图案。

Argonaute（AGO）是一类庞大的蛋白质家族，是组成 RNA 诱导沉默复合物（RNA-induced silencing complex，RISC）的主要成员。有研究发现，在细胞质和细胞核中均含有与 AGO1 和 AGO2 有关的 RISC。而且，siRNA 水平及其与 AGO2 蛋白的相互作用可以证明 RISC 能够在细胞核和细胞质之间移动穿梭。有学者认为 siRNA 在细胞中的位置及其所发挥的作用可能是由细胞核所决定的。

Dicer 酶是一种核糖核酸内切酶，属于 RNA 酶Ⅲ家族中特异性识别双链 RNA 的成员。Dicer 是 RNAi 途径的一个组成部分。Dicer 分别将前体 miRNA 和 dsRNA 加工成成熟的 miRNA 和 siRNA，并将加工后的产物转移到 RISC。Dicer 首先以 ATP 依赖的方式将外源双链 RNA 降解为 dsRNA，其 3′ 端有 2 个碱基突出。随后 Dicer 优先结合 3′ 有两个碱基突出部分的 5′ 磷酸，并将 dsRNA 切割成长度 21～22bp 的 siRNA。Dicer 与双链 Tat–RNA 结合蛋白（TRBP）或 PACT（PKR 激活蛋白）相互作用，介导 RNAi 和 miRNA 的产生过程。TRBP 和 PACT 直接相互作用，并与 Dicer 结合，刺激 dsRNA 或 shRNA 切割为 siRNA。有研究表明，无须 TRBP/PACT/Dicer 复合物的帮助，人工合成的 siRNA 可以有效地装载到 RISC 上并进行 RNAi。

双链 siRNA 不能直接装载于 RISC 上，但单链 siRNA（含 5′-磷酸盐）和前 miRNA 可以。双链 siRNA 与 holo-RISC（在果蝇中发现的有着 RISC 活性的最大的 RNA-蛋白质复合物）结合为 RISC 负载复合物（RISC loading complex，RLC）。双链 siRNA 的两条链中，与 RISC 结合后再与 mRNA 结合从而诱导 RNAi 沉默的链被称为引导链，相应的互补链被称为随从链。在 RLC 中，siRNA 的双链被分离，随从链离开，随后被 AGO2 的 RNA 酶 -H 样活性中心切割，这被称为分裂依赖性途径（图 13-2）。还有一种与切割无关的旁路途径，在该途径中，不匹配的随从链被 ATP 依赖的螺旋酶诱导解离。随后 siRNA 的引导链单独与 RISC 结合，执行多轮 RNAi。

（二）shRNA

2001 年，Billy 等已经成功在小鼠胚胎干细胞中使用长 dsRNA 沉默基因。但是在分化后的哺乳动物体细胞中尝试建立相同的沉默体系时却失败了，因为长 dsRNA 在细胞中的表达引起了非特异性干扰素反应。想要避开非特异性干扰素反应同时达到基因沉默的目的，必须将长 dsRNA 缩短，构建新的 RNA 分子。2002 年，多个实验小组几乎同时完成了构建，新的 RNA 分子长度小于 30bp，称为短发夹 RNA（shRNA）。

与 siRNA 相反，shRNA 在细胞核中合成，进一步加工并运输到细胞质，然后结合 RISC 发挥作用。为了提高有效性，shRNA 在设计时就需要遵循细胞机制的特殊性，并且其处理方式可能与 miRNA 成熟途径类似。因此，对 miRNA 合成和成熟的研究为 shRNA 的合成提供了基础。

shRNA 可以由 RNA 聚合酶Ⅱ或Ⅲ转录。RNA 聚合酶Ⅱ启动子产生的初级转录物包含发夹状茎环结构，该结构在细胞核中与 RNA 酶Ⅲ（RNase Ⅲ）Drosha 和含双链 RNA 结合域的 DGCR8 蛋白组成的复合物结合。该复合物可以测量发夹，并将长的初级转录物精确处理为 3′ 端具有 2 个

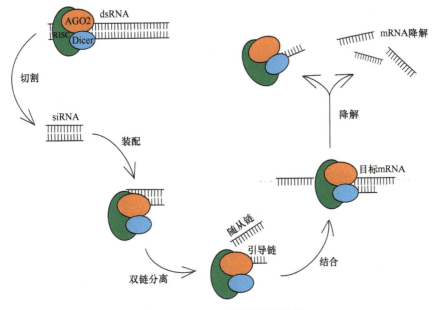

图 13-2　siRNA 分裂依赖性途径

碱基黏性末端的 shRNA，产生前 shRNA 分子。后者通过 Ran-GTP 依赖的输出蛋白 5 运输到细胞质。在细胞质中，前 shRNA 被加载到另一个含有 RNase Ⅲ Dicer 和 TRBP/PACT 的 RNase Ⅲ 复合物上，其中发夹环被加工成一个 3′ 端具有 2 个碱基黏性末端的双链 siRNA。然后，含有 Dicer 的复合物协调加载到含有 RISC 的 AGO2 蛋白上，与 siRNA 一致。目前已发现前 shRNA 是 RLC 的一部分，因此，前 shRNA 可能直接与 RLC 相关。

在装载到 RLC 上且随从链离开后，原则上，RISC 中的 siRNA 和 shRNA 的行为应该相同。在 AGO 蛋白质家族中，只有 AGO2 含有切割和释放随从链所需的内切酶活性。AGO 家族的其余 3 个成员 AGO1、AGO3 和 AGO4 没有可识别的核酸内切酶活性，它们也被组装到 RISC 中，并可能通过非切割方式发挥作用。

RISC 中的 AGO 蛋白家族不仅参与 siRNA 或 miRNA 的装载，还参与转录（靶向异染色质）和转录后基因沉默。AGO 蛋白复合物与引导链 siRNA 或 miRNA 一起寻找 mRNA 中的互补靶点，其中具有核酸内切酶活性的 AGO2 能切割 mRNA 从而启动 mRNA 降解。其他含有 AGO 蛋白的复合物不具有核酸内切酶活性，主要与位于 3′-UTR 的部分互补靶位点结合，通过 p 小体隔离 mRNA 来抑制翻译。免疫共沉淀实验确定 RISC 与多核糖体或小亚单位核糖体和 AGO2（实际识别为 elF2c2）密切相关，表明 RISC 监测与细胞的翻译机制相区分。涉及 mRNA 扫描和靶 mRNA 识别的机制细节仍基本未知。无论扫描或监控机制是什么，一旦确定了靶 mRNA，靶 mRNA 要么被切割，要么发生构象变化，随后这两种类型的结构都被运送到 p 小体进行隔离或降解，然后释放活性 siRNA 或 miRNA 复合物，进行额外的基因沉默活动。

三、基因编辑

从广义上说，对细胞内源性表达的基因所做的任何修改，包括插入、敲除、替换等，都可以称为基因编辑。20 世纪 50 年代，DNA 双螺旋结构被发现，开启了人类对基因探索的新纪元。到 20 世纪 70 年代，基因工程这一生物技术迅速兴起，基因编辑技术也开始了不断的发展。最早的质粒与转基因技术，逐步发展到同源重组、巨型核酸酶技术、锌指核酸酶技术、类转录激活因子样效应物核酸酶技术，以及最近兴起且迅速占领主流的成簇规律间隔短回文重复（clustered regularly interspaced short palindromic repeat，CRISPR）技术。由于基因编辑对于定点核酸编辑的高效率，这项技术在基因研究与基因治疗方面展现出了巨大的潜力。

（一）基因打靶和同源重组技术

20 世纪 70 年代，随着基因工程相关技术的研发与普及，对小鼠实行特定基因敲除的基因打靶技术其实已经出现，并且在 20 世纪 80 年代发展起来。

基因打靶大致上分为两步进行。首先是对小鼠胚胎干细胞进行基因编辑，构建好打靶载体基因后利用电击穿孔法注入细胞中，携带目的基因的载体与胚胎干细胞基因发生同源重组后，目的基因镶嵌进胚胎干细胞的基因组，从而完成胚胎干细胞转染。随后运用显微注射，将转染完成的胚胎干细胞注入小鼠的胚泡中，形成嵌合体。嵌合体小鼠诞生后，运用回交验证胚胎干细胞是否分化进入生殖腺，验证成功则基因编辑完成。

作为基因编辑技术的开创技术，基因打靶存在不少的缺点。整个实验流程过程漫长，技术要求高，同源重组效率低下，使得整个技术费时费力，效率低。但不可否认的是，这项技术为后续诸多基因编辑技术打下了理论与技术基础，其衍生技术如干细胞分离、电击穿孔转染，以及显微注射等技术，直到现在仍应用在诸多场合。

（二）巨型核酸酶、锌指核酸酶及转录激活因子样效应物核酸酶技术

虽然基因打靶技术证实了基因编辑的可行性，但由于外源基因与 DNA 自发发生同源重组的概率或许仅有几百万分之一，此技术效率极为低下，需要大量的样本并经过数层的筛选方可得到携带目的基因的胚胎干细胞。若是 DNA 因为某种原因发生断裂，在有携带同源序列的外源基因存在并进行修复时，同源重组的发生概率会得到极大的提升，甚至能达到 1/10。若是能找到一种工具在 DNA 的特定位置对其进行剪辑，触发细胞的 DNA 修复机制，从而将外源 DNA 插入此片段，这样基因编辑的易操作性与效率都会得到极大的提升。而寻找一种能精确定位到指定基因片段并对其进行精确切割的工具，就成为了之后基因编辑技术发展的主要方向。

由于 TALEN 在识别单个碱基方面的优越性，基因编辑的初始设计工作得到了极大的简化，在此之后 TALEN 基本取代了 ZFN，成为基因编辑技术的主流（图 13-3）。

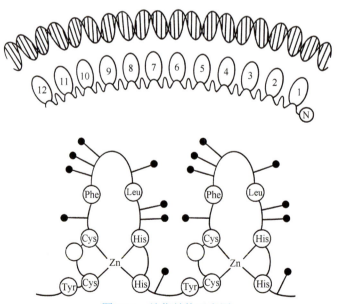

图 13-3　锌指结构示意图

即使 ZFN 与 TALEN 对基因编辑技术的发展有着不可磨灭的贡献，这两项技术的实际应用仍然受到了很大的限制。首先是极其复杂的设计工作，严重限制了技术的广泛应用。同时由于两

种技术申请了相关专利，使用技术带来的专利费用也是一笔不小的支出。繁琐的设计过程以及高昂的实验预算使得大部分科研工作人员对相应技术的使用倾向性很低，未能大范围推广使用。且在 2012 年，也就是 TALEN 技术完善后仅 1 年的时间，具有革命意义的 CRISPR 技术横空出世。ZFN 技术与 TALEN 技术因此受到了冷落，没能得到进一步的完善。

（三）CRISPR 技术

1987 年，日本分子生物学家石野良纯在研究大肠埃希菌基因组中发现了部分重复序列。这种重复序列长约 29 个碱基，相互之间被长达 32 个碱基的杂乱序列分开，并且总共反复出现了 5 次。因为未能了解这种序列的机制与作用，这项发现在当时并未引起重视。1993 年，西班牙科学家 Francisco Mojica 使用生物信息学工具整理 DNA 数据库，最终发现这种重复序列在至少 20 种微生物中都存在。2001 年，Mojica 及其同事 Ruud Jansen 将这种重复序列命名为成簇规律间隔短回文重复。

名称已经被确定，但是 CRISPR 的相关机制与功能仍然笼罩在迷雾之中。2002 年，Ruud 团队发现有一系列同源基因总是伴随着 CRISPR 序列一起出现，并将其命名为 CRISPR-associated system（Cas）基因，最初被发现的 4 个 Cas 基因就被命名为 *Cas1~Cas4*，相应的蛋白就被称为 Cas 蛋白。自此之后，CRISPR 就与 Cas 建立了密不可分的联系。2005 年，陆续有 3 个研究团队发表文章并提出了一个大胆的猜想：夹在 CRISPR 序列之间的杂乱序列的源头可能是噬菌体 DNA。他们认为 CRISPR/Cas 或许是细菌抵御噬菌体入侵的一种防御手段。细菌在被噬菌体感染后，会将病毒的特征序列整理后放入自己的基因组中，从而在下次病毒入侵时能快速做出反应并防御。然而这种猜想当时并未得到进一步证实，因此未能引起大多数人的重视。2007 年，Danisco 食品配料公司的科学家证实了这个猜想。他们在嗜热链球菌中额外添加了一段 CRISPR 序列，结果发现这种链球菌获得了对应病毒的抗侵袭能力。他们也进一步证明了这套系统在细菌中会不断更新，每当细菌感染一种病毒，细菌就会重复一遍操作，从而不断扩充自己的基因组，以此获得对不同病毒的抵御能力。这项发现使人们对细菌的认识有了颠覆性的改变，人们第一次认识到细菌这种结构简单的生物也可以拥有独特的免疫系统。随后数年中，多个研究团队致力于解析 CRISPR 的机制与原理，但一直未取得重大突破。直到 2010 年，有研究发现 CRISPR 可以被转录为 RNA，而这种 RNA 与某些蛋白质配合，就可以形成 Cas 蛋白。若是 Cas 蛋白识别到某段 DNA 可以与自身的 RNA 完全匹配，那么 Cas 蛋白就可以对这段 DNA 进行切割剪辑。细菌通过这种方式，在病毒二次入侵时快速降解外来病毒 DNA，从而达到抵御病毒的目的。但是，若是想要将这种技术应用于基因编辑，仍有很多问题尚未解决。当时已经发现的 CRISPR 与 RNA 结合需要多种 Cas 蛋白协同作用，这种复杂的复合体毫无疑问会给这项技术的实际应用带来极大的困难。直到 2012 年，这个问题才得到解决，CRISPR 因此成为一种成熟的基因编辑工具。

瑞典于默奥大学的 Emmanuelle Charpentier 在化脓性链球菌中发现有一种 Cas 蛋白与两段 RNA 结合就可以实现对病毒的抵御。这种 Cas 蛋白当时被命名为 Csn1，后来更名为 Cas9，也是现在应用最广泛的 Cas 蛋白。2012 年，Charpentier 和结构生物学家 Jennifer Doudna 在《科学》杂志发文，首次提出了 CRISPR/Cas9 作为基因编辑工具的可行性。自 ZFN 与 TALEN 之后，能高效、简便、精确对基因实现定向编辑的工具终于出现，使研究基因编辑技术的科学家实现了夙愿。该文发表仅数月，多个实验室相继证明人为编辑的 CRISPR 序列同样拥有高效的基因编辑能力，且同样能在哺乳动物细胞中应用。之后，以 CRISPR 技术为基础的基因编辑小鼠也迅速产生。

毫无疑问，CRISPR 的出现是整个基因编辑技术的革命性突破。之后生物信息学的发展也从更多细菌中发现了不同的 CRISPR 系统。除了 Cas9 以外，也有数种 Cas 蛋白参与到基因编辑之中，进一步丰富了基因编辑的手段。虽然便捷的基因编辑技术可能会在伦理方面产生不少的争议，但随着科学的不断发展，这项技术迟早真正进入普通人的生活，为多数人的生活带来福祉。

为了方便区分，这些 CRISPR 被统一命名并分为两大类，分别命名为 Class1 和 Class2，每一大类下根据 Cas 蛋白的结构又分别有不同的亚型。其中Ⅰ、Ⅲ、Ⅳ型属于 Class1，Ⅱ、Ⅴ、Ⅵ型属于 Class2。而Ⅱ型就是 CRISPR/Cas9 的别称，它与 CRISPR/Cas12a（Cpf1）（Ⅴ型）目前被广泛应用于基因编辑之中。CRISPR/Cas9 相关基因包括反式激活 crRNA（trans-activating crRNA，tracrRNA）基因、CRISPR 序列基因、Cas 蛋白基因。CRISPR 重复序列首先转录为 pre-crRNA，在 tracrRNA 这种小非编码 RNA 的帮助下进一步成熟为 crRNA。成熟的 crRNA 就具备了对外源 DNA 序列特定片段的识别能力。tracrRNA 与 crRNA 互补配对形成双链 RNA 结构，并与 Cas 蛋白进一步结合。CRISPR 与 DNA 结合的前提是在目标位点单侧存在一个短的原间隔邻近基序（PAM）。当 Cas9 识别并与 PAM 结合后，目标 DNA 解螺旋，crRNA 与目标基因形成碱基互补配对形成 R 环，标志着 CRISPR 对目标基因的识别成功。CRISPR 构象变化，对 DNA 双链的指定位点进行切割。为了简化 CRISPR/Cas9 作为基因编辑工具的操作流程，科学家以天然的 tracrRNA-crRNA 双链 RNA 结构为模板，人工合成了单链向导 RNA（single guide RNA，sgRNA）与 Cas9 结合。天然的 tracrRNA-crRNA 与人工合成的 sgRNA 统称为向导 RNA（gRNA）。

Cas9 最初在化脓性链球菌中被发现，长度约 1368 个氨基酸，是一种复杂的大型 DNA 核酸内切酶。Cas 蛋白核心结构域有 2 个，即 HNH 活性中心与 RuvC 活性中心。有研究表明，若是对 HNH 或 RuvC 结构域进行突变，则 Cas9 酶只对 DNA 单链保留切割能力，成为切口酶。如果二者皆被突变，Cas9 在向导 RNA 的指引下仍然具备对特定 DNA 的结合能力，但核酸内切酶活性将会完全丧失。究其原因是 HNH 与 RuvC 分别负责切割不同的 DNA 链。将 Cas9 的 HNH 和 RuvC 核酸结构域与其他的 DNA 核酸酶结构域进行对比，会发现 HNH 具备与其他 HNH 结构域相同的 ββα-金属折叠结构。而 RuvC 则与反转录病毒整合酶超家族的 RNase H 折叠特征极为相似。这表明 HNH 采取单金属离子机制对 DNA 进行切割，而 RuvC 则采用双金属离子催化机制。因此，HNH 负责切割与 crRNA 互补配对的外源 DNA 链，而 RuvC 负责切割非互补链。

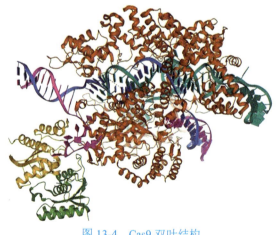

图 13-4　Cas9 双叶结构

Cas9 整体为双叶结构，分别为 REC 叶与 NUC 叶（图 13-4）。HNH 与 RuvC 结构域就位于 NUC 叶中。同时 NUC 叶还有一个 C 端结构域 CTD，识别 PAM 的作用位点就在其中。REC 叶包含 3 个 α-螺旋结构域，分别为 Hel-Ⅰ、Hel-Ⅱ和 Hel-Ⅲ。两叶之间存在两个连接段：一是由精氨酸组成的桥螺旋，二是无序的连接段。在无向导 RNA 结合的情况下，CTD 中的 PAM 作用位点处于无序状态，不具备对 DNA 的特异性结合能力。虽然有研究表明 Cas9 有非特异性结合 DNA 的情况，但在向导 RNA 的诱导下可以快速从非特异性结合的 DNA 上分离。在无向导 RNA 结合时，Cas9 也不具备对 DNA 的切割能力。

Cas9 与向导 RNA 结合后，即可形成具备核酸内切酶活性的 DNA 监测复合物。Cas9-gRNA 复合物的靶向特异性与两段序列有关：一种是 crRNA 上的 20nt 间隔区序列，另一种是种子区域序列。种子区域序列位于 crRNA 的 20nt 间隔区序列的 3′端、PAM 近端，长 10～12nt。有研究表明，种子区域错配会导致 Cas9-gRNA 复合物无法对靶 DNA 进行结合与切割，而种子区域若是有高度同源性，则可能会导致复合物出现脱靶结合。

PAM 具备区分内源性 DNA 与外源性 DNA 的重要作用。若是对外源性 DNA 中的 PAM 位点进行突变，则 Cas9 会丧失对这段 DNA 的切割活性。Cas9 识别过程中会优先识别目标 DNA 中是否有合适的 PAM 序列，确认之后再判断 PAM 附近是否存在能与 gRNA 发生互补的 DNA 片段。识别过程中，Cas9 会不断地尝试与 DNA 进行结合，并快速从不含 PAM 序列的 DNA 上解离。若是 Cas9 复合物找到了适当的 PAM 结合位点且附近的 DNA 链能与 gRNA 发生互补配对，则会将

PAM 附近成核位点处的局部 DNA 解螺旋；RNA 链进入，从近 PAM 端到远 PAM 端形成 gRNA-靶 DNA 杂合链，将非靶向 DNA 置换而出，构成 R 环结构。随后 HNH 与 RuvC 结构域对距离 PAM 3bp 的特定位点进行切割，最后留下 2 个同源的平末端。在基因编辑中，此时提前加入含有目的基因的 DNA 修复模板则可以通过 HDR 修复对这段 DNA 进行修复，从而达成将目的基因准确插入指定位点的目的（图 13-5）。

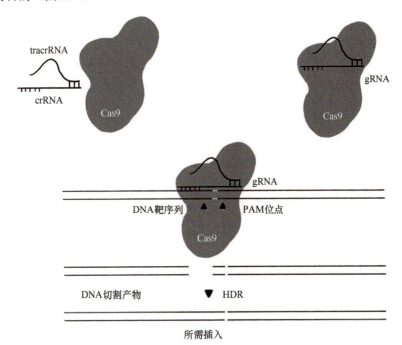

图 13-5　CRISPR/Cas 系统基因编辑过程

　　尽管 CRISPR/Cas9 有众多优点，但是脱靶效应一直未能得到很好的解决。当 Cas9 用于基因编辑时，有概率发生脱靶结合，随后在非对应靶点对 DNA 进行切割。虽然有部分 sgRNA 能对靶点 DNA 表现出更强的识别特异性，但是相关的机制并不是十分明确。有研究对 124 793 个 gRNA 识别 Cas9 对应靶基因的特异性进行研究，发现其中多达 98.4% 的 gRNA 拥有一个乃至多个非特异性结合位点，只有剩下的 1.6% 能完全匹配靶点，由此可见想要避免脱靶效应基本是不可能的。由于脱靶效应的不可控性，CRISPR/Cas9 在治疗中的实际应用受到了极大的限制。sgRNA 包含靠近 PAM 的种子区域序列以及远离 PAM 的非种子区域序列。种子区域对特异性靶向结合十分重要。同时，紧靠 PAM 上游的 5 个核苷酸会对 sgRNA 的热力学稳定性产生影响，因此有学者认为这部分也应该纳入种子区域之中。

　　一直以来，sgRNA 的前 20nt 与 PAM 下游序列的互补配对引导了 Cas9 对特定位点的识别与切割。然而远离 PAM，靠近 5′ 端的非种子区域被认为对错配的容忍度更大，因此这部分区域其实加大了脱靶效应发生的概率。对体外 Cas9 切割的研究表明，sgRNA 最多可允许 7 个碱基错配，而 Cas9 在 5 个碱基错配的情况下仍能对靶靶位点进行切割。然而最近的研究表明，即使达到 6 个错配，Cas9 仍有概率在体外切割脱靶位点。结合其他对 Cas9 错配敏感性的研究，一个位于 PAM 上游 4～7nt 的所谓"核心"区域被证实对错配极为敏感，从而可以消除 Cas9 对脱靶位点的切割。另外，部分具有额外碱基以及缺少碱基的脱靶位点，sgRNA 都可以通过形状变化对其进行结合。由于 RNA 分子灵活性很高，除非这种变形发生在 PAM 附近从而导致 Cas9 失活，否则仅仅单个碱基导致的 RNA 形变在整个互补配对中都有着良好的耐受性。目前，针对 Cas9 的脱靶效应，已经有大量的研究致力于解决这个问题。虽然仍未出现完美的解决方案，但已有数种方法能尽量减少脱靶效应并提高 Cas9 的结合特异性。例如，有研究表明 Cas9-sgRNA 复合物浓度相对目标 DNA 浓度更高时，发生错配的概率更大，那么适当降低 Cas9 以及 sgRNA 的浓度就是一种减少非特异性结合的方法。又或者因为 sgRNA 的序列对脱靶效应的巨大影响，那么根据结合位点对 sgRNA 进行更精细化的设计，同时运用计算机模拟结合过程，则可以尽可能地提高切割效率以及避免 DNA 或 RNA 因为错配而发生变形。无论如何，由于 CRISPR/Cas9 在已有的临床治疗应用中有着非常广阔的前景，彻底解决脱靶效应是迟早都要面对的重要问题。

第三节　动物模型在遗传病研究中的应用

动物模型研究是研究遗传病不可或缺的重要手段，对于研究遗传病的分子机制、病理状况，以及相应药物疗效等方面有重大意义。其主要作用在于：①虽然遗传病种类繁多，人群中的患者数目也并不少，但是对于某个特定遗传病而言，患者数量仍然是不够的，病例数少显然不利于大样本研究，动物模型可以很好地规避这一点；②遗传病往往受到遗传背景与外部环境等多方面的因素影响，同时又存在异质性的问题，由单个患者总结出的结论往往不具有普适性，动物模型可以通过控制变量与扩大样本来解决这个问题；③部分基因突变会直接影响胚胎，从而造成其发生病理改变，但现阶段无法对人类进行胚胎期的组织病理学研究，只能在动物模型中处理；④相关遗传病治疗方法的安全性、有效性的实验与改进也需先在动物模型中进行，才会转到临床阶段。由于转基因动物模型相较于野生的有着数量大、近似人类症状及容易保种等优势，广泛应用于疾病机制和治疗的研究。常见的转基因动物模型有 3 种，在遗传病研究中发挥不同的作用。

一、基因过表达的动物模型在遗传病研究中的应用

正常机体中基因表达往往受到严格的调控，有各种机制来确保在适当部位、适当时间产生适量的表达产物，这是维持机体正常生理功能的必需步骤。而部分遗传病中，部分基因的表达超出正常量而引起疾病，基因过表达的动物模型正是来模拟相应情景的。

（一）高表达外源基因

先天愚型（Downs 综合征、21-三体综合征）是一种染色体病，主要临床特征是智力发育不全、发育迟缓，其主要核型为 47，XX（XY），+21。而在分子水平上，21 号染色体上的 Cu/Zn 过氧化物酶基因拷贝数超出正常值是主要的致病原因。将正常的 Cu/Zn 过氧化物酶基因转入小鼠体内，并将其过量表达即可模拟 21-三体综合征致病机制，而相应的小鼠也确实表现出了类似的表型，可作为该疾病研究的动物模型。

成人多囊肾病（APKD）是一种多发的遗传病，发病率约为 1∶1000，Lowdon 等利用过表达转化生长因子-α（TGF-α）的转基因小鼠研究了相关的发病机制。

（二）基因重复

小鼠血管紧张素原（angiotensinogen，AGT）与血压调节有关。在基因组中，*AGT* 基因有两个拷贝。美国科学家根据 DNA 同源重组机制中的"缺口修复模型"（gap-repairing model），用置换型载体在两个正常 *AGT* 基因拷贝附近插入另一个 *AGT* 基因，得到了三拷贝的转基因小鼠，直接研究 *AGT* 基因拷贝数增加与血压升高的相关性。

此处，过表达外源基因的转基因小鼠也是研究基因的未知功能以及未知基因的有效手段，广泛应用于人类疾病发病机制研究、新药鉴定和筛选等领域。

二、基因缺陷的动物模型在遗传病研究中的应用

与过表达相反，有时基因突变会导致正常基因产物数量减少乃至消失，这也是遗传病中最为常见的情况，而制备相应的动物模型通常有两种方法。

（一）反义 RNA 技术

反义 RNA 能够抑制正常基因的表达，因此，通过能表达反义 RNA 的外源基因来制备转基因动物模型能模拟基因缺陷的病例情况。日本科学家在研究神经髓鞘碱性蛋白（MBP）时首次使用该方法。在 MBP 被抑制后，小鼠中枢神经系统髓鞘出现了形成障碍，与髓鞘发育不全的遗传病症状很相似。

（二）基因敲除

基因敲除是使动物体内的某种正常基因失活，从而观察该基因表达缺失影响表型的方法。最早在动物模型中被应用的技术就是基因打靶。

基因打靶技术是根据同源重组原理，将外源 DNA 导入细胞后与染色体上同源的序列发生重组，达到编辑基因组的目的。这项技术最开始在酵母中使用，随后应用于哺乳动物细胞。若是将胚胎干细胞作为编辑对象，就可产生基因工程动物模型（图 13-6）。胚胎干细胞来源于小鼠胚囊的内层细胞团，在体外增殖但不分化，维持在体内所有的多向分化潜能，被证实具有发育成胚系各种组织细胞的能力（详细的基因打靶流程见本章第二节）。打靶载体按照构建方法的不同分为 5 种类型。

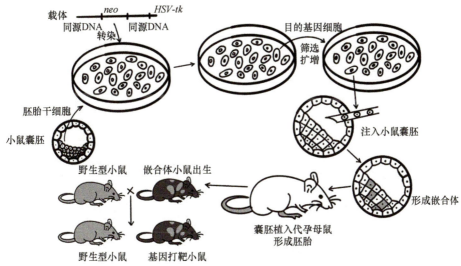

图 13-6　基因打靶流程

1. 插入型　在目的基因导入细胞之前，在目标的同源序列区域制造一个线性缺口，在载体与同源区发生一次交换后，载体可以直接插入缺口中，给同源序列增加一个拷贝。但是这种方法无法区分插入的基因是外源 DNA 还是随机插入的细胞克隆，同时残留的选择标记及其启动子、增强子可能会影响相邻基因的表达，导致串联和基因稳定性下降，进而引起二次重组（图 13-7）。

2. 置换型　为避免插入型所带来的无法分辨外源 DNA 与随机插入的弊端，在目标同源区内插入一个正选择标记，同时将负选择基因插入同源区的一侧或两侧。发生同源重组时，同源区会双交换，负选择区域被舍弃；若是发生随机插入，负选择基因也会插入基因组中，再通过负选择基因对应的性状即可将目标细胞筛选出来。如选择 *tk* 基因作为负选择基因，那么携带 *tk* 基因的随机插入细胞会被加入培养基的毒性核苷酸类似物的代谢产物杀死，从而留下定点整合的细胞（图 13-8）。

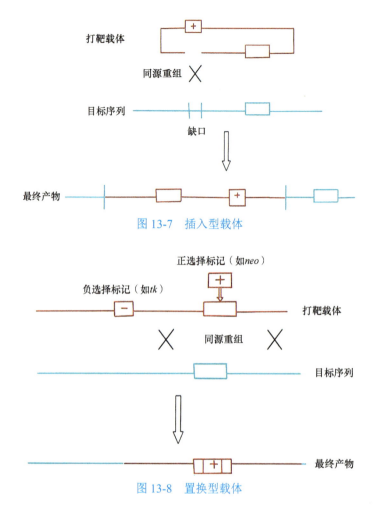

图 13-7 插入型载体

图 13-8 置换型载体

3. "进-出"型 这种方法是为了避免残留的选择标记带来的影响。分两步进行，首先通过 *HSV-tk* 基因、*neo* 基因和突变序列将外源基因制作成插入型打靶载体；载体转入细胞后，用 G418 富集同源重组细胞，可将载体插入靶点中。随后插入的重复序列区会发生二次同源重组，标记基因和拷贝的同源序列被切除，仅有携带理想突变的靶基因留下，随后同样可以用负选择基因对目标细胞进行筛选（图 13-9）。

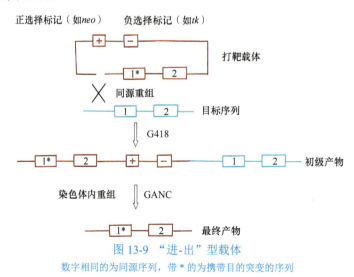

图 13-9 "进-出"型载体

数字相同的为同源序列，带 * 的为携带目的突变的序列

4. 双置换型　将一个携带 hprt 的打靶载体转入胚胎干细胞，用次黄嘌呤-氨基蝶呤-胸腺嘧啶核苷（HAT）培养基筛选重组子，然后将第二个仅含突变的同源序列的打靶载体转入上述 hprt⁺ 胚胎干细胞，用突变序列将 hprt 置换出来，目标细胞可以通过 6-TG 培养基进行筛选（图 13-10）。而 Wu 等提出了另一种双置换法，在第一个打靶载体上敲除了一段同源序列，这样可以在 *HSV-tk/neo* 基因插入靶基因的同时在同源区形成一段缺失，有利于后续的多点突变。

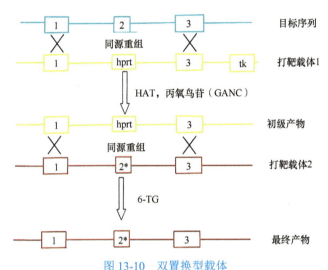

图 13-10　双置换型载体

数字相同的为同源序列，带 * 的为携带目的突变的序列

5. 重组酶体系　最早在噬菌体 P1 中被发现，其可以在特定位点对 DNA 进行重组。该体系主要分为两部分：一是重组酶 Cre，由 343 个氨基酸组成。Cre 可以切割长度为 34bp 的回文序列 loxp。Gu 等在打靶载体切除的 DNA 片段两端设计了 2 个 loxp 的单元。转入细胞后，Cre 重组酶会短暂表达，进而导致 loxp 位点特异性重组，loxp 之间的 DNA 序列被切除，从而只剩下一个 loxp 位点（图 13-11）。

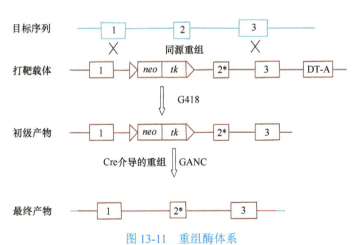

图 13-11　重组酶体系

数字相同的为同源序列，带 * 的为携带目的突变的序列，DTA 为白喉毒素-A

6. 案例　基因敲除小鼠在血液遗传病中的应用较为常见，如地中海贫血，其是一种常见的血液遗传病，主要病因是珠蛋白链合成速率降低，使 α 链和非 α 链合成不平衡，多余的珠蛋白链沉积在红细胞膜上，改变了膜的通透性和硬度，最终导致贫血。地中海贫血也可分为 α 和 β 两种类型。

自然产生的 β 地中海贫血小鼠与人有相似的临床症状，因此该小鼠模型普遍用于 β 地中海贫血的研究。用上述的敲除法可以制备 β 珠蛋白基因缺失突变的细胞，再将细胞注入 C57/6 小鼠的囊胚，产生嵌合体的小鼠。通过克隆体细胞产生的纯合子会在子宫内死亡，而杂合子会出现严重的贫血症状，如血红蛋白水平急剧下降、红细胞形态异常、脾大、网织红细胞数量明显增多。杂合子可以繁殖并将缺失突变遗传给后代，且与表达高水平人血红蛋白 A 的小鼠交配产生的后代并无贫血症状。β 地中海贫血小鼠被用于详细地研究 β 地中海贫血的发病机制和治疗方法。如研究过多的 α 珠蛋白链累积在红细胞内及膜上的氧化效应、氧化的红细胞膜的损害和无效红细胞生成的原因。有专家用腺相关病毒（AAV）介导基因转移发现红细胞生成有改善。有专家用红细胞生成素、羟基脲及克霉唑综合治疗 β 地中海贫血小鼠，为人类该病的治疗策略提供借鉴。

7. 技术发展　基因打靶可以说是最早的基因敲除技术，之后有锌指核酸酶技术、转录激活因子样效应物核酸酶技术，直到 CRISPR/Cas9 技术的横空出世，基因敲除技术得到了质的飞跃。虽然现在基因敲除小鼠的模型都可以用 CRISPR 技术进行更好与更快的构建，但基因打靶技术构建的基因敲除小鼠模型对科学研究带来的进展是值得肯定的。

三、基因突变的动物模型在遗传病研究中的应用

人体中最常见的基因突变导致的疾病就是癌症，因此，模拟基因突变的动物模型中模拟癌症的占了绝大多数。由于直接诱导基因突变具有较强的随机性，效率也比较低，将癌基因与特定的启动子、增强子融合，导入动物体内制备成转基因动物显然是更为简单有效的手段。如将 *SV40Tag* 基因与胰岛素基因增强子融合，导入小鼠并在胰腺中表达 *SV40Tag*，成功诱发胰腺癌。

Bo 等通过 *GPRC5A* 敲除（*GPRC5A* ko）小鼠证实了阻断肺肿瘤细胞中固有的 STAT3 信号转导可以抑制免疫活性和小鼠的肺转移。*GPRC5A*（G 蛋白偶联受体，家族 C，成员 5A），也称为 *RAIG1* 或 *RAI3*，是一种视黄酸诱导基因，主要在肺组织中表达，是一种肿瘤抑制基因。因此 *GPRC5A* ko 小鼠易发生自发性和致癌物诱导的肺癌，是研究肺癌的常见动物模型之一。

在肝癌方面，皮下异种移植模型在过去几十年中被广泛使用。然而，基因工程小鼠模型（GEM）极大地促进了肝细胞癌发展中基因功能的研究，并得到广泛的应用。慢性乙型肝炎病毒（HBV）感染是肝癌的主要原因之一。HBV 成分中研究最多的蛋白质是乙型肝炎病毒 X（HBx）蛋白和乙型肝炎病毒表面抗原（HBsAg）。携带整个 *HBx* 基因的转基因小鼠在肝脏中出现了渐进性组织病理学变化，在大约 4 个月大时开始出现多灶性肝细胞改变，随后在 8～10 个月时出现良性腺瘤。超过 80% 的雄性在 11～15 个月时死于肝细胞癌，而超过 60% 的雌性在 17～21 个月时死亡。在这个模型中，一旦腺瘤形成，就可以检测到甲胎蛋白（AFP）。

思　考　题

1. 请简述单细胞分选的主要方法。
2. Dicer 酶是什么？其作用机制是怎样的？
3. 请简述构建基因克隆载体的一般原则。
4. 请简述 CRISPR/Cas9 的成熟过程与作用机制。
5. 请简述常见的三种类型的转基因动物模型，各举一例。

（曹　轩）

参 考 文 献

陈国强, 宋尔卫. 2021. 疾病学基础. 北京: 人民卫生出版社.

陈竺. 2015. 医学遗传学. 3 版. 北京: 人民卫生出版社.

贺林. 2019. 今日遗传咨询. 北京: 人民卫生出版社.

于文强, 徐国良. 2023. 表观遗传学. 北京: 科学出版社.

张学. 2019. 我国遗传病致病基因研究的回顾和展望. 海南医学, 30(S1): 41-46.

中华儿科杂志编辑委员会. 2019. 儿童遗传病遗传检测临床应用专家共识. 中华儿科杂志, 57(03):172-176.

Alston C L, Stenton S L, Hudson G, et al. 2021. The genetics of mitochondrial disease: dissecting mitochondrial pathology using multi-omic pipelines. J Pathol, 254(4): 430-442.

Amberger J S, Bocchini C A, Scott A F, et al. 2019. OMIM.org: leveraging knowledge across phenotype-gene relationships. Nucleic Acids Res, 47(D1): D1038-D1043.

Bamshad M J, Nickerson D A, Chong J X. 2019. Mendelian gene discovery: fast and furious with no end in sight. Am J Hum Genet, 105(3): 448-455.

Bell C J, Dinwiddie D L, Miller N A, et al. 2011. Carrier testing for severe childhood recessive diseases by next-generation sequencing. Sci Transl Med, 3(65): 65ra4.

Chong J X, Buckingham K J, Jhangiani S N, et al. 2015. The genetic basis of Mendelian phenotypes: discoveries, challenges, and opportunities. Am J Hum Genet, 97(2): 199-215.

Claussnitzer M, Cho J H, Collins R, et al. 2020. A brief history of human disease genetics. Nature, 577(7789): 179-189.

Cring M R, Sheffielld V C. 2022. Gene therapy and gene correction: targets, progress, and challenges for treating human diseases. Gene Ther, 29(1/2): 3-12.

Davalos V , Esteller M. 2023. Cancer epigenetics in clinical practice. CA Cancer J Clin, 73(4): 376-424.

Davies K. 2022. 30 years of progress from positional cloning to precision genome editing. Nat Genet, 54(7): 908-910.

Davies K E. 2020. The long journey from diagnosis to therapy. Annu Rev Genomics Hum Genet, 21: 1-13.

Depienne C, Mandel J L. 2021. 30 years of repeat expansion disorders: What have we learned and what are the remaining challenges? Am J Hum Genet, 108(5): 764-785.

Frangoul H, Altshuler D, Cappellini M D, et al. 2021. CRISPR-Cas9 gene editing for sickle cell disease and β-thalassemia. N Engl J Med, 384(3): 252-260.

Hanahan D. 2022. Hallmarks of Cancer: New Dimensions, Cancer Discov, 12(1): 31-46.

Harris H, Miller O J, Klein G, et al. 1969. Suppression of malignancy by cell fusion. Nature, 350: 377-378.

Jorde L B, Carey J C, Bamshad M J. 2020. Medical Genetics. 6th ed. Amsterdam: Elsevier.

Klug W S, Cummings M R, Spencer C A, et al. 2015. Essentials of Genetics. 9th ed. London: Pearson.

Knudson A G. 1971. Mutation and cancer: statistical study of retinoblastoma. Proc Natl Acad Sci USA, 68(4): 820-823.

Liao W W, Asri M, Ebler J, et al. 2023. A draft human pangenome reference. Nature, 617:312-324.

Luan C J, Guo W T, Chen L, et al. 2020. CMT2Q-causing mutation in the Dhtkd1 gene lead to sensory defects, mitochondrial accumulation and altered metabolism in a knock-in mouse model. Acta Neuropathol Commun, 8(1): 32.

McCandless S E, Brunger J W, Cassidy S B. 2004. The burden of genetic disease on inpatient care in a children's hospital. Am J Hum Genet, 74:121-127.

Nurk S, Koren S, Rhie A, et al. 2022. The complete sequence of a human genome. Science, 376(6588): 44-53.

Nussbaum R L, Mclnnes R R, Willard H F. 2016. Thompson & Thompson Genetics in Medicine. 8th ed. Amsterdam: Elsevier.

Okazaki A, Yamazaki S, Inoue I, et al. 2021. Population genetics: past, present, and future. Hum Genet, 140(2): 231-240.

Richards S, Aziz N, Bale S, et al. 2015. Standards and guidelines for the interpretation of sequence variants: a joint consensus recommendation of the American College of Medical Genetics and Genomics and the Association for Molecular Pathology. Genet Med, 17(5): 405-424.

Roth T L, Marson A. 2021. Genetic Disease and Therapy. Annu Rev Pathol, 16: 145-166.

van Heyningen V, Yeyati P L. 2004. Mechanisms of non-Mendelian inheritance in genetic disease. Hum Mol Genet. 13(suppl 2): R225-233.

Wand H, Lambert S A, Tamburro C, et al. 2021. Improving reporting standards for polygenic scores in risk prediction studies. Nature, 591(7849): 211-219.

Watson J D, Crick F H C. 1953. Molecular structure of nucleic acids: A structure for deoxyribose nucleic acid. Nature, 171: 737.

Weinberg R A. 2014. The Biology of Cancer. 2nd ed. New York: Garland Science.

Xu W Y, Gu M M, Sun L H, et al. 2012. A nonsense mutation in DHTKD1 causes Charcot-Marie-Tooth disease type 2 in a large Chinese pedigree. Am J Hum Genet, 91(6): 1088-1094.